ケアの向こう側

看護職が直面する
道徳的・倫理的矛盾

ダニエル F・チャンブリス 著
浅野 祐子 訳

日本看護協会出版会

Beyond Caring

母、亡き父、
そして親友でありピンポン仲間であり、
生涯の友であるデビッド・コリンズに本書を捧ぐ

推薦の言葉／井部俊子、岩崎　榮、山崎喜比古　iv

謝辞　1
Acknowledgments

序　章　組織化の時代における看護と倫理　5
Nursing and Ethics in an Age of Organizations

第一章　不幸のルーチン化　19
The Routinization of Disaster
病院について　20／病院はどこが違うのか　24／ルーチン化とは：手術室の場合　29
ルーチン化はどのようにして出来上がるのか：日常性を作り上げるとは　40

第二章　カオスからルーチンを守る　57
Protecting the Routine from Chaos
結論：ルーチン化は道徳世界の変容を伴う　74

第三章　ナースであるということ　83
What It Means to Be a Nurse
ナースは患者のケアをする　85／ナースはプロフェッショナルである　93／ナースは従属者である　99
看護は女性の職業か？　理論の限界　106／ナースの役割：倫理学への示唆　112

第四章　組織における倫理的問題の発生　123
How the Organization Creates Ethical Problems
二つの経験的観測　124／組織における倫理的問題に関する構造的理論　129
「倫理的問題」としてのグループ間の衝突例　135／結論　158

第五章　物として扱われる患者　163
The Patient as Object
患者とスタッフとの溝　164／医学からみた疾患の概念　167／人格を奪われる患者たち　171
非人格化への歯止め　178／患者の抵抗　182／患者をコントロールすること　190
患者の権利　195／結論　197

第六章　組織的行為としての死　205
Death as an Organizational Act
どこまで治療するのか　210／責任の分散　236

総括　245
Conclusion

研究方法に関する補遺　255
Appendix On Methods
「サイドイン」方式　256／「白衣は着ないこと」　259／何重もの秘密保持を　260
インタビューではなく、観察を　261

解　説／スザンヌ・ゴードン　264

訳者あとがき／浅野祐子　268

索　引　270

推薦の言葉

井部俊子（聖路加国際病院副院長・看護部長）
Ibe Toshiko

「看護は崇高な職業であるが、同時にしばしばひどくつらい仕事でもある」と序章は静かに始まる。しかし、「病院では悪人でなく善良な人がナイフを持ち、人を切り裂いている」といった「一般人にとって身の毛のよだつ残酷物語も、ここでは専門家の商売なのだ」と断じる第一章では、「病院内の物理的環境、言葉、仕事の技術、そして患者のタイプを学んだナースは、不幸な出来事でごった返している状態を、日常の整然としたルーチンに変えることができる」という。

著者のフィールド・ノートを通して描かれる看護の日常はまるでホラー映画の世界のようである。胸が高鳴り、少なからず平静ではいられなくなる。「忍耐は習慣であり、道徳的義務であり、不幸をルーチンのように扱うための方法でもある」と追い打ちをかける。

そして「総括」では、「ナースが直面する問題は、論理的な困惑ではなく政治的衝突であり、単発的な出来事ではなく反復するパターンであり、心理的な〝ジレンマ〟ではなく政治的衝突であり、またそれらに関して決定を下すのは最も思慮深いあるいは教養のある人ではなく、最も権力のある人である。さらに〝最も権力のある人〟は次第に人間ですらなくなり、組織あるいは保健医療制度全体となってきている」とし、社会構造が倫理的問題の根源であることを鋭く指摘している。そして「抽象的議論や、高度技術を駆使した研究や、政治主導の保健医療政策分野の人たちも、ベッドパンやナースコールの大切さを認めなければならない。ごく普通の、日常的なことがもっと尊重されるべきである」という結論に深い共感と慰めを覚える。

巻末にある「研究方法に関する補遺」はフィールドワークを手法とする研究者のみならず、本書がなぜこのように鋭く現実を描くことができたかを知る上で貴重である。

〝ケアの向こう側〟にある現実の世界をえぐり出し、ナースが時に「こんな仕事やってられないわ」と叫び出したくなる本当の理由を教えてくれる恐ろしくも勇気の出る書物である。看護倫理を考察する人には、必読の基礎文献である。

岩崎　榮（日本医科大学常務理事）
Iwasaki Sakae

〝ケアの向こう側〟の話と看過できないすこぶる衝撃的なナースの道徳的・倫理的危機がドキュメンタリーなタッチで描かれている。しかしどこの社会にも意味は違っても業務遂行の中でルーチン（慣れの現象）は存在している。

著者が看護の現場で見聞したことでの描写はこれまでの看護にイメージされた道徳・倫理を大きく変えるものとなっている。ここで訴えようとしているルーチンがいかに恐ろしいかということだけで終わっていない。

強大な組織の中で倫理観がかき消されていく様が余りにリアルに描かれていて、道徳や倫理の脆さを感じさせる。本当にそうなんだろうかと疑いたくもなる。だが著者は看護における道徳や倫理問題の大部分はグループ間の抗争に起因すると主張する。

我が国の看護界のみならず医療界にも一石を投じる著書であることは間違いない。

山崎喜比古（東京大学大学院医学系研究科助教授・健康社会学）
Yamazaki Yoshihiko

本書は、アメリカの気鋭の医療社会学者ダニエル・F・チャンブリスが、世界で最も発展しているアメリカ医療社会学でも先行研究の少ない病院ナースに焦点を当て、三つの病院で、通算二年分のフルタイム労働に相当する時間をかけて行った観察とインタビューをもとに、ナースが直面する倫理的、道徳的問題の本質を明らかにした書である。観察とインタビューの結果をふんだんに織り込んでいるため、おもしろく、説得力があり、また、訳がこなれていることもあって、実に読みやすい。

本書は、病院に勤務するナースが、一般の人たちにとっては恐ろしい、見るに耐えない対象を、平気で、ときに不謹慎であることも気にせず、淡々と、あるいはてきぱきと処理し、ルーチン化している様を克明に描き出している。しかし、それは、ナースが非人間化しているせいでも何でもない。病院という社会組織の存在理由や文化、それに経営管理者、医師、ナース、その他の職種、病む者から成る組織構造とその中でのナースの位置にこそ由来する、組織と政治的な問題だとする。そして、それこそが、病院ナースにおいて、全人的ケアを行う専門職であると同時に、病院に雇われ医師に従属して働く職員でもあることによる役割葛藤や、バーンアウトの背後にある理想と現実のギャップや「やりたくてもできない」というジレンマを生んでいるというのである。

本書は、病院勤務のナースと彼女たちが抱える問題のより深い理解へと誘ってくれる。また、病院での調査・研究の実現と成功の鍵がどのような点にあるのかについても、筆者の経験を具体的に示しながらわかりやすく論じてくれている。本書は、医療社会学研究者の関心にも、看護職や医療関係者の関心にも、さらには、よりよい看護を期待する一般の人々の関心にも十分応えてくれる書ということができる。

謝辞
Acknowledgments

本プロジェクトは一五年近くにわたり、その間、調査対象者、研究者仲間、友人、そして指導者など、多くの方々のお世話になった。その中のほんのひと握りしかここで名前を挙げることができないが、その他の方々にも私が心から感謝し、また彼らの尽力に十分に応えられなかったことを申し訳なく思っていることを、わかってほしい。

まず、インタビューに応じてくれた一〇〇人を超える現役ナースたち、仕事の様子を見せてくれたり、会話を聞かせてくれたり、さまざまな質問をさせてくれた多くのナースたちに感謝したい。また、病院経営者、医師、その他関連する病院スタッフも、さまざまなかたちで手を貸してくださった。彼らには秘密を守ることを約束したので、ここでは個人名を挙げずに感謝を述べる。彼らのサポートと寛大さはなくてはならないものだった。

エール大学における博士論文のためのプロジェクト初期には、カイ・エリクソンが指導をしてくれた。一五年間にわたる彼の専門家としてのアドバイスと個人的な友情は、計り知れないほど貴重なものだ。ロザベス・カンター、モーリス・ナタンソン、そして医師のレイモンド・ダフは、さまざまな方法で私の考えを整理してくれた、素晴らしい大学院の教官だった。

一九八一年にエール大学を去ってからは、いくらかでも真似をしたいと思うほどの素晴らしい知的能力を備えた、同僚や友人が私の「師」となった。リン・チャンサー、ランドール・コリンズ、ダン・ライアン、そしてエヴィアタール・ゼルバヴェルなどがそうである。また、アルフレッド・ケリーにもこの一四年間、言い尽くせないほどお世話になった。ハミルトン大学では社会学の先輩である、デビッド・グレイとデニス・ギルバードが、当初から大いに力を貸してくれた。実際、ハミルトン大学という組織は、特に現在は総長となっている当時の学部長ユージン・トビンの下、教育研究職の研究活動に対するサポートの点では他に類を見ないほどである。シカゴ大学出版の校閲者、ハワード・S・ベッカー、アラン・ウォルフ、ロバート・ザスマンは、細部にわたるコメントとともに、戦略的提案をしてくれ、私はそれらを採り入れるよう努めた。長年の親友である三人の登録ナース、パトリシア・ガロウェイ、ジョアン・グリーニング、デボラ・サウスウィックらは、草稿に詳細なコメントをし、数々の質問に答えてくれたことに深く感謝する。

経済的支援は数箇所から得た。プロジェクト全体を通して、ハミルトン大学は旅費や研究費を支給してくれただけでなく、マーガレット・バンディ・スコット財団の特別研究員であった間は有給休暇を与えてくれるなど、実に寛大に取り計らってくれた。テキサス大学医学部の医療人類学研究所でのロックフェラー財団特別研究員時代には、この本の構想を練り、才能豊かな多くの人文学研究者たちが築き上げた英知に照らして自分の理論を検証することができた。研究所の所長、ロナルド・カルソン教授やその同僚たちは、常に私を助け、活気づけてくれた。フルブライト奨学金を得て、アイスランド大学に講師として赴任中は平穏な環境で、データを整理すること、また全く異なる保健医療制度の下で働くナースを訪れることができた。

クリスティーナ・コスグルーヴ・コーリー、ジョディ・スパイヤー・ディエッツ、ビル・ラッセル、ニーナ・シュマーゲルら、研究助手をしてくれたハミルトン大学の学生たちは、参考文献を調べ、論文をコピーし、ファイルの整理をし、私のスケジュール管理をするなど、さまざまな雑多な仕事を熱心にこなしてくれた。

シカゴ大学出版のダグ・ミッチェルは、一九八一年に初めて会ったときからずっと、私を勇気づけ、このプロジェクトをはじめ私の研究に知的な意見を述べてくれた。私はかねがね、本書を出版するならこの出版社でこの編集者にと希望していたが、その願いがかなったわけである。

ローリー・モーゼスとテレサ・ジョージは論文の原稿をタイプするなど、初期の段階でさまざまな手伝いをしてくれた。

一流の秘書であるジャニス・ピエロニは、数年にわたり草稿をタイプし、時に妙な私の書き間違いを修正し、原稿全体を細部まで整えてくれた。この八年間、さまざまなかたちで、私の著作を彼女自身のレベルまで高めてくれたことに、深く感謝している。

最後に、二人の友人について特記したい。ニュー・カレッジにおける学部時代の指導者ペニー・ロゼルは、私に社会学の道へ進むきっかけを与えてくれただけでなく、教育者として、また人としての素晴らしいモデルとなっている。また、かつての教え子で現在は友人であり同僚であるロートン・ハーパーなくしては、本書は完成しなかったであろう。何しろ、毎朝六時半には、私が起きて仕事をしているかどうか、電話でチェックしてくれたのだから。本書が完成したのは、こんなありふれた出来事と、そして素晴らしい友情のおかげである。

◇各章巻末注釈について

・本書の注釈は、著者が英語版にて記したものを原則とした上で、訳注を追記してある。
・著者が引用している文献のうち、邦訳があるものについては、訳者が追記した。
・注釈文中に出てくる［前掲書：序章（1）p.98.］との表記は、「該当する文献は序章の注釈（1）に既出であること」、「同書のp.98.を参照されたい」という意味である。

序章

組織化の時代における看護と倫理

Nursing and Ethics in an Age of Organizations

看護は崇高な職業であるが、同時にしばしばひどくつらい仕事でもある。良く言えば、看護は天職であり、身体的にも精神的にもやりがいのある仕事であり、人として満足できる道徳的使命である。ナースは、最も傷つき弱った状態の患者と出会い、通常はめったに見られないほどの親密な人間関係を築く。彼女らはときに専門的行為を超越して、他の職業にはまず見られないほどの個人的献身で仕事に臨む。しかし同時に、ナースは自らの仕事に対する直観的な感情反応として不満の意を表す。「こんな仕事やってられないわ。上からのサポートなんか全然ないんだもの」と彼女たちは言う。時間がない、サポートがない、物資が足りない、そして自分たちに対して敬意が払われない、ことが繰り返し言われている。看護雑誌への投書では「看護の仕事は好き。だけど……」といったテーマが繰り返される。ナースの多くは、日常生活において、看護の理想と現実の間で常に葛藤を抱えている。この精神的ストレスは、多くのナースにとって耐え難いものとなっている。　九八〇年代の終わりまでは、史上稀にみる高給で、何千ドルものボーナスもあり、出世への道も開かれており、直接目に見える結果が出せる仕事であり、学ぶ機会も多く、働く気

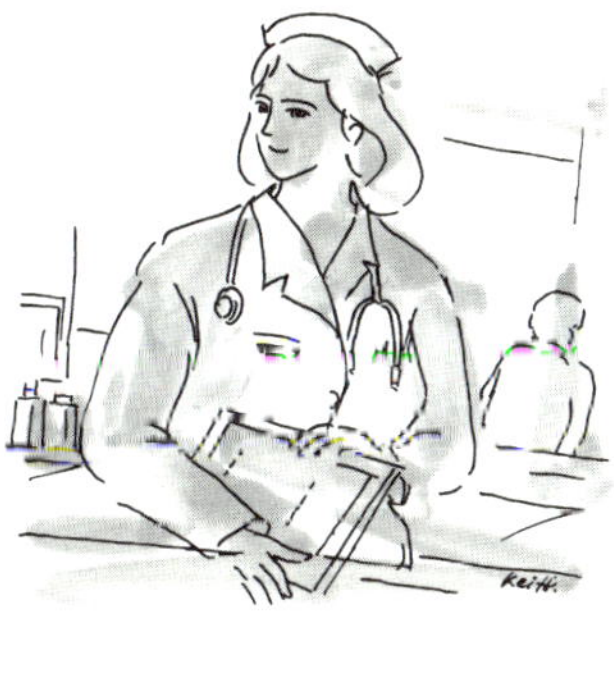

さえあれば事実上雇用は保障されていた[1]にも関わらず、全米の登録ナース有資格者のうち三分の一は看護業務に従事していなかった。

　働くナースたちは、自分たちができると思っていた有意義な仕事が全くできず、しばしば仕事に挫折感を感じている。彼女たちは、病院経営者や医師やそして時には政府の政策によって、専門職としての既得権が冒されていると感じている。彼女たちはおそらく、純真無垢な期待を持って看護という職業に就いたのであろう。現場経験はほとんどないが、授業では幅広い経験をし、積極的で自立した看護論を教え込まれる。大学を卒業したばかりのこの若い世代は、働く意欲に満ちて病院に就職するが、そこに待ち受けるのは物資の不足、スタッフ不足、そして若いナースのケアには感謝など全くする気のない[2]、手に負えない、不治の慢性疾患の患者たち、という「リアリティ・ショック」だけである。ナースたちは、スーザン・レヴァビーの言う「ケアすることを命じられている[3]」、すなわち本来は自発的に感じられるものであるべき感情作業（emotion work）[4]を職務上命じられる、という看護固有の矛盾に苦しんでいるのではないだろうか。あるいは、人間関係が明らかに女性社会の特徴を持っている（看護職の九七％は女性である）のに対し、組織は個人的感情を排除した伝統的男性社会であることに、不調和を感じているのかもしれない[5]。また、医師になる女性が急速に増えてきているのに、看護の世界に男性が増えるという変化は起こっていない。原因は何であれ、多くのナースが不満や失望を感じているのは事実であり、そしてそれは明らかに道徳的なものとして認識されている。ナースが自分たちの職務だと思うことが権力者によって妨害されるような状況では、倫理的なナースになどなれるはずがない[6]。ナースの不満を研究することは、組織一般における労働者の心理や、異なる利害が競合する組織の世界において個人が道徳性を保つ可能性について、示唆を与えてくれるであろう。

多くの労働者と同様に、病院ナースも基本的に組織の一員であり、このことが看護職の道徳的立場に大きく影響している。ナースはさまざまな意味で病院の権威に従属し、その方針に従う身であり、ヘッドナースや管理者や経営者の指示を受ける立場にある。またナースは、医師の指示にも従い、医師側からみた患者のニーズや、彼らのもくろむ患者の生または死というものの枠内で働かなければならない。しかし、このように病院の官僚制と医師の指示の双方に従属するうちに、ナースは自分たちの職業に固有の目標を忘れてしまうことがある。ナースたちも言っているように、看護倫理の中核である、「全人的な」意味での患者の幸福への献身ということも、現代の医療機関においては、医学の支配や財政上、経営上の重要課題の下で忘れられてしまっている。自分の仕事が他人に支配されているような状況で、自らの道徳的高潔さを保つことなどできようか。修道女が看護に携わっていた時代の看護秩序が衰退するにつれ、多くのナースは献身の精神に代わって、より世俗的な道具主義的な見方で自らの職業を見るようになってきた。ベッドで昼食を心待ちにしている多くの老人がいる一方で、集中治療室、人工心肺、人工透析機器などの高度技術を駆使し、たった一人の興味深いケースに一〇〇万ドルもの金を投じる。そのような医学の魔力と財力を、看護は背後からつぶさに目撃している。こうした立場にナースたちは不満をもらし、彼女たちの言葉を借りれば、看護は道徳的基盤をすでに失ってしまっている。[7]

本書で扱うのは、通常の「倫理（ethics）」という概念より広いものである。道徳性（morality）はより一般的な言葉で、日常生活における人間として正しいこと、正しくないことに対して使われる。道徳的問題は明確化されないばかりか、意識されないことさえあり、道徳性は世間における一般的風潮を意味することもある。それに対して倫理という言葉は、道徳的信念に対するより意識的な考察を意味し、環境そのものの性質に対してではなく、ある環境で起きた特定の事柄に対して使われることが多い。病院のような職業環境においては、「倫理」とは、ある職業集団によって道徳的原則が成文化されること（例えば「医療倫理」として）を言い、その規約は地域社会への奉仕者というかたちを取りながら集団の遠大な自己益を反映していることが多い。

このような道徳的価値観の成文化は、用語に関する議論が起こるという社会学的効果を持つ。ある倫理学用語が採用されると、その後の議論はその用語体系の中で行われなければならない。すなわち用語が議論の前提を作る。生命倫理学用語が使用されたことにより、医学における道徳的議論はより抽象的（常に一般的原則を参照するため）で、権利重視型で、個人主義的で、個別事例中心のものとなった。そして医療サービスの一般的慣行や構造の議論は、しばしば二の次にされる。倫理学用語は形式主義的な響きがあり、ときに法律用語かと思うほどである。米国の病院における「倫理相談」には顧問弁護士が関わることも多く、何が正しいかは通常、裁判所が合法と認めるかどうかを基準に判断される。倫理学用語についての論争が起こると、ある種の問題は話題に上らなくなってしまう。一方で、これらの用語を知っていることが武器になることもある。例えば、生命倫理学はナースが医師や管理者たちと衝突した場合に使う語句や論拠を提供してくれることとなった。

だが、それらの専門用語は看護を念頭において作られておらず、近年医療倫理学から派生した生命倫理学という分野も、ほとんど看護のことを考えていない[8]。それは当然のことだろう。倫理学の目的は「何をなすべきか」という疑問に答えることであるから、実践への応用を考えれば、それは決定権のある人々のためのものであり、決定権のない実務者のためのものではない。インフォームド・コンセントの書類やDNR（Do Not Resuscitate：蘇生不要）の指示を書くのも、人工妊娠中絶を行うのも医師である。医学研究者は、学問的知見や将来的利益を選ぶか、目の前にいる患者の健康や安楽を選ぶか、という倫理的ジレンマに苦しむ。[8] 医師は「何をどう選ぶか」に悩むが、それは彼らに決定権があるからだ。倫理学が明確な原則から論理的に導き出された、よくできた答えを彼らに提供してくれるのである。

これまでの倫理学はおそらく、意思決定権を持つ人々のためのものであり、それ以外の大部分の人々は念頭にない。多くの人々は医師のような権限を持っていないし、もちろん保健医療従事者の多くもそうである。米国の労働人口の大部分は、大規模な官僚機構の中で、見えない誰かによってごく細部まで取り決められた仕事をしている。生と死をめぐる倫理学の議論は難しい問題を提起するが、一般大衆が答えを出す意味はないのだ。決定権がないのにどう行動しろというのだ、というナースの疑問は当然のことだ。

その他の意味でも、従来の生命倫理学は、ナースを含む大部分の人々の生きる世界を無視してきた。一九七九年に初めてこの分野での研究を始めた時、私はある有名な生命倫理学の資料センターが発行する本のシリーズを読んだが、実際に病院で起こっていることとかけ離れているので、すぐに失望した。倫理学者たちは、さまざまな基本原理を応用する自分の才覚を試すために、妙に難解な、架空の事例シナリオを作り上げ、複数の原理をうまく考慮しながら、目前のケースに対して考えられる解決方法を列挙してみせようとしていた。しかし、そのような練習問題は、実際にあった状況ではなく、仮想的な質問で成り立っており、厳しい現実を模擬的に表現したものではなく、哲学者の論理を厳密に検証するために作られたものであるように、私には思えた。[10] このように哲学者たちは、「何をなすべきか」を問う際に、それ以前の問題である「何ができるか」を考えていない。生命倫理学の大半は、すべての人々は居心地のよい部屋に座って、既成の解決パターンに問題を論理的に当てはめようとする、自律的意思決定者であるとの前提に立っている。すべてがわざとらしく非現実的で、知的興味はそそるが、現実の役には立たない。現実の問題を扱う時でも、生命倫理学の解決方法は基本的に学問的である。それに対して病院の中では、学問的な問題解決テクニックによってではなく、職業的官僚機構の中での日常的慣習に従って決定がなされる。何の権限もない医学部の二年生に「倫理学の四原則」[11]を教えても、そのような慣習を変えるのにほとんど役立たない。[12]

むしろ看護に注目して、もう少し経験主義的に生命倫理学研究にアプローチしてみると、議論は次のようないくつかの面で変わってくるかもしれない。(一)議論の場が仮想のシナリオから現実の場面へと移行する。我々は倫理学の抽象的な論理は理解しているが、病院生活の社会的・心理的な現実が問題として浮かび上がってきたのは最近のことである。(二)倫理学が形式的個人主義から、より広い、組織的な認識の問題となっていく。看護の問題は、特にナースが働く組織の構造を反映しており、看護における倫理を真剣に議論すれば、当然それらの現実を無視するわけにはいかない。ナースたちの抱える倫理的問題を考える時、必然的に我々は組織内での生活というものをよく知らねばならない。(三)最後に、経験的研究により倫理学は、ごく一部の自律的な人々のみを対象とするものから、組織で働く、比較的権限のない多くの人々をも対象とするものとなっていく。したがって我々は、政治的駆け引き[13]を扱わざるをえなくなるだろう。被用者であるナースは、悲劇的な選択よりもむしろ、頑強なシステムをいかに押さえ込み、だまし、しつこく食い下がって、なすべきことをなすかという、実践的で、しばしば政治的な問題に直面することのほうが多い。ナースが今でもフローレンス・ナイチンゲールを尊敬しているのは、彼女がなすべきことを行い、しかもそれを解雇されることなく行ったからである。確かに、生命倫理学の原則や方法論は、問題を明確化し、眼の前にどのような選択肢があるかを示してくれる。しかし問題の明確化は、複数の派閥が互いに異なる目標を持って敵対していることを明らかにするだけのこともある。それならば、「生命倫理における重要課題」といったセミナーなど大して役に立たないし、有名講師による講義も的外れで、個人の意識を一人ずつ変えていくことも問題の解決にはならない。倫理的過失を改善しようというそれらの努力は、実際は人々の注意を逸らし、何かがなされているという印象を与えているにすぎない。そして本来の問題は、全く触れられず組織の慣習と構造の中に深く埋め込まれたまま残るのである。

倫理の問題には、政治的思惑が大きく関係する。例えば、病院では、ある問題が倫理問題、すなわち道徳的論争なのか、あるいは技術的判断すなわち専門知識の問題なのか、という議論がしばしば起こる。倫理学は、特定の分野や専門の枠を越えたところで答えの出る、幅広く人間的な問題を含む[14]。ある技術（例えば排液のための胸腔チューブの挿入）が医師の権限で行われるものだとナースが認識していたとしても、それに伴う倫理的問題（回復の見込みのない患者に胸腔チューブを入れるべきか）は、分別のある人間ならば答えられる問題だと見なされる。道徳的判断は、専門教育とは関係ないのである。

生命維持の問題の場合、医師は、長期の専門教育を受け、病態生理学の知識のある自分が、治療中止の判断をすべきだと主張する。しかし、同じ職場にいるナースたちは、それは患者の自律や尊厳といった類の問題であり、すべての関係者が決定に参加すべきだと反論する。実際、治療が中止されて「疼痛緩和」が開始されると、その患者はナースの担当となる。このような議論は倫理問題というよりは、権限の違いと、誰が判断を下すかの問題である。表向きは倫理学的議論に見えるものも、実は縄張り争いと紙一重なのである。

ことに看護倫理に対する経験主義的アプローチを行うと、それらの論議において性別が中心的役割を果たしていることに気づくだろう。看護には女性が多く、その精神も女性的であるということが、表面化する問題の内容と、それらに対する解決策を規定している。男性と女性では、道徳的問題の理解の仕方が異なることが、すでにわかっている。看護においては、性別や個人の行動傾向よりも、仕事の構造的特徴のほうが重要だが、その構造的条件がすでに「女性的」なのである。男性と女性の「道徳的判断」の違いを具体的に示さないまでも、我々はその違いに気づき、病院内でそれがどのような役割を果たしているかがわかっている。看護職のほとんどは女性であるため、「女性的」であることと「看護」とを分けて考えることは難しいが、それでも何らかの徴候は見つかるはずである。そしてそれは、経験的研究によってのみ見分けられる。

この研究は、論理学でも道徳哲学でもなく、社会科学の研究である。私は、「倫理」というものの哲学的定義から始めるつもりはないし、ナースの行動規範を導き出すつもりもない。私は、道徳的論議の弁証法も、論理学の命題や真理表もよくわからない。これは社会学である。私の仕事は、ナースが日常業務の中で倫理的問題をどのように捉え、対処しているかを、詳細に、かつ弁護できる程度の一般化をもって記述することである。私はナースたちが経験する倫理的困難を生み出している要因を、彼女たち自身が捉えるままに描くつもりである。本書は看護や保健医療の文献を参考にしてはいるが[15]、結果は主に私自身のフィールド・ワークで得たものである。研究は経験的手法を用い、データの大部分は私が直接見たか、協力者から聞いたものである[16]。

本調査は一九七九年から一九九〇年にかけて、三つの時期に分けて実施した。第一回は一九七九年一月から一九八〇年六月まで、北東部の大規模なメディカル・センターで、第二回は一九八二年六月から八月まで、同じく北東部の中規模（三〇〇床）の地域病院で、そして第三回は一九九〇年一月から六月まで、南西部の大規模なメディカル・センターで行った。その他に短期間だが、米国内および海外のいくつかの病院も訪れた。一一〇回の公式なインタビューと昼夜を問わず行ったナースの勤務場面の観察を含め[17]、合計すると二年間を超えるフルタイム労働に相当する。調査はこのように広範囲かつ長期にわたり、合衆国全土の、数多くの病院のさまざまなユニットの、相当数のナースを対象としたものである。この一一年間に倫理委員会を設置する病院も増え、生命維持に関する判断を連邦政府が監視するようになった（「ベビー・ドウ」法）[18]。DNRについての方針を明確にすることも義務づけられ、職場全体に女性運動の影響が広がった。こうした変化が本研究の進行中に見られるようになり、一九七九年と一九九〇年では状況が違ってきた。

本書はナースが経験することと、彼女たちの生活の道徳的側面を見ていく。彼女たちの道徳的感情と日常の行動は別個のものではなく、多くの道徳的前提が習慣的行動様式に埋め込まれていることがわかるだろう[19]。個々のナースとその周囲の環境は完全に連動している。実際、個人とその周囲環境は相互に規定し合うものである。ナースは、患者がいてこそ真にナースとなる[20]。同様に、病院の側もナースの側も自分を相手から完全に切り離すことはできないという意味で、病院ナースは否応なしに病院の一部であると言えよう。この意味において、ナースの自己と役割は病院や、患者や、仕事の経験と絡み合っていることがわかる。第六章で述べるが、ナースは仕事と自分自身を切り離して考えようとするのだが、そのような努力は常に失敗を繰り返している。わかりやすく言うと、我々は病院看護の道徳を追求してみるつもりだ。より広い意味で言うと、ある組織の一員であるということが何を意味するかを、経験的な言葉で述べていく[21]。

議論は六つの章と総括から成る。第一章と第二章では、多くの人にとって全く異常と思えるような病院の恐ろしい現実が、どのようにしてルーチンへと変容していくかを、そして緊急事態が起こった時にそのルーチンはどのように維持されるのかを見ていく。倫理問題は単独の問題として存在するのではなく、ルーチンと緊急事態の複合体に深く埋め込まれており、その組織の外部にいる者が目にするのとは全く異なる。このように背景が異なるため、ナースにとっての倫理問題は一般人とは異質のものである。

第三章では、「ナースである」とはどのようなことを意味するのか、またナースの役割とは何か、そしてその役割の中には他者の立てた目標と計画への従属が伴うこと、などを見ていく。

第四章では、病院はただの中立的な環境ではなく、実際にナースにとっての倫理的困難を生み出していることを示す。倫理的困難の存在はシステムの欠陥を示すのではなく、むしろシステムの最も根本的な特性を表したものである。特に倫理問題は、病院で起こる利益集団間の衝突の現れである。[22] そうであれば、倫理問題に対して個別に解決を試みることは、最終的解決にはならない。

第五章では、病院では患者がいかに医学的治療を受動的に受け、物（object）と化していくかを述べる。医療スタッフが自分たちの疾病概念を押しつけるために起こるこの変容は、ナースが直面する多くの倫理問題の原因になっている。病院が働きかけたにもかかわらず患者がその治療を拒否した時、それはスタッフにとって倫理問題となる。

第六章は、倫理問題に対するナースの反応としてよく見られる、自分と自分の行動を切り離すという反応を取り上げる。患者に苦痛を与えたり死につながる行為を行ったりする場合、ナースはしばしば、自分がしていることと自分自身とを心理学的に切り離し、「私」が深く関与していることを否定しようとする。これは責任範囲の明確化、すなわち社会に対し、自分の責任範囲でないことを示す行動である。このように仕事に対して距離を置くことは、組織における生活に共通の特徴である。

最後に総括では、倫理学、看護学、社会学としての本研究の持つ意味を述べ、将来への展望を述べる。

これらすべてのことは、我々に医療現場、すなわち人生の中で最も無力な状況にあり、他人の善意に身を任せるしかないような場における道徳性について教えてくれるであろう。

(1) 「ナースは歴史的に完全雇用されている。すなわち、働きたいと思うナースは誰でも職に就くことができる。したがって、（経済学用語でいう）ナースの供給量は、就業している登録ナースの実数と同じであると考えることができる」（American Nurses' Association：Facts about Nursing 86-87, Kansas City, MO, 1987, p.1.）。「看護業務に従事するナースは一九七八年から一九八五年までの間に、年平均約五万人のペースで増えた」（同書 p.3.）。 ※訳注 American Nurses' Association：略称ANA、アメリカ看護師協会のこと。

(2) Marlene Kramer：Reality Shock: Why Nurses Leave Nursing, C. V. Mosby, St. Louis, 1974.

(3) Susan Reverby：Ordered to Care: The Dilemma of American Nursing, 1850-1945, Cambridge University Press, Cambridge, 1987.

(4) "Emotion work" の概念については、Arlie Russell Hochschild：The Managed Heart, University of California Press, Berkeley, 1983.（邦訳 石川准、室伏亜希訳：管理される心――感情が商品になる時、世界思想社、二〇〇〇年）を参照のこと。

(5) これは病院で勤務するナースのことを言っている。「一九七七年から一九八四年までの間に病院ナースの数が大幅に増加するとともに、全（ナース）数に対して病院勤務者の占める割合も高くなり、一九七七年には六一・四％だったものが、一九八〇年には六五・七％、一九八四年には六八％を超えた」前掲書：序章（1）p.98.

(6) 「このように病院ナースは（雇用主である）病院、（同僚である）医師、（ケアの対象である）患者、そして（自らが属する）看護職集団からさまざまな、ときに相反する制約を受けている。このような状況で、いったいどこまで本来の自分で――すなわち倫理的に自律して――いられるだろうか？」 Martin Benjamin and Joy Curtis：Ethics in Nursing, Oxford University, Press, New York, 1981, p.23.（邦訳 矢次正利他訳：臨床看護のディレンマ（原著第三版、一九九[illegible]年の訳）、時空出版、一九九五年）

(7) この場合、「患者」ではなく「症例」という言葉がふさわしい。患者の生命が大切だからではなく、その病気が医学研究者にとって興味深いものだから金が使われるのである。患者は実験の対象に過ぎないとも言えるだろう。

(8) この分野で有名な教科書である Tom L. Beauchamp and James F. Childress：Principles of Biomedical Ethics, Oxford University Press, New York, 1989, 3d ed.（邦訳 永安幸正、立木教夫監訳：生命医学倫理、成文堂、一九九七年）の目次によると全四五二ページのうち二九ページで看護に触れているが、それらの事例の中では、看護の立場を特に考慮した本質的な議論はほとんどなされていない。この分野で有名な論文である、Paul Ramseys：The Patient as Person, Yale University Press, New Haven,1970.では、目次の上では全く看護に触れていないが、「ナース、ジェニファー・ラムゼイに捧ぐ」とある。実践の手引書として広く普及しているAlbert R. Jonsen, Mark Siegler, and William J. Winslade：Clinical Ethics, Macmillan, New York, 1982.（邦訳　赤林朗・大井玄監訳：臨床倫理学――臨床医学における倫理的決定のための実践的なアプローチ（原書第三版・一九九二年の訳）、新興医学出版、一九九七年）では、目次はなく「見出し」に「患者―医師関係」や「医師の責任範囲」などの語が何度も出てくるが、看護については何ら触れていない。それも無理もないことだ。なぜなら医療倫理学（medical ethics）とはそもそも医師のためのものだからである。問題は、決定されたことを実行する立場にある看護職が、議論の中に全く出てこないことであろう。

（9）あるいは研究者自身の出世と、目の前にいる患者の幸せとの間の選択でもある。医師自身このジレンマに気づいており、彼らの多くは自らの欲望と真剣に闘っている。

（10）「治療の制限をめぐる問題に関する医療倫理の文献は豊富で、明確に系統立てられた原則を用いて緻密に弁別され、慎重に結論が導き出されている。しかし、医療倫理学と実践の医療はまったく別のものだ」Robert Zussman：Intensive Care, University of Chicago Press, Chicago, 1992, p.100.

（11）ビーチャムとチルドレスのPrinciples of Biomedical Ethicsでは、自律性尊重、無害性、善行、公正の四原則が挙げられている。

（12）実際に医師が倫理的意思決定をどのように行っているかについて詳細な量的研究を行ったダイアナ・クレインは、その結論あたりで次のように述べている。「倫理規範は通常、望ましい結果をもたらす医師の行動について規定している。しかし、そのような規範の有効性は限られている。それよりも重要なのは、倫理行動に資する組織側の要因を特定することである」Diana Crane：The Sanctity of Social Life: Physicians' Treatment of Critically Ill Patients, Transaction Books, New Brunswick, 1977, p.195. 一部加筆されたペーパーバックの初版の版権はRussell Sage Foundationにある。アンドリュー・ジェイムトンはもっと端的に、「倫理問題は知識では解決できない。人生観を変えなければだめだ」（Nursing Practice: The Ethical Issues, Prentice-Hall, Englewood Cliffs, NJ, 1984, p. xvii.）と述べている。

（13）そして社会学もである。「社会学の重要問題を構成する道徳規則の定義と施行には、厳密にはすべてのプロセスが含まれている。」Everett C. Hughes：Mistakes at Work, in Men and Their Work, Greenwood Press, Westport, CT, [1958] 1981, p. 101. 組織社会における実用性についてはっきりと述べている点で、ジェイムトンのNursing Practiceは傑出している。しかし、医学ではなく看護の本である以上、それは当然のことであろう。

(14) さらに倫理学は専門職としての行動、道徳観にも関係する、と述べている本もあり、ジェイムトンもそういう著者の一人である。

(15) 医療倫理学に対する社会学的・経験的アプローチを早くから行った例として、ダイアナ・クレインの『The Sanctity of Social Life』（前掲書：序章（12））や、Charles L. Bosk：Forgive and Remember：Managing Medical Failure, University of Chicago Press, Chicago, 1979. がある。

(16) 他の著作から引用した場合は、注に記す。

(17) 本書の「研究方法に関する補遺」の章を参照。

(18) ※訳注　ベビー・ドウ事件（一九八二年）：親がダウン症を理由に子供の食道狭窄の手術を拒否、結局審判中にその赤ちゃんは亡くなった。なお、Doeとはプライバシー保護のためよく使われる匿名。

(19) 熟練ナースの場合、埋め込まれている知識にはどのようなものがあるかは、Patricia Benner：From Novice to Expert：Excellence and Power in Nursing Practice. Addison-Wesley, Menlo Park, CA, 1984.（邦訳　井部俊子他訳：ベナー看護論——達人ナースの卓越性とパワー、医学書院、一九九二年）で説明されている。

(20) 確かに、ベッドサイドからは離れている看護管理者でもナースとしてのアイデンティティを持つ者は多い。私が言いたいのは、子を産まなければ母にはなり得ないのと同様に、患者との人間関係がなければナースとしてのアイデンティティはあり得ないということである。

(21) このようなアプローチ法は、社会科学に応用された現象学的哲学、特にアルフレッド・シュッツ、ジャン・ポール・サルトル、モーリス・メルロポンティ、モーリス・ナタンソンなどの影響を受けている。

(22) 実際、医療倫理学という分野そのものも、このような衝突を演じる側の一員と見なされることがある。「医療倫理を扱う社会学の出発点は、その分野自体が医学の権威の衰退の徴候であり、そして原因でもあるのだと認識することである」前掲書：序章（10）Zussman：Intensive Care. p.4.

第一章 不幸のルーチン化

The Routinization of Disaster

ナースの世界、すなわち病院は、一般社会とは全く異なる道徳システムを持っている。病院では悪人でなく善良な人がナイフを持ち、人を切り裂いている。そこでは善人が人に針を刺し、肛門や膣に指を入れ、尿道に管を入れ、赤ん坊の頭皮に針を刺す。また、善人が、泣き叫ぶ熱傷者の死んだ皮膚をはがし、初対面の人に服を脱ぐよう命令する。古いジョークにもあるが、そこでは健康な人が病人から金を取り、腕の立つ職人が老婦人を切り刻み報酬を得る。一般人にとって身の毛のよだつ残酷物語も、ここでは専門家の商売なのだ[1]。したがってナースの仕事は相当にストレスフルなものであろうと思うのは当然であり、「彼女たちはどうやってそんな仕事に耐えているの？」と私もよく聞かれる。しかし、ナースとして経験を積むにつれ、これらの業務はルーチン化し、ナースの感情は平坦化していくことを一般の人は知らない。看護は確かにストレスフルな仕事だが、それは一般人が考える意味でのストレスフルではない。点滴、配薬、入浴、配膳、バイタルサイン測定、書いても書いても終わらない記録、書類、血液検体を送る――ナースの一日はこれらで埋め尽くされ、おきまりの仕事が何度も繰り返される。道徳など、この山のような繰り

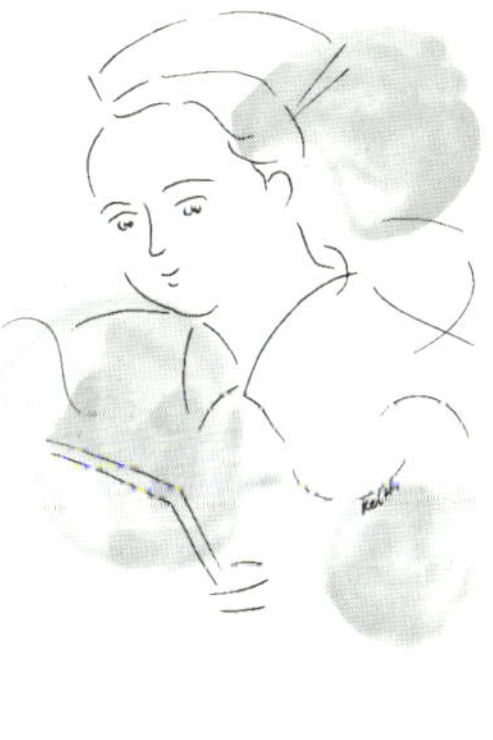

返し業務の中に埋もれてしまい、ルーチンが道徳的問題をぼやかしてしまうのである。

そして問題は、ルーチンの裏側で発生する。しかし、大きなメディカルセンターでは毎日誰かが死んでいるが、そのうちスタッフにとって「倫理的問題」となるのはわずかである。例えば患者は死にたがっているがスタッフはそうはさせたくない場合、あるいはスタッフが患者を望み通り死なせてあげたが家族が納得しない場合などである。検査や処置は痛みを伴うが、道義的に責められることはほとんどない。プライバシーがひどく侵害されることなど日常茶飯事であるが、病み苦しむ患者は、それも専門職の職務なのだからと理解し、しぶしぶ認めてしまう。

この章では、この異常な世界がどのようにルーチン化されていくのかを述べる。そして第二章で、大混乱のさなかでもそのルーチンが維持されていく様子を紹介する。

病院について
THE HOSPITAL SETTING

組織形態としての病院を客観的な言葉で言ってしまえば、それは専門職からなる官僚機構である。総合病院にあまり馴染みのない読者のために、病院組織と、その構造に関するいくつかのキーワードについて簡単に説明しよう。

私のフィールド調査の対象施設の一つであるノーザン・ゼネラル・ホスピタルは、その地方の主要なメディカル・センターで、直接来院する患者はもちろんのこと、近隣あるいは遠方の医師からの紹介患者の診療も行っている。患者の七〇％は近郊都市部から、二八％が州内の他の地域から、残りが全米各地あるいは外国からの患者である。患者は病院とそのスタッフの評判に引かれてやってくる。

ノーザン・ゼネラル・ホスピタルは広範なヘルスケア・サービスを提供している。救急救命室（ＥＲ）だけでも年間一〇万人以上の患者を診ている。ＥＲの隣りにはプライマリー・ケア・センター（ＰＣＣ）があり、通院患者が定期診察や簡単な処置のために通ってくる。同じビルの上の階には、眼科、放射線科、歯科など、さまざまな外来診療のためのクリニックがある。地下には毒物管理センター、レイプ被害センター、それにがん患者用ホットラインがある。また、子どもや配偶者の虐待を専門に扱うスタッフもいる。以上はすべて外来サービスである。入院フロアはクリニックのさらに上の階や他の棟にあり、そこには外科、小児科、内科、産婦人科、精神科をはじめとするあらゆる専門診療科の一、〇〇〇人近い患者と、彼らをサポートするナースたちがいる。もちろん病院にはＣＴ、ＭＲＩ、線形加速器などのハイテク機器も揃っている。小児科では、ライ症候群やクーリー貧血のように比較的まれな疾患の治療も行っており、全米でも歴史が古く有名な新生児集中治療室（ＮＩＣＵ）はこの病院の誇りである。

　このような立派な設備環境を持つノーザン・ゼネラル・ホスピタルが、医師、ナース、技師やその他の保健医療職の主要な臨床訓練の場となっているのも不思議ではない。大学医学部の直系である「教育病院」は全米に約九〇〇あるが[2]、この病院もその一つであり、この種の病院の典型として医師の厳しい階級制度（ヒエラルキー）がある。医師職にはまず、大学教授や地域の開業医である上級医師（senior physician）がある。彼らは「アテンディング」と呼ばれ、医師の階級制度の最上部に位置する。そのすぐ下には、腎臓学や内分泌学などの各専門分野で研修を積む「フェロー」と呼ばれる医師たちがいる。さらにその下には「ハウス・スタッフ」がいる[3]。アテンディングが患者から報酬を得ているのに対し、ハウス・スタッフは病院に雇われており、また勤務時間は非常に長い（三六時間勤務がだいたい週二回、その他の日は一二時間勤務）。ハウス・スタッフは医師つまりＭ・Ｄ（Medical Doctor）ではあるがまだ研修中の身である。

彼らは「レジデント」とも呼ばれ、また研修一年目のレジデントは「インターン」と呼ばれることが多い。病院における日々の医学的意思決定はこのレジデントたちによって行われる。昼夜を問わずいつでも病院内にいて緊急事態に対処しているのは彼らである。

　看護部門はこれより大きいが、組織は幾分シンプルである。ナースはすべて病院に雇用されており、看護職の階級制度が病院の管理業務の大半を動かしている。ノーザン・ゼネラル・ホスピタルの看護職のトップは病院の看護担当副院長であり、彼女の下には、小児科、内科、外科など診療科別に六人の看護部長がいる。その次のレベルには、複数のフロアやユニット[3]を監督する看護監督《スーパーバイザー》がいる。一つの「フロア」にはだいたい二〇～三〇の病床があり、各フロアのトップとしてヘッドナースがいる。ヘッドナースは、船における船長のように、ベッドサイドの「スタッフ・ナース」を指揮する。一人のヘッドナースの下には二〇～四〇人のスタッフ・ナースがいて、三つのシフト（ICUの一部では一二時間シフトで二交替）に分かれて勤務している。ノーザン・ゼネラル・ホスピタルには、一五のフロアと六つのユニットがあり、ヘッドナースは、担当するフロアあるいはユニットに関する直接的な責任を持つ。そして最下層に看護学生がいる。学生たちは大学の看護学部で、看護学士号（BSN）を取るために四年間勉強する。週に一日か二日病院で働き、その他の日は大学で勉強する。学生が担当する患者数は常勤のスタッフ・ナースよりも少ない場合が多いが、その他の面では常勤の登録ナース（RN）と同じ仕事をし、同等の責任を持つことも多い。

　病院のフロアは、見かけ上はテレビドラマに出てくるものとだいたい同じである。長い廊下の両側に並ぶ病室、廊下の交わるところにあるナースステーション、ブースのように並べられた机の向こうでは事務員やナースが書類書き、電話の応対、コンピュータ・モニターのチェックなどひっきりなしの管理業務に追われている。ナースはこれらの仕事に患者ケアと同じくらいの時間を費やしている。また、そこにはさまざまな材料や物品がある。ナースステーションの机の上には各種検査伝票、請求書、許可証、注文伝票などの書類（それこそ五〇種類はある）が入った合成樹脂製の箱が積み上げられている。天井の高さまである物品棚やぎゅうぎゅう詰めの物置、廊下の壁を埋め尽くす食器棚のような棚の中には、粘着テープ、パックされた針、一cc（ごく小さい）から三〇、四〇、五〇cc（赤ん坊の腕ほどの太さで経管栄養剤の注入などに使われる）の注射器《シリンジ》の箱、滅菌包装された隔離用ガウンの束、ゴムバンド、血圧計のカフ、プラスチック容器に入った抗菌石鹸、生理食塩水が入ったボトル、綿棒、秤（患者の便の重さを量る）、使用済みの針を入れる赤いプラスチックの大きな使い捨て容器、ビニールのごみ袋、腰椎穿刺用の針、シート、シリンジ、薬品が滅菌包装されたキット、フォーリー・カテーテル挿入キット、静脈穿刺キット、動脈カテーテルなどがぎっしりと詰め込まれている。病院に置かれ、使用され、使い捨てられる物品・材料の種類と量の多さには驚くばかりである。

さらにＩＣＵともなれば備品は何倍にもなる。赤い「クラッシュ・カート」には除細動器や心臓蘇生用のさまざまな薬品ボトル（アトロピン、重炭酸ナトリウム、エピネフリンなど）が積まれていて、心停止などが起こった時にすぐに使えるように病室のドアの前に停めてある。患者一人につき数冊のリング・バインダーがあり、行われた医療行為のすべてが記録されている。設備、書類、物品の多さが、これらが使われる場である組織の複雑さを反映している。病院は複雑な階級組織であり、その意味においては一般社会の多くの組織と同じである。

書類の処理、電話の応対、スタッフ配置の決定、集金、物品の注文、備品のストックなど、病院の多くの部分は他の組織機関と同じである。部門間の対立も上司との口論もあるし、帰宅する職員は疲れ切っている場合も満足している場合もある。医療社会学の分野では、研究を通してこのように多くの類似性を見出し、逸脱の理論や専門職（professions）の構造理論を作り上げてきた。

しかし病院には依然として他の組織と大きく異なる決定的な要素がある。そこでは日常の一部として人々は苦しみ死ぬ。これは尋常ではない。「病院の定義は、死という出来事が起こり、さらに誰もそれを気に留めない場所であると言える。もっと厳しい言い方をすれば、その目的に沿っている限り、死が社会的事実として容認される場所とも言える」[4]。他にこのような特徴を持つのは、軍の戦闘部隊くらいである。苦痛や死に自らを適応させることが病院職員の仕事の最も特異な点であり、それが彼らと我々一般人とを分けている最大の理由であるから、この決定的な差異を認めない病院組織理論は不完全である。社会学者が組織生活の理論を構築するには、病院が他の種類の組織と似通っている点を見つけださなければならない──実はそれこそが私がこの本を通じて行おうとしていることである──が、しかしナースの仕事を教師やビジネスマンや官僚のそれとかけ離れたものにしている独自の特徴を理解せずして、共通性のほうに飛躍するのは早計である[5]。ある土曜日の夕方の、外科系ＩＣＵの典型的な患者をざっと見渡せば、この特異性はよくわかる。（※訳注：以下に出てくる引用は、著者がフィールド・ノートに後から加筆した部分である。フィールド調査時に記述したノート）［　］内の語句は、フィールド・ノートに後から加筆した部分である。

・一号室。六四歳、白人女性、大動脈弁置換術後。五台のＩＭＥＤ［輸液ポンプ］でニトログリセリン、昇圧剤、ヴァースド［鎮痛剤で、記憶を遮断する作用も持つ］が点滴されている。胸のチューブ［血液や滲出液を排出するため］。ベンチレーター［人工呼吸器］、フォーリー［膀胱内カテーテル］、指にはパルスオキシメーター、Ａライン［動脈圧モニタリングライン］。糖尿病あり。夜間、三〇秒の間に彼女の血圧は一六〇／七二から九五／五〇、そして五三／三六へと落ちたが、ナースの処置により回復した。Ns［ナース］は、彼女は「基本的には健康」と考えている。
・二号室。男性。肺動脈弁狭窄症、肺動脈弁切開術［心臓の手術］。
・三号室。ＣＡＢＧ［冠動脈バイパス術］後の女性。夜間、出血がひどく再びＯＲ［手術室］へ送られた。大量の血管収縮剤［血圧を維持するため］。
・四号室。首からこめかみにかけて腫瘍のある高齢の女性。ＯＲにて朝七時から翌朝二時までかけてそれを切除。脳に梗塞［死んだ組織］あり。
・五号室。二三歳女性、ＭＶＡ［交通事故］。ＩＣＰ［頭蓋内圧―脳浮腫の指標となる］測定中―厳しい。おそらくドナーとなるだろう。［翌日亡くなった］
・六号室。不明。
・七号室。腹部敗血症、手術が原因か。本日ＤＮＲ［蘇生不要］となった。
・八号室。太鼓腹の男［腹部が恐ろしく膨隆した高齢の男性、手の施しようがない。いい加減なことで有名なＭ医師の不十分な無菌操作が原因だとスタッフは言う。その週のうちに亡くなった］

【フィールド・ノート】

これが、あるＩＣＵの患者の典型的な顔ぶれである。病床は八つ、一日に三人亡くなることが珍しくない。「患者や面会者はしばしばＩＣＵにとまどいや恐怖さえ覚える。一日中消えることのない照明、休みない活動、頻繁に起こる緊急事態、そして常に死の恐怖と隣り合わせのこの場所は、どんなに冷静な患者をもおじけづかせる雰囲気を持っている。中には重症なために周囲のことなどわからない人や、単に忘れてしまう人もいるが、その他の人々にとってＩＣＵの記憶は忘れようとしても忘れられない悪夢である」[6]。フロアの患者数は、ＩＣＵよりずっと多いが重症度は比較的低く、死亡することはこれほど頻繁にはない。しかし三分の一はＡＩＤＳ患者、三分の一はがん患者で、それ以外の患者も致命的ではないにしろ相当重い病気に苦しんでいる。差し迫って死の危険がある患者だけが、ＩＣＵに収容されているのである。

　しかしこのような密度の濃さが看護の魅力の一つともなっているのは興味深い。ナースになろうとする者は、苦しむ人々を見たくないとか、平穏な一日を過ごしたいなどとは思っていない。ナースは、全くの初対面の人の激しい感情に応えたり、共感したりしている。「おそろしい経験に耐えていこうとしている他人を援助するのが私たちの仕事なのよ。厳しいけどね」とあるナースが言う。また別のナースは、これから日が昇るという時間に帰宅することに感動するという。世の中ではこれから一日が始まろうとしている時に、一晩の半分も続いた緊急事態からやっと解放される、「これには本当に興奮するわよ。それがおかしいというのなら、看護の大部分を否定していることになるわ」。

　病院という世界の異常さのためか、スタッフは日常生活の細々とした規範から解放され、ある程度自由

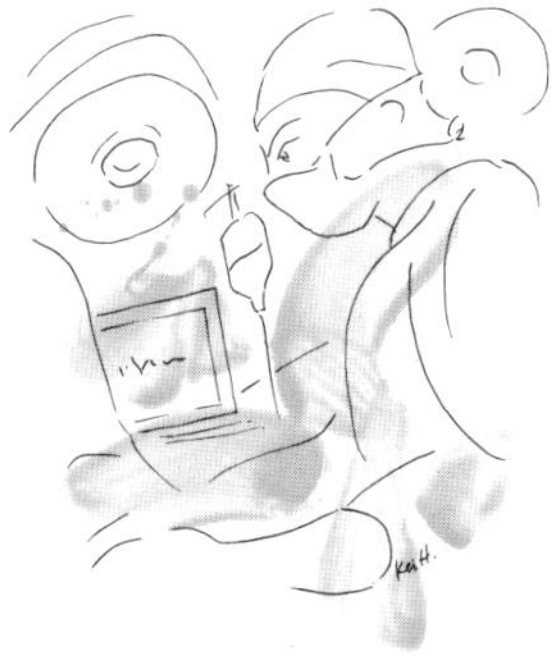

である。詳しくは後で述べるが、ここでは少々馬鹿げているかもしれないちょっとした例を二つ挙げてみよう。（一）ナースの多くはスクラブ・スーツ（手術室や一部のユニットなどで見るパジャマのようなパンツと上着）を着ている。スーツには電話番号、バイタルサイン、手術中に書いた落書きなどさまざまなものが書いてある。紙を探して書くよりも便利なのだ。「服に書き散らすなんて、まるで子どものいたずらね」と、一緒に観察をしていたジュディス・アンドレは言った。（二）患者が蘇生処置を受けている、すなわち「コード」の最中に、生理中のあるナースが経血を漏らしてしまい、患者のトイレに駆け込み生理用ナプキンを交換した。出てきた彼女のスクラブ・スーツのシミを見て、もう一人のナースが「あら、J、生理なの！」と叫んだ。一般社会では考えられないせりふである。しかしここは日常世界ではないのだ。エヴェレット・ヒューズが言うように「専門職（professions）と言われるものから闇社会に至るすべての職業は、本質的に一般社会の行動様式からある程度逸脱することが許されている[7]」。その意味では病院は戦場のようなもので、より緊急で人命に関わる目的のために、上品さや礼儀作法は放棄される。病院には社会生活における言動のさまざまな制約とは無縁の「戦闘地帯」へと医療関係者たちを解き放つ、興奮と緊迫感がある。

それでもなお、病院での仕事は彼らにとってノーマルな、ルーチンなのである。患者の三分の二がいつ死んでもおかしくないほど重症者の多い内科フロアで、「何があったんですか?」とナースに聞いても、彼女は廊下を歩きながら「いつものことよ、いつもの」と答えるだろう。目新しくもなく、興奮するようなことでもない。また、同じ病院のICUで「どうしたんですか?」と尋ねても、レジデントは軽く肩をすくめて「生きている人がいれば、死ぬ人もいるさ」とでも答えるだろう。驚くことでも、新しいことでもない。ルーチンが進行しているだけなのだ。

他の人たちも書いているように、患者にとっては明らかにルーチンなどではないことを、専門職はルーチンとして扱う。医療スタッフにとって、患者への医学的処置は日常のことであり、病院という環境はとても居心地がよいのである。「スタッフ・ナースは……比較的健康で、若く、活気に満ちている。彼女自身はもしかしたら扁桃腺の切除や軽い傷の治療ぐらいしか入院の経験はないのかもしれない。常に病人ばかりの中で仕事をしているとはいっても彼女自身は慣れてしまっているので、さぞ不安が多いでしょうなどと人に言われると驚きを隠せない[8]」。このような経験の相違については「多くの職業では、労働者や実践家は……サービスの受け手にとっては非常事態であることを、ルーチンとして扱う。これこそが両者の間に常にある緊張関係の原因である」というエヴェレット・ヒューズの言葉が有名である。あるいは「一人の人のルーチンは、他の人々の非常事態でできている」と言ったほうが正確かもしれない[9]。

けれども患者にとって病院は、日常生活から引き離された、特別で、恐怖に満ちた、不快な世界なのである。一方、ナースにとってそれは「いつものこと」にすぎない。このギャップがいかに大きいかが、ある夕方のＩＣＵでの出来事からうかがえる。

三人のレジデントがＬＰ〔腰椎穿刺――背骨の間に長い針を刺して脳脊髄液を採取する検査〕を行おうとしていた。ＬＰは非常に痛い検査で、手技も難しい。患者の足下ではテレビがついていて「ＬＡ・ロー（LA Law）」が放映中だった。レジデントは針を刺そうとしながらテレビのほうにちらちらと目をやって、テレビを見ながらＬＰを行おうとしていた。患者は、椎骨の間隔を拡げるために胎児のように背を丸めており、そのことに気づいていなかった。他の二人のレジデントの視線も、処置とテレビの間を行ったり来たりしていた。数分間試みたが針は正しい位置に入らず、脊髄液の代わりに血が出てきてしまったりした。結局ヘッド・レジデントを呼び、ようやくLPは成功した。

医療スタッフは、このように犯罪とも思えるほどいい加減な態度も許されるのだということを、この話は端的に示している。

では、スタッフ、特にナースたちは、この異常さをどのようにしてルーチンとしてしまうのだろう。あるいはもっと掘り下げれば、ルーチン化するとはどういうことなのだろうか。

ルーチン化とは：手術室の場合
WHAT ROUTINIZATION ENTAILS : THE OPERATING ROOM

病院の手術室では、最もひどい非道徳的で常識破りのこと——他人の身体を深く侵害すること——が完全にルーチンとされている。ルーチン化に対する読者の理解を深めるために、その例を少し詳しく見てみよう。

ノーザン・ゼネラルやサウスウエスト・リージョナルのような大きな教育病院には、手術室は一二から二〇室ほどあり、中央の設備・材料室を取り囲む長い廊下に沿って各手術室が配置され、「ORスウィート（OR suite）」と呼ばれている。スウィート全体は「清潔区域」で、そこへ出入りする人はスクラブ・スーツを着て、フェイスマスク、靴カバーを着け、ヘア・キャップをかぶらなければならない。各手術室には、手術を受ける患者が横たわるクッション入りの細長い寝台、可動式の大きなオーバーヘッド・ライト、器械類を置く回転台がある。中には心臓、神経、整形外科など特定領域専用の手術室もあり、特殊な設備が常に整えてある。また「クラッシュ・ルーム」と呼ばれる緊急用手術室も一ないし二つあり、都市部の大規模なメディカル・センターではよくある自動車事故や発砲事件などで運ばれてくる患者の手術が行われる。一日の手術件数は各室一件から六件、病院全体では数十件に上り、平日は朝六時から午後二時頃まで立て続けに手術が行われる。

手術が行われている間、患者の出入りや物品（スポンジ、手術器具、清潔リネンなど）の補充を確認したり、電話やインターコムの応対をしたり、手術開始時刻を医師に連絡するなどのマネジメントはナースが行っている。また「手洗《スクラブ》いナース」といって、執刀医に器械類を手渡したり清潔区域のことを直接扱うナースと、「外回りナース」といって、手術室を出たり入ったりし、清潔区域でない部分（電話など）に触れ、手術に必要な物品を調達したりするナースがいて、手術室内には少なくとも二人のナースがいる。外回りナースは必要な物を補充し、手術そのもの以外の問題に対処する、一種のステージマネジャーのようなものである。

手術中の外回りナースの仕事はいくつかある。第一に、手術のすべてを記録しなければならない。手術開始時刻、術式、参加したスタッフ、縫合開始時刻、患者が搬出された時刻などである。また、手洗いナースと協力して、手術に使われた「スポンジ」（吸収性のあるパッド）を何度も何度も数える（非常にたくさんの数のスポンジが使われる）。患者の体内にスポンジが残されるようなことがないように、外回りナースは責任を持って、手術前後のスポンジの数を確認しなければならない。使用された針についても同様で、すべて厳密に管理し、適切な方法で処分しなければならない。ＡＩＤＳの出現以来このことがさらに重要視されるようになった。外回りナースとして優秀だと言われるためには、異常とも言えるほどの厳密さが求められる。手洗いナースは手術の各段階で必要な器械類を手早く確実に外科医に手渡すことと同時に、スポンジを数えたり物品類の確認をする責務を、外回りナースとともに担っている。手洗いナースはまた、患者の「術前処置」も行う。患者を裸にして滅菌布で覆い、手術部位の体毛を剃り、ヨウ素溶液で皮膚を消毒し、商品名「オプサイト」という透明プラスチックフィルムを貼って皮膚を保護する。また、患者の頭部と胴体の間には布のスクリーンを降ろし、意識がある場合でも手術の様子が見えないようにする。これは、一個体の患者から手術野が切り離されるという、この場面の大きな特徴である。ナースたちはルーチン業務を一日に何十回も繰り返す――例えば、スポンジを一つずつ声に出して数えながら、鉗子でつまんで台から廃棄用バケツに運ぶことなどである。この作業を注意深く行わないと、悲劇を招きかねない。

手術室と患者の準備が整ったところで、手術チームは仕事にとりかかる。患者の身体は基本的に物として見られる。麻酔科医または看護麻酔士により、脊椎麻酔（脊椎に麻酔薬を注入し、注入点より下の感覚を麻痺させる）、または全身麻酔（患者を眠らせる）が行われる。この瞬間から、頭部とスクリーンで隔てられ、かつすべての感覚を失った手術部位は、外科医にとって人間ではなく肉の塊になる。目的の部位は隔離され、動けなくなっているからだ。患者は全身麻酔で眠っているか、あるいは脊椎麻酔であっても、スクリーンで隔てられた向こうで麻酔科医とおしゃべりしているだろう。手術台の片方の端で脚が切断されている最中に、反対の端で患者は麻酔科医に最近の休暇旅行の話をしていた、というケースもあった。もしあなたが手術室で皮膚が切り開かれ骨がのこぎりで切られる様子を見たら、「知り合いのこんなところは見たくない」と思うだろう。確かに麻酔された肉体は、生きている人間の肉体のような反応はしない。切断術では、切り離される部分はすでに壊死して（死んで）いて、見た目にも黒ずんで硬く、生気がない。しかし手術台に載っている残りの部分のほうも、生身の人間というよりはその「客観的な正体」すなわち「肉塊」のように見える。人間のぜい肉は、ストーブに載せられる鶏肉に似ている。人間の皮膚は、鶏の皮を剥ぐように剥がされる。高齢男性の日焼けした皮膚は、切り取られると革のようであり、さらに細かく言うと、古い、よくなめされた動物の皮のようである。身体の中をいじっている外科医は、腹を開き、そこから深く手を入れて中を探り、腱を伸ばし、脂肪をそぎ落とし、小さなハサミであちこちをチョキチョキと切り取る、まるで感謝祭の七面鳥を調理するコックのようだ。手術の微細な部分は実に複雑で洗練されたものだが、基本的な原理は野蛮なほど単純である。

糖尿病の女性の足指を切断する時に、ドクターR――背の低い女医なのだが――は、指の骨を一本ずつ切るために大きなボルト・カッターのようなものを使った。親指を切る時に彼女は苦労し、大きなハンドルをぎゅっと握り、床から身体が浮き上がりそうになったその時、「バチン」という音とともに骨に刃が入った。これで最後の指が切り取られ、五本の指はビーフかチキンのかけらのように、手洗いナースによって標本トレイの上に並べられた。

【フィールド・ノート】

この原始的な作業は単純な道具を使って行われる。皮膚を切り開く鋭いナイフ（メス）、肉を切り取るハサミ、手術中に傷口を引っ張り開けるためのなめらかなフック（開創器《レトラクター》）、針のように先が細い止血用のプライヤー（止血鉗子）、切った小血管の端を電気で灼いて止血するはんだごてのような電気プローブ（ボビー）などである。道具には特殊な形のものや、さまざまな大きさのものがあるが、これがだいたいの基本セットである。整形外科の手術にはさらにのこぎり、ドリル、きりなどが必要である。器械台はさながら、趣味の日曜大工に熱中する人の作業台のようであり、ある意味では実際そうとも言える。

古参のスタッフにとっては、それらの道具や用途はごく当たり前のものである。ある整形外科のルーチンの（患者にとってではなく、あくまでもスタッフにとってルーチンの）手術で、数人の若いレジデントが十代の患者の肩を治療していた。名目上の責任者である「アテンディング」は、三時間の手術の間、時々入ってきては手術の進捗状況を確認して出ていった。手術室に一五分間ほどいて、レジデントの一人が持ってきた水上スキー雑誌の「スイム・スーツ特集」をパラパラとめくっていた時もあった。「大した手術じゃない」といったふうな態度は単なる場慣れした態度というよりも、不安を隠すのに必死なレジデントたちに対して、彼自身の知識と権力をひけらかしているようでもあった。彼が出ていくと、レジデントは目に見えてリラックスして、手術の進行について再び話し合い始めた。レジデントの一人は手術をどのように進めたらよいかを見るために、壁際のテーブルに開いて置いてある教科書との間を行ったり来たりしていた。麻酔科のアテンディングは入ってくるなり彼のレジデントをチェックして、書類にサインすると（「じゃ、ちょっと食事に行ってくるよ」と微笑んで）出ていってしまった。レジデントが手術を行う間、ポータブルカセットプレイヤーからはフィル・コリンズやロス・ロボスのようなポピュラー音楽が流れていた。レジデントたちは手術の高度な技術とともに、それをいかに日常生活の一部とするかについても学んでいるようだった。

手術室に限らず、病院内の至る所で起きているルーチン化とは一概ではない。その行為が反復されること、一般社会のタブーを侵すこと、行動パターンの一部として根づくこと、などがある。病院内の他の場所での例も挙げながら、これらを一つずつ見てみよう。

（一）反復性。どの手術も初の試みというものは少なく、多くの手術は一つの手術チーム（外科医、ナース、技術補助者）だけを見ても一日に数例、年間何百例と行われているものである。手術チームが目にするものは、それまで彼らが何度となく見てきているものばかりだ。胆のう切除、ヘルニア手術、スポーツ選手の肩の手術などはすべて大きなメディカル・センターではありふれた手術である[10]。

このような反復は、静脈ラインを入れること、フロアの全患者の血圧を一日四回測ること、採血、バイタルサインの記録、看護記録、配膳、床上排泄の介助などのようにナースの日常業務の中でそれほどドラマチックでない部分にも見られる。重大なことも些細なことも、何度も何度も繰り返し行われるうち皆同じようになってしまうのである。ヒューズが言うように、専門職の「真の能力《コンピテンス》は、クライアントが自分だけだと思っていることを、何千例も扱うところから生じる[11]」。あるナースは「もう患者をケアしているという感じじゃなくなって、消化管出血患者はどれも同じに見えてしまうのよ」と述べている。

ある内科系集中治療室（ＭＩＣＵ）では、死さえもが日常茶飯事となっている。

MICUの患者がまた一人急変し死亡した。過去六日間で五人目だ。信じられない。Dr［医師］たちは一カ月間ここにいる――Ns［ナース］は永遠にここにいる……。

私がユニットに入っていくと、一人のNsが「見逃しちゃったわね」と言う。何日か前にも同じことを言っていた。しかし、私が「見逃した」というよりは、ここではあまりにも多くのことが起こっていて、誰もが何かを「見逃して」いるのだと思う。

【フィールド・ノート】

死も日常の中のルーチンとなって、流れの中に組み込まれている。「昨夜、スミスさんが亡くなったの」「あら、お気の毒に。いい人だったのにねぇ」。ナース同士の軽い会話である。いつもと何ら変わったことのない一日、少なくともスミス氏を除くすべての人にとっては。ナースたちにとっては、スミス氏に代わる別の患者がまた現れ、似たような病気で似たような最期を迎える。生徒たちが「決して年をとらない」

という小説のチップス先生のように、ナースは「名前の違う同じ患者」を何度も何度も看ている。

乳幼児ユニットで：
「あの子は大丈夫そうね」『ええ、大丈夫そうね。ベビー・ワトソン、ベビー・ジャクソン……』（二人の赤ん坊はよくなったり悪くなったりを繰り返しながらもうかなり長い間このユニットにいた。結局ワトソンは亡くなった。ジャクソンはまだここにいるが、九カ月になる。絶望的）。
「なぜこの子たちは、初めから具合が悪くて、出血して、そのまま死んでいかないのかしら？」（一喜一憂させられる間もなく死に至らないのかということ）。
これはＩＳＣＵ［乳幼児特別治療室］の二人のナースのある晩の勤務中の会話である。【フィールド・ノート】

出来事の反復性——同じことがまた何度も起こるだろうという意識——は、ルーチン化に一役買っている。

（二）神聖を冒すこと。ふつう我々は、自分もしくは他人の身体は神聖なもので、敬意あるいは畏怖の念を持って接するべきものと考えている。病院の外にいる健康な人々にとっては、人間の身体はこの世の他のものとは別格のものであり、特別の扱い方をされるべきものである。他人の身体に触れることは、よくも悪くも感情を刺激するからだろう。タッチ、抱擁《ハグ》、キスは、ある感性を刺激するし、平手打ちは、たとえ軽くても屈辱感や怒りを呼び起こす。しかし病院の患者たちは、その身体を著しく冒涜されている。患者の身体は見知らぬ老若男女、さらにはそのグループの目にさらされることもあるし、一日に何回も注射針で刺されることもある。学生への講義の教材とされることもあり、特にことわりもなく、何度も身体を触られたりする。彼らに、身体を神聖なものとして尊重する態度などほとんどなく、時には粗暴なやり方で、指や手や道具を入れて探る。たとえ専門職が敬意を持って接したとしても（多くの専門職はそうしているのだが）、患者は自分の身体を汚されたという感じを抱いてしまうものである。アン・セクストンの「手術」という詩がある。

毛をきれいに剃られ、
私の身体は胸から足まですべすべだ。
特別なこと、めったにないこともすべて
ここではごく普通のこと。
死さえも、いつ起こってもおかしくない。
もの言わぬ身体、肉の塊。(12)

性的な部分に触れる場合は、布で覆うなどの注意が払われているとはいえ、医療現場において深く考えさせられる問題である。「特別なこと……もすべて、ここではごく普通のこと」(13)なのである。セクストンの詩にあるように、診察の時は患者は「ぬるぬるしたグローブが自分をレイプする」のを認めざるを得ないのである。婦人科の診察は昔から、事実を当事者がどう受け止めるか、ということに関する優れた研究テーマである。(14)三秒の前立腺診察（何の慰めにもならない「痛いですよ」という前置きがされることが多い）、直腸鏡やS状結腸鏡検査（筒のようなものを直腸や結腸に挿入する検査）、膀胱鏡（尿道から管を入れて膀胱をみる検査）などについても同じようなことが言える。例えば気管支鏡のようにもっと侵襲的に見える検査は他にもあるが、このようにプライベートな部分（性的な部分）を侵されるほうが患者にとっては屈辱的なものである。あるナースは、学生時代に見ていちばん嫌だったのは出産前の会陰切開で、ハサミの入った音がした瞬間、彼女とクラスメイトは音が出るかと思うほど息を呑んだという。こういう場面で、患者と同一化してしまうことは避けられないことだろう。また、男性なら次のような場面で同じような感覚を抱くだろう。

脚の切断手術を受ける、全麻［全身麻酔］の患者が入室した。ナースがフォーリー（導尿）カテーテルを入れるため、まず包皮を押し下げ、消毒薬ベタジンに浸した綿球でペニスの先をくるくるっと三回消毒した。次にペニスを持ち上げ、使い捨てのピンセットでカテーテルを持ち、尿道に挿入し、管の先が膀胱に入るまですばやく押し込んだ。抵抗があるように見えたが、彼女は構わず押し進めた。事務的に、というより完全に機械的な感じで、優しさなどというものは全くない。私は患者の意識がなくてよかったと思った。【フィールド・ノート】

患者がベッドの上で苦しんでいても、傍らでスタッフは淡々と仕事を続け、周りの世界も患者に敬意を払うわけでもなく進行している。BGMのようにしてテレビが常についているのは家庭と同じようだが、日常生活の平凡さが、実際には平凡とはほど遠い場所に持ち込まれている。

異様だが典型的な光景：

午前五時半、ICUにて。七号室のベッドにはBKA［膝から下の切断］後のL氏がいる。ベッドの側のテレビがついており、エアロビックス・ショーが放映されている。赤いレオタードに青いタイツ、足首におもりをつけた三人の女性が、微笑みながら、腕を上げてジャンプし、スピンし、手をたたき、音楽に合わせて床を踏み鳴らす。アップ・ビートな音楽にのって、「さぁみんな、起きて!」と楽しそうに叫んでいる。隣の病室はAIDS患者で、BP〔血圧〕九一／四八、四本の点滴棒に八つの点滴バックが下がっており、人工呼吸器につながれている。ナースたちは仕事をしながら、しばしば顔を上げてテレビを見ている。【フィールド・ノート】

面会者がいる時でさえ、ナースたちは驚くほどあからさまに日常のタブーを侵している。ほとんどの病室に患者の友人や家族がいる時間帯に、ユニット内を歩くナースが別のスタッフに向かって大声で「一号室はノー・コード?」などと聞く――別の言い方をすれば「この患者は死なせてもいいの?」ということだ。そこには、神聖なものなどないようである。

(三) 実存性 (Existentiality)。異常なことのルーチン化は、心理面よりは実際の動作に起こってくる。ルーチン化とは、意識の変化ではなく、心身両面の要素を含む行動様式の変化である。それは身体に染みついた習慣となる。ルーチン化は「頭の中」ではなく、人間の行動の中に起こるものであり、異常な事態が生じた時の、ナースの動作や話し方に表れる。導尿カテーテルを挿入したり排泄物を片づける時のあの「事務的な」態度もそうだし、また死にそうな患者の前で笑ったり、コード(蘇生処置)の最中でも仲間としゃべったり笑ったりする開けっぴろげな感情表現もそうだし、人工肛門のパウチや皮膚がんにつけるクリームのカラー広告でいっぱいの看護雑誌を気軽に見るのも、ルーチン化の表れである。内科系ICUの五号室の中年女性患者がある夜遅くに亡くなった時、家族は大声で泣き、互いに肩を抱き合いながら、母親の遺体に対面するために病室に入ってきた。病室の外では、少し前まで三〇分間ほど患者を蘇生しようと努力していた三人のナースが、まるで何事もなかったかのように、テーブルの周りに座ってコーン・チップスを食べながらうわさ話をしていた。そのうちの一人が私に「私たちって、ずいぶん非人間的よねぇ？」と言った。けれども、もし彼女が本当に非人間的だったら、そんなせりふさえ出てこなかっただろう。彼女は何が起こっているかわかっていながらコーン・チップスを食べており、これは実に人間的なことなのだ。一週間に三人が亡くなるユニットでは、患者が死ぬたびに動揺などしていられないだろう。

このように、手術室であれどこであれ、肉体に対する世俗的な扱いが何度も何度も繰り返され、それがスタッフの体に染みついて、普段の行動にも表れる。また、ルーチン化は単に日常茶飯事といった態度にとどまらず、冷淡、無関心、あるいは全くうんざりといった態度にまで進んでしまうことがある。——素人にとっては驚きだが、こうした感情はナースの生活の中で頻発するものである。実際、私が調査をしていた間にナースたちから最もよく聞かれた質問は「退屈しませんか？」であった。これはさまざまな場所で、少なくとも一週間に二、三回は尋ねられたが、最もおかしかったのは非常に忙しいＩＣＵでこの言葉を開いた時だった。

「退屈じゃないですか？」とＩＣＵのNs［ナース］であるＪ・Ｄは、病室の外で座っている時、私に尋ねた。今晩、一～四号室には、ＣＡ［がん］の男性、「ノー・コード」のＡＩＤＳの男性、人工呼吸器を外せないままここに四カ月もいて、絶望的と言われているワトキンス氏、そして脳炎で常に震えている［痙攣］女性と、意識のない患者しかいなかった。「いいえ」と私が答えると、彼女は「倫理問題の取材は十分できました？」と言った。

【フィールド・ノート】

今日、ＩＣＵのNsが「退屈しませんか？」と聞いてきたので、私は笑って「二歩下がって周りを見てごらんなさい。私はナースではないのです」と言った。彼女は一瞬黙って、周囲を見回した後、笑い始めた。わかったようだ。

【フィールド・ノート】

ナース、特にICUや救急部のナースたちは、毎日「危機的状況」を必要としているようだ。彼女たちは重い病気やけがをした患者の中で働くことを望み、緊急治療室やコードの興奮を生きがいにしている。バイク事故の犠牲者の治療に初めてかかわった時は、すべてが初めてで大変だったが、そういう患者を週末ごとに一人か二人こなしていると、それがルーチンになっていく。常に新しいことに挑戦し続けなければ、患者にとっては劇的な大惨事である手術でさえも、ナースたちには退屈なルーチンになってしまう。ある日の手術の合間に、手術室の手洗いナースは次のように言っていた。

マンマ［乳房切除術］も胆摘［胆のう摘出術］もヘルニアも、もう飽き飽き。何か面白いケースはないかしら。

【フィールド・ノート】

ルーチン化はどのようにして出来上がるのか：日常性を作り上げるとは

HOW ROUTINIZATION IS ACCOMPLISHED : CREATING CONDITIONS FOR ORDINARY LIFE

このように、ナースにとって病院は平凡な世界である——特に異常でも、神秘的でもなく、そもそも深く考えるほどのものでもない。ナースの日常はほとんどありきたりの仕事の繰り返しだということを前節で述べた。再三再四起こる事件も本質的にはこれと変わらない。特別でも神聖でもなく、業務の一環として、手順に従って片づけられていき、ほとんど（あるいは全く）深刻に考えられることもない。「看護ユニットの雰囲気は悲壮なものではなく、ごく普通で、事務的である。ナースと助手の仕事はほとんど同じ事の繰り返しで、習慣的に行われる……目の前の患者がどのような状態であっても、ナースはほとんど動揺を見せない……ひどい傷を負った患者を目の当たりにしても、彼女たちは一瞬ちらっと表情を変える程度である[15]」。ナースにとって病院という世界がルーチン化していると言ったのはこういうことである。日常は全く退屈とも言えるほど単調なものなのである。

看護学校一年で、初めてある患者さんのインタビューをした時、彼は自分には［胸に］傷跡があると言ったの。それを見せてくださいと言ったら、彼はガウンを［首の所まで］まくり上げたわ［彼女は患者が胸をはだけた様子をジェスチャーで示した］。私は……［当惑して、目をくるくるさせて］「まぁ、なんてことでしょう」。でも今の私だったら全然……［手を横に振り、眼をぱちぱちとさせて、全く慣れてしまったことを示した］。

【フィールド・ノート】

そんなものをいきなり見せられるというような経験は、一般人にはまずないだろう。裸体くらいならまだいいが、開胸手術、気管内挿管、心肺蘇生（ＣＰＲ）などに立ち会うことは、日常生活からみるととてもおそろしいことである。しかしナースたちはこうしたことを毎日のように目にし、動揺することもない。ナースのものの見方――あるいは、衝撃的場面に対処していかなければならない、病院での生き方そのもの――が我々一般人とは違うのだ。

このあっけらかんとした態度はどのようにして作られるのだろうか？　どのようにして異常なことがルーチンになるのだろうか？　ありきたりの答え方をすれば、「ただ、慣れっこになるだけ」なのだろう。つまり、時間とともに、また経験を重ねると、人は周りに起こるどんなことにも否応なしに適応してしまうということである。「慣れていく」という言葉は、ルーチン化が時間の経過に伴うもので、経験の反復がその原因因子として寄与することを示唆している。確かに、「時間の経過」は必要だが、ルーチン化を引き起こすには時間だけでは不十分である。後で述べるように、新生児の奇形やティーンエイジャーの精神病、高齢者の失禁などにどうしても馴染めないナースもいれば、ほとんど一瞬にして「慣れて」しまう人もいる。初めて手術に立ち会った時、私は心身の動揺を防ぐためのヘッドナースのアドバイスを、すべて忠実に守った。すなわち、早起きし、朝食をしっかり食べ、手術室に着くまでにはすっかり目が覚めているようにした。スクラブ・スーツを着て、ヘア・キャップをかぶり、靴カバーを着けてから手術室に入り、手首とか足首の手術のように「簡単な」ケースであることを願いつつ、外回りナースに最初のケースは何ですか、と尋ねた。彼女はカルテを見て、即座に「下肢切断よ」と言った。私はパニックに陥りそうになったが、どうにかこらえた。しかし私自身も驚いたことに、切断やその後に他の手術を見ても気分が悪くなったことは一度もなかった。二人のベテラン手術室ナースがうろたえた、子宮外妊娠破裂の時も例外ではなかった。どうしたわけか、「慣れていく」ための期間は全く不要だった。このように、経験の反復だけではルーチン化が起こるとは限らない。もっと他の要因が働いているようである。

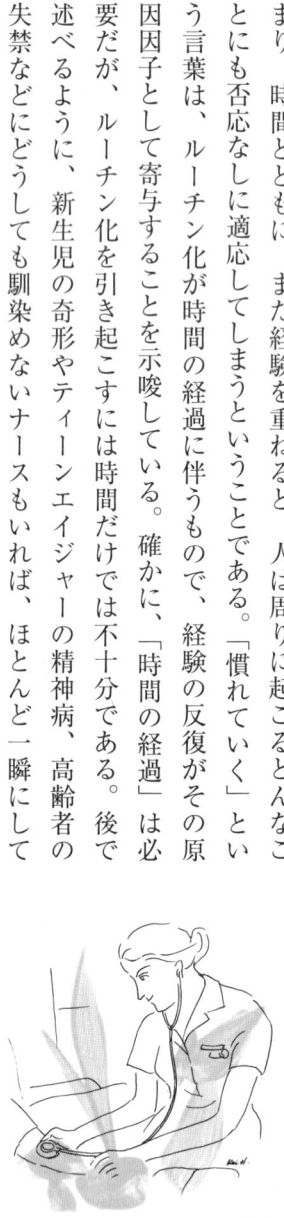

病院の中でのルーチン化には、少なくとも四つの現象が関連している。それは、ルーチンを物理的に処理可能にするために周囲の環境を熟知すること、他の人と付き合い、ともに働くための言葉を覚えること、

仕事のテクニックを覚えること（静脈注射のやり方を知らなければ、それを気楽に行うこともできない）、患者の「タイプ」と、彼らをよく知りうまく対処するための標準的な手順を知ることである。ナースたちが「慣れていく」という言葉を使う時、これら四つのステップが含まれているように思える。また、明確に表現することは難しいが、五つ目の課題として後で説明する知覚の「飛躍」がある。これらが一体になって、認知的、行動的日常性を作り上げている。

> 世界の「日常性」は社会的に作られている……。
> 人々は常に自分の周りの世界を普通だと見なし、どんなことが起ころうともそれをありふれた常識的なことと見なそうとする。自分の経験を普通だと見なしてしまうと、自分がそれをどう行ったかが見えなくなってしまう……[16]。

その世界に住んでいる人にはほとんど見えないだろうが、「日常性」を解き明かすことは可能だと私は思う。そのための五つの作業を順に考えてみよう。

（一）環境を知ること。ルーチン化の第一段階は、周囲の物理的環境について知ることである。病室のことがよくわからず、廊下が長く不気味で、トイレがどこかもわからないような場所では、くつろいだ気持ちになどなれない。物品のありかがわからず、電話の使い方もわからず（「はじめに八をダイヤルしなければならない」など）、椅子に関してさえ守らなければならない昔からの決まりがあるのだから（アメリカの病院では比較的最近まで、医師の前ではナースは立つことになっていた）。ベッドにもさまざまなタイプがあり、それらを使いこなすのも容易ではない。

また、この物理的環境が持つ社会的な意味と含蓄も、学ばなければならない。「これはジョアンヌの椅子である」とか、電話は常に事務員が取るとか、コーヒーカップは各自で洗うといったことを心得ていなければならない。物理的な環境は、社会の末端構造として理解しなければならない。次のような私の体験は決して特別なものではないだろう。

> 感受性が失われていき、私は病院に慣れつつある。そこで働く人々――ナース、助手、用務員、雑役婦、医師――がはっきりとグループ化していることや、その病院内での地位がわかってくるにつれ、彼らへの違和感も薄らいでいった。恐怖心は以前より薄らぎ、チューブやボトルだらけの部屋や、クランクや滑車の付いた複雑なベッドにも不快感を覚えなくなった。もはやどんな病気にも戸惑ったりしない。赤や黒で -in や -ex で終わる言葉が書いてある医薬品の入った白いボール箱、使い捨ての皮下注射針の箱。ここは、ナースの世界なのだ……ナースたちは一日八時間をここで過ごし、場所と物を使う。これらはナースたちのものである。手術室は外科医のものだが、病棟はナースのものであり、病院運営は病棟から始まる。ここは彼女たちにとってどこよりも居心地のよいホーム・グラウンドである。この場所に対して部外者が恐怖心を抱くことを知ってはいても、なかなかそれが理解できない……彼女たちにとっては全く普通なのだ……ナースの世界に足を踏み入れることには、物理的な行為以上の意味がある……病室が意味や重要性を持つようになり、好きな病室や、恐れたり忌み嫌う病室ができる。このようなことはフロア・マップからはわからない。
>
> 【フィールド・ノート】

（二）**言葉を学ぶこと**。病院という世界でスムーズに動き回るには、ナースはその世界独特の言葉、専門用語、それにスラング（俗語）を知らなければならない。専門用語は難解で、相手をおじけづかせる。例えば、「DNR」は末期患者の呼吸や心拍が停止した場合に「蘇生をしない」という指示であるし、「CABG」は「キャベッジ」と発音され、冠動脈バイパス術（一般にはバイパス手術と呼ばれる）のことである。以下はあるありふれた症状の原因についての説明文である。

> 横隔膜炎、肺炎、尿毒症、アルコール中毒症に伴って現れる……腹部の原因としては胃・食道疾患、腸疾患、膵炎、妊娠、膀胱炎、転移性肝腫瘍または肝炎などがある。胸部や縦隔の病変や手術が原因となっていることもある。後頭蓋窩腫瘍や梗塞巣により延髄にある中枢が刺激される場合もある……[17]。

自分の症状がこんな言葉で話し合われているのを偶然耳にしたら、さぞ不幸な気分になるだろう――ただのしゃっくりだというのに。

病院スタッフは一般人とはかけ離れた経験的世界に住むため、医学用語の他にも、スラングが高度に発達している。そこでは、死にゆく患者は「トンネルにもぐる（going down the tubes）」、「渦に飲み込まれる（circling the drain）」などと言われ、死者は「上納金を払った（bought the farm）」、「けじめをつけた（straight-lined）」あるいは遺体を安置する建物の名前を採って「マーシャル入りした（Marshalled）」などと言われる。ナースに激しく抵抗する高齢患者は「錯乱状態」であり、鎮静剤が投与されるとずっと「まともになる」。どこの救急救命室（ER）にも必ずいる「ゴーマー（Gomers）」は病院スラングの中でも相当広く使われているもので、もともと「ERの長老（Grand Old Man of the ER）」からきた言葉だが、治療するような病気がないのに病院の常連となっている高齢者一般のことを指す[18]。精神科の急性期病棟には「安静室（quiet room）」（かつてはしとね張りと呼ばれた）があり、自殺念慮の十代の少女が部屋の隅にうずくまって泣いており、それがのぞき穴を通して外から見えるようになっている。患者は定期的に「水分出納」（食べた物と排泄物の水分量のバランス）を計算される。内部の一員となるには、このような独特の言葉を覚えることが重要である。居心地がよくなるとまではいかなくとも、スタッフが話している内容を理解するためには、スラングを学ぶ必要がある。[19] また、特別な用語が何も使われていなくても、会話の内容そのものが開けっぴろげな場合もある。「軟らかい便が出たんだけど、本人は下痢をしたと言ってるわ」。我々一般人が仕事仲間と、このような話をすることはまずないだろう。

(三) 技術を学ぶこと。技術を習得し仕事そのものに慣れ親しまなければルーチン化は起こり得ない。私が手術の様子を見ることにすぐに「慣れた」理由の一つは、行っていたわけではなくただ見ていただけだったからである。観察という技術に関しては、私は社会学者としてそれなりの経験を積んでおり、それ以上の専門的な学習は必要なかった。

看護を行うには多くの専門技術が必要で、それらを習得しないうちは仕事に圧倒されてしまう。「いかなる状況にも対応できる態勢になっていること」はナースにとって最重要技能である。スタッフ・ナースは一日に何百という薬を何十人もの患者に配り、静脈ラインを入れて維持し、清拭をし、実施したことのすべてを記録し、体温や血圧や尿量を測り、配膳をし、そして彼女から見れば本来必要な仕事の途中に割り込んでくる患者や家族のさまざまな頼み事に応える。スミスさんの薬をジョーンズ夫人に渡したり、マーティン氏の点滴チェックやガルシアさんの昼の食事介助を忘れたりすることなく八時間の勤務を終えるだけでも十分大変だが、これらは緊急時ではなく日常的なことで、仕事の基本にすぎない。手術室では、何百もの小さな器械類を載せた台をセットしたり、ガーゼ、縫合キット、滅菌ガウンや、その他うるさい外科医の注文にも応じられるよう必要物品を用意するのは外回りナースの責任である。手洗いナースは多くの器具をタイミングよく次々と外科医に手渡す。ナースが行う細々とした仕事はあまりにも多い。手術で使った何十枚かのガーゼのうちの一枚が患者の体内に残されること、あるいは薬をたくさん飲んでいる患者に一個だけ間違った薬が配られることなど、一見些細に見えることが重大な意味を持つので、優秀なナースとは「一分の隙もなく物事に対応できる人」を言う。また、的確に指揮を執れる看護監督《スーパーバイザー》は尊敬に値する。

> レイ・ケリーはユニットの電話の前に座っており、しょっちゅう人が来て彼女と話をしていくが、彼女は受話器を置くことなくプッシュボタンを押して電話を転送したり、またポケベルにも応えている。その間、事務員や他のユニットのヘッドナースたちも立ち寄っていくが、彼女は何時間も休憩せずに働いている。スタッフ配置（必要な数のナースを確保し、必要な部署に配置すること）に関することがほとんどだが、彼女は今晩このセクションの看護監督を担当しているのだ。
>
> 【フィールド・ノート】

当然かもしれないが、習得すべき技術の中には、今まで他の人への扱い方として好ましいとされてきたものを改めなければならないような、道徳的に問題のあるものもある。どんなに軽いレベルでも、多くの治療行為は明らかに「攻撃的」であり、侵襲的な処置（手術など）であったり、強い薬を大量に使用したり、患者の血液、骨髄、臓器を採ったり移植したり、さらに専門は異なるが患者のパーソナリティまで変えてしまうこともある。毎朝コップに半分もの薬を飲む患者も珍しくなく、それらは患者の身体機能に重大な変化を与える。普段は血液検査や予防接種で年に一度くらいしか「針で刺される」ことのない人が、入院すると毎日一〇回も刺される。また浣腸、水分制限、たび重なる診察などは患者生活のルーチン部分である。確かに具合が悪いままいるよりはましだが、治療のために本当に「必要」というよりも、病院という組織が非効率的なために行われる医療行為も多い（血液検査を何度も行うことなど明らかに犯罪である）。そしてこれらのすべてを自ら行うナースは、人は何を食べ、どう眠るか（午前六時には起床だが）、そして人間の身体はどう扱うべきかについての常識的な考え方を改めなければならない。

さらに、ナースは反抗的な患者をコントロールする多くの技術も開発してきた。患者の「ノンコンプライアンス」については第五章で詳述するので、ここでは次のことだけ知ってほしい。すなわち、興奮状態の患者にはいつも決まって鎮静剤を使用したり（「私はしないわ。そういう薬はそのためにあるんじゃないもの」と言うナースもいるが）、外科医が難しい処置を行う時に麻酔薬を使ったり、自分がしたことを患者が思い出せないであろうことを知りながら ヴァースドのような記憶障害を起こす薬を使ったり、年寄りの患者がベッドから落ちて骨折したりしないように身体を拘束するなど、たとえ実際に行わないにしても、ナースはそういう考え方に自分を馴染ませていかなければならないのだ。こうしたやり方は弁護も可能だが、容認できる行為について一般人とは異なる許容範囲を持つ必要がある。ナースは、自分たちの仕事を遂行するためには、場合によっては身体的抑制や鎮静剤を使ってでも患者を管理しなければならないことを、すぐに知るようになる。しばらくすると、人工呼吸器を着けた患者や点滴を引き抜く患者は拘束され（縛りつけられ）、激しい痛みがあるわけでもないのにＩＣＵの患者の多くは薬で持続的に眠らされ、患者は自分のではなく病院のスケジュールに合わせて寝起きするということに、誰も疑問を感じなくなる。ひとたびこうしたやり方に慣れ、技術をルーチン化し、すばやく効率的にこれらを行うことを覚えてしまえば、ナースの仕事はそれほど大変なものではない。

「今日はおとなしいのね、ダン」。ルーはナース・ステーションの机で記録を書きながら私に言った。
「あなたの邪魔をしたくないので」
「邪魔なんてことはないわ」私たちは電話を受けながら、カルテを書いて、同時におしゃべりだってできるのよ」。

【フィールド・ノート】

(四) 患者を知ること。患者のタイプもナースにとってはルーチンになってしまう。部外者の第一印象では実にさまざまな医学的問題があるように見えるが、実は多くの患者はほんの少数のわかりきった病気のどれか、すなわち、がん、心臓病、COPD(慢性閉塞性肺疾患:肺気腫や気管支炎のこと)、そして最近はAIDSである。重症なケースのほとんどはこれらの疾患であり、治療法は手術、点滴、一般薬物療法など、看護スタッフにもだいたい予想がつく。心臓病には決まって使われる薬が六種類ほどあり、がんの場合は手術と通常の化学療法または放射線治療である。したがって患者はいとも簡単に分類され、八号室のCOPDの女性、二号室のAIDS男などと言われる。緊急事態にもフロアやユニットごとの特徴がある。

夜間、ER[救急救命室]にピックアップトラックの荷台から落ちた三五歳の患者が運ばれてきた。こういう患者は[地域のお祭りの最中に]二人、すなわち週末ごとに一人ずついた。さらに神経外科系ICUでも先週一人見かけた。これは[地域の]伝統らしい。

老人科フロアでは昨晩、コード[CPR]があった。老婦人がトイレで気分が悪くなり、アレスト[心停止]を起こした。

【フィールド・ノート】

朝、MICU［内科系ICU］でナースが廊下に向かって叫ぶ。「エレン、ちょっと手を貸して。便が出たのよ」笑い声。「あらまぁ。［抑制帯を］取っちゃったのね」と別のナースが言う。
手伝いに病室に向かうナースたちの笑い声が聞こえる。Pt［患者］はGI［消化管］出血で、本人によるとビールを一日一二本飲むが以前は二〇本以上だったという。［実は三〇本近かったことが後にわかった］。震え、振戦、譫妄がひどく、腹部は大きくぱんぱんに張っている。一人のNs［ナース］がシーツを替え、別の一人が見当識障害の有無を確かめるため「仕事は？」「住所は？」などと質問している。

【フィールド・ノート】

これらはそれぞれのユニットでの典型的な事件で、ナースたちは慣れたもので対処の仕方も身についている。また、彼女たちはいわゆる嫌われ者の患者の扱い方も心得ている。

心臓病の中年男性。ナースが採血のため針を刺すと、「畜生！」と大声でわめく。便がしたくなると、「ベッドパン！[20]」と叫ぶ［小さなユニットなので、強い薬で眠ってでもいない限りその声はすべての患者に聞こえる］。あるナースは「これが彼のコミュニケーションのやり方なのよ。そう思うことにしてるの」と言い、別の一人は彼の部屋から出て行きながら「性格の不一致ね」と笑顔で言った。［患者は翌日亡くなった］。

【フィールド・ノート】

苦痛を見るのに慣れることの利点は、苦しむ人々と面と向かいながら働けるようになるということである。ロバート・マートンの言う「距離をおいた関係（detached concern）」により、ナースは病人の前でも多くの人のように困惑したりせず、病気の、あるいは死を待つばかりの患者とも話をすることができる。

死期の近い女性は死への恐怖心を友人に話すことは相手の負担になるのではないかとためらうことがあるが、ナースには打ち明けられる。ナースはさまざまなものを見てきているので、それにもう一つくらい加わっても心が乱れることはないだろう、と思われているのだ。おそらくそれは本当だろう。あるナースは、友人が「大変！ 父が酸素を投与されてるの！」と言った時、心の中で、「点滴にNGチューブ［経鼻胃管］に胸部ドレーンに膀胱カテーテル、おまけに直腸にも管が入れられている患者を見たら、この人たちはどう思うのかしら？ 私の知っている人なんて、みんな酸素療法を受けているわ！」と思っていた。彼女は患者を見ることには慣れてしまっている。

病院内の物理的環境、言葉、仕事の技術、そして患者のタイプを学んだナースは、不幸な出来事でごった返している状態を、日常の整然としたルーチンに変えることができる。

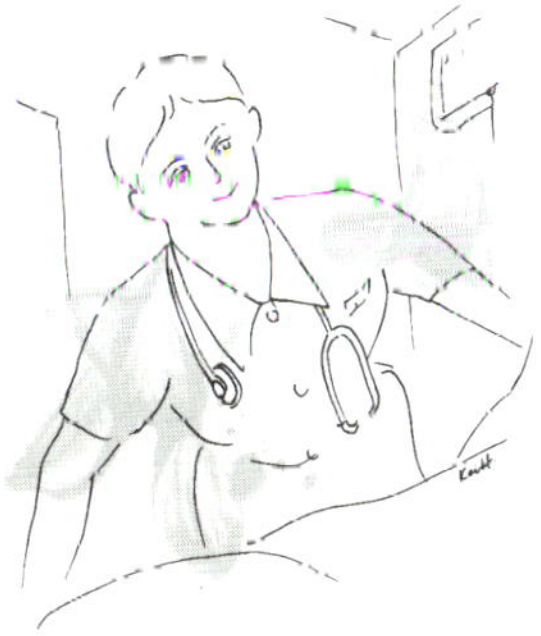

（五）世界のルーチン化。物理的環境、専門用語、技術、患者などを詳しく知れば、直ちに誰でも、病院の世界がノーマルだと思えるようになるわけではない。技術は習得したものの、毎日が不幸の連続であることを受け入れられず、看護職を辞めたり、急性期の患者が少ない施設や学校、開業医、在宅看護会社などに転職するナースもいる。ルーチン化が起こるには、仕事の内容や環境や患者に関する情報だけでなく、人間の思考の質的な転換、出来事や人間に関する全く新しい関わり方が必要となる。それは突然起こる。何人かのナースが言うには、働き始めて六カ月くらいで仕事がきつくて絶望的になっている頃、ある日突然、仕事がつらくなくなっている

ことに気づくのだという。その時すでに彼女たちは「中の人間」になっているのだ。

ユニットに［初めて］来た時は、見たこともない機械ばかりだった……。一万五〇〇〇台もの機械があって、それぞれがアラーム音も、使い方も、故障の直し方も違う。それに私は四六時中バタバタと急変する患者たちの世話をしなければならない……、とてもやっていられないと思ったわ。

でもある日突然、あぁ、このシフトを何とか切り抜けたわ、と思った時、何かが起こって、もう大丈夫になったの……。

［その時、何が起こったんですか?］　うーん、全然わからないわ……。ここに飛び込んで、同じことを何度も何度も繰り返して、コードを五回も経験して……。でもいつ起こるとは言えないわね、人によっても違うだろうし……。

そしてついに、おそろしいことに、この仕事が好きになっちゃうのよ。

【フィールド・ノート】

このナースが言っていることは、時間の経過による緩やかな変化でもなく、単なる経験の積み重ねによる「慣れ」でもない。経験の積み重ねは確かに一因ではあるが、それは意識の質的な変化、すなわち世界のルーチン化という一大転換が起こるための条件にすぎない。諺にあるように、まるで一歩一歩長い旅を積み重ねてきて、最後の一歩が深い谷を越える、一五フィートものジャンプだと気づくようなものだ。その最後のジャンプをしなければ、旅は完結せず、ほとんど無駄になる。しかし多くのナースはそれとは知らずに「谷を飛び越えている」ので、このたとえ話は必ずしもぴったりと当てはまらない。多くの場合、それはいつの間にか起こる（「どうやって慣れたんですか?」「全然わからないわ」というように）。それでもやはり、これを「起こす」、すなわち、たとえ無意識にではあっても最後のジャンプをするのはナース自身である。

別のたとえを考えてみると、ナースが病院のルーチンを受け入れるようになるのは、元々馴染みのない音楽を聴きながらそのリズムや曲の流れを受け入れていくのに似ている。これを読んでいるあなたも、一つの曲の最初の数小節あるいはいくつかの音を聞いただけでは、無秩序な音の集まりのようでわけがわからず、メロディも認識できなかったという経験はないだろうか。例えばジャズなど、どういうリズムで演奏されているのかわからず、きちんと構成された曲だという認識すらできないだろう。ディスコ・ミュージックのように、パターンがわかりやすくリズムにのりやすい曲もあるが、ジャズのようにパターンが比較的難しく素人には理解しがたいものもある。リスナーはおそらく時間をかけて音楽に対する勘を身に着け、やがてそれに没頭するようになる。これは曲そのものとリスナーのどちらか一方だけの作用ではなく、両者の相互作用である。リスナーはその曲の中で起こっていることを聴き取るための態度をある程度身に着けなければならない。同じようにナースも病院のリズムにのって、そこで起こっていることに入り込み、そこでの日常を受け入れ、そのリズムとメロディーを自分のものとして取り込まなければならない。したがって、どんなに訓練をしても、素人にとってカオスである場を一挙にルーチンへと飛躍させることはできない。この世界（あるいは他のどこでも）のルーチン化は個人の自由な行動によるのである。

広く一般的な、普通の「生活世界」については、哲学者のモーリス・ナタンソンが、「生活世界(Lebenswelt)は意識下に内在する決断によって構成された現実である[21]」と述べている。これはルーチン化が、（一）「決断」あるいは私が「飛躍」と呼んだ質的変換であり、（二）ある種の客観的な条件がルーチン化の土壌を作りはするが、それだけではルーチン化を起こすことはできない、ということを示している。

ＩＣＵは八床のユニットで週にだいたい三人が亡くなるが、この数値は常にある程度のばらつきが予測される。社会学者がこの比率をプロットし、規準から外れている時に何が起こっているかを記録することは可能である。けれども客観的な事態（病院で「通常」起こること）にも、それらに対するナースの主観的な気持ち（動揺しなくなる、気にしなくなる、「飽き飽きする」、など）にも、常態（normality）を見出すことはできない。ルーチン化は病院内でのナースの生き方の中に見られる――単に彼女の考えや気持ちだけではなく、広い意味での姿勢、すなわち廊下の歩き方、患者との話し方、道具の扱い方、などに見られるのである。多くの病人に囲まれて、ナースは何をしているのかというと、自分の仕事をし、雑誌を読み、たばこを吸う。ラウンドの間も何気なく話を聞いている。

今朝の［外科フロアの］スタッフ・ミーティングで取り上げられた患者
―ガラス窓に体当たりした高校生の男の子、「過保護でわがまま」
―フォーク・リフトに足をひかれた男性
―精巣がんの二三歳男性―精神的には大丈夫
―芝刈り機で指を切った女性、感染している
―突然失明した二八歳の男性、原因はおそらく軽い卒中
―食べ物や水分を受けつけず、点滴を希望し、病院にいたがる不可解な女性

【フィールド・ノート】

このミーティングの間、ナースたちはコーヒーをすったり隣の人とひそひそ話をしていた。『レッドブック』（訳注・米国の女性向け月刊誌）の古い号がテーブルの上のカルテの横に置いてある。カンファレン

ス・ルームのあちこちにコーヒーカップ（プラスチックまたは陶器製で名前が書いてある）や、キャンディーの包み紙、古いソフトボールのスケジュール表、プラスチック製の食器などが散らかっていた。患者に起こっていることに対して部外者が抱く恐怖心や不安感はここには見当たらない。深刻な病気や死の話題も、単にうなずかれるだけでそれ以上何の反応も起きない。ぞっとするおそろしいことが、病院では、ナースにとって当たり前のことになっているのだ。

（1） Everett Hughes："Mistakes at Work" を参照のこと。The sociological eye：selected papers / Everett C. Hughes：with a new introduction by David Reisman and Howard S. Becker, Transaction Books, New Brunswick ,1984. に再掲されている。

（2） David Mechanic：Medical Sociology, 2d ed., New York: Free Press, 1978, p.374.

（3） ※訳注　フロア（floor）とは病棟のこと。ユニット（unit）は、各種ＩＣＵの総称を言う。

（4） 前掲書：序章（15）Bosk：Forgive and Remember, p.90.

（5） 死のルーチン化については David Sudnow：Passing On：The Social Organization of Dying, Prentice-Hall, Englewood Cliffs, NJ, 1967.（邦訳　岩田啓靖他訳：病院でつくられる死――「死」と「死につつあること」の社会学、せりか書房、一九九二年）

（6） Arnold S. Relman: Intensive Care Units：Who Needs Them?, New England Journal of Medicine 302, April 1980, p.965.

（7） 前掲書：序章（13）Hughes：Men and Their Work, p.79.

（8） Esther Lucile Brown："Nursing and Patient Care," in Fred Davis, The nursing profession: five sociological essays John Wiley & Sons, New York, 1966, p.202.

（9） 前掲書：序章（13）Hughes：Men and Their Work, pp.54, 88

（10） 医師の中には驚くほど多くのルーチン手術をこなす人もいる。例えばヒューストンのデントン・クーリー医師のチームは七万五〇〇〇例以上の開心術を行っている。その三分の二以上をクーリー医師自身が執刀した。Guinness Book of World Records, Bantam Books, New York, 1988.

（11） 前掲書：序章（13）Hughes：Men and Their Work, p.54.

(12) Anne Sexton：All My Pretty Ones Riverside Press, Cambridge, MA; 1961, p.13.

(13) あるナースは言った。「たくさんの下半身を見るわ。老婦人の場合『プライベートな部分（陰部）を洗わせてください』と言うと、脚をぴたっと閉じてしまう人もいれば、あっさり広げる人もいる。二十歳くらいの若い男性なんか、洗い始めたら堅くなってしまって本当にかわいそうだったわ」［フィールド・ノート］。

(14) Joan Emerson, "Behavior in Private Places: Sustaining Definitions of Reality inGynecological Examinations," in Hans Peter Dreitzel：Recent Sociology No.2：Patterns of Communicative Behavior, Macmillan Company, New York, 1970, pp. 73-101.

(15) Ronald Philip Preston：The Dilemmas of Care: Social and Nursing Adaptions to the Deformed, the Disabled and the Aged Elsevier, New York, 1979, p.93.

(16) Randall Collins：Theoretical Sociology, Harcourt Brace Jovanovich, New York, 1988, p.279

(17) The Merck manual of diagnosis and therapy, 15th ed., Merck Sharp & Dohme Research Laboratories, Rahway, NJ, 1987, pp. 1356-1357.（邦訳　メルクマニュアル――診断と治療（第16版の日本語版第1版）、メディカルブックサービス、一九九四年）

(18) Samuel Shem, M.D.：The House of God , Dell Publishing Co., New York; 1978. には他にも多くの例が挙げられている。

(19) 「クライアントや彼らの抱える問題についてショッキングな言葉で話す自由が与えられていなければ、専門職は仕事ができない」前掲書：序章（13）Hughes：Men and their Work, p.82.

(20) ※訳注　ベッドパン（Bedpan）：ベッド上で排泄するための便器のこと。

(21) Maurice Natanson：Phenomenology, Role, and Reason：Essays on the Coherence and Deformation of Social Reality, Charles C. Thomas, Springfield, IL, 1974, p.124.

第二章 カオスからルーチンを守る

Protecting the Routine from Chaos

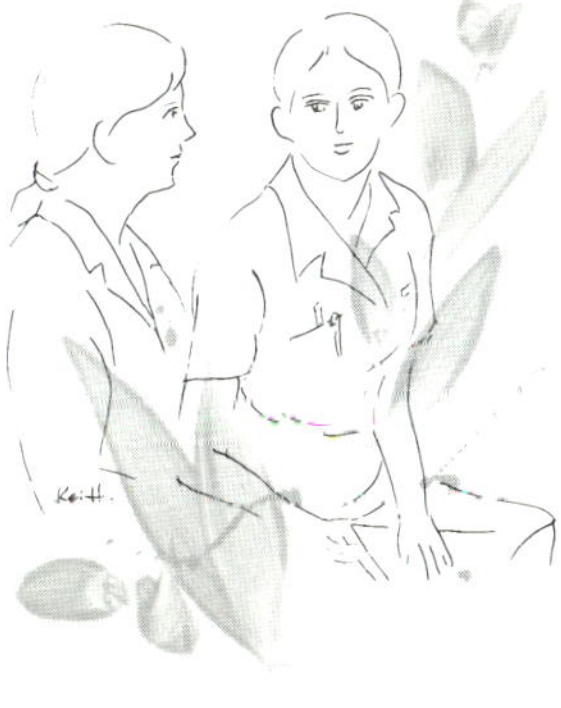

病院の中のどのユニットにも、それぞれに常態があり、典型的なタイプの患者がいて、死が発生し、そして直面しなければならない危機が起こる。考えれてみれば当然のことなのだが、どのユニットでもルーチンを脅かし、平常の態度と実践を維持できるかどうかスタッフの能力が試されるような緊急事態が起こることがある。緊急事態が起きてもいつものように振る舞い、患者の苦痛とある程度の距離を維持し、事の重大さに対する畏怖を表に出さないことができるかどうか、スタッフの能力が試される。しかし、時にはユニットの秩序や業務遂行能力に破綻を来すこともある。

そのような破綻の危機を乗り越えなければならない時、スタッフは部外者をシャットアウトし、ルーチン化の儀礼に従う、距離を置くためにユーモアを使う、などいくつかの戦略に従う。たとえすべての努力が失敗に終わっても、スタッフは何が何でも続ける。このような処世術を一つずつ見てみよう。

(一) 部外者をシャットアウトすること。どこの病院でも面会時間は決められているが、それは「患者を休ませるため」ではなく、スタッフの仕事を部外者に邪魔されないためである。一回一五分で二回までなど面会の長さにも制限があり、ユニットに入る前には取り次ぎをしてもらわなければならず、別の部屋でしばらく待たされることもある。このような方針は確かに患者のためでもあるのだが、面会者の質問や頼み事でナースの仕事が邪魔されないようにし、また看護ケアの雑然としたあまり見せられない面が素人の好奇の目に触れないようにするためでもある。

物理的に排除できない時でも、面会者の認識は限定されている、すなわち何か都合の悪いことが起こっているということが彼らに知られないようになっている。緊急事態が起こっている時でも、概してスタッフは何事もないかのように振る舞う。アービング・ゴフマンは、会話の観察により、突然邪魔が入ったり、あるいはくしゃみやお腹の音など身体的な問題で会話の流れが途切れそうになった時、人は努めてそれらを無視し、何事もなかったかのように会話を続けようとすることを見いだした。このような「現状の維持」は調和的に統合されていなければならず、複数の当事者たちの協力を必要とする。ゴフマンによると、通常のやりとりをしている正常な人々は、互いに相手が表現している自分というものを額面通りに受け入れる。

誰もが他の人を一時的に受け入れるという状態が作られる。この種の相互受容は相互行為、特に面と向かった対話の基本的構造特性で、典型的な「業務上」の受容であり、「真」の受容ではない(1)。

そしてこのルーチンが破綻した場合、直後に採る戦略はただ否定することである。

事件の発生を防げない時でも、彼は恐れるようなことは何も起こっていないという虚構を維持しようとする。

最も顕著な例は、おそろしい出来事がまるで起こらなかったかのように振る舞うことである(2)。

病院では、デリケートな状況に部外者が突然入ってくることは、スタッフのルーチン行為を妨げ、統制不能な混乱を生む。これを避けるために、スタッフは部外者に対しては特別なことは何も起こっていないようなふりをし、またこのこと自体がルーチンの一部となっている。私が目撃したコード（蘇生処置）の間にも、部外者が入ってきそうになったことが三度ほどあった。他の患者が助けを求めてきた時、これから入院する患者が運ばれてきた時、そして新しい患者の家族がユニットに入ってきた時である。三度とも、スタッフは何も起こっていないというふりをして、部外者をコードに近づけないようにすることで問題を乗り越えていた。

CCU［心疾患集中治療室］でコード……女性患者、不全収縮［心室収縮の異常］。Dr（レジデント）が心マ［心臓マッサージ］をしていたが、あまりにも強く深く押すので私は驚いた。事態は深刻だ。プロセスが事務的に進められるのにも衝撃を受けた。これは突発的なコードで、予期できるものではなかった。患者はVf［心室細動］になり、脈拍が遅くなり、そして不全収縮になった。Ns［ナース］がしばらく心マをし、RT［呼吸療法士］がアンビュー・バッグ［肺に空気を送るポンプのようなもの］を押す。病室内には七〜八人のスタッフがいたが、無言でせわしなく働いている。時折、笑い声も聞こえる。

三メートルと離れていない隣の部屋の患者がナースを呼んだ――一人のDrが実に気軽な感じでぶらっと入って行く。患者が何か言うとDrは「隣の部屋でちょっと人手が取られてるんだ。後で来るよ」と何でもないかのように言い、またぶらりと出て行った。そして非常に静かにコードの部屋に戻ってきた。

二人のNsがユニットに新しい患者を搬送してきた。一人がドアを入る時にコードに気づき「悪い時に来ちゃったわね」と静かに言った。「ドアを閉めろ」と言う声が聞こえた――新患を連れてきたNsたちが開け放していた、ユニットの入口のドアである。

新患は病室に運ばれたが、家族はユニットの入口で止められ、待合室で待つように言われた。軽く手を振って「後でお呼びしますから」と、まるで普段からそれが決まりだからと言わんばかりに。［コードのことは誰も口にしなかった。ストレッチャーに乗せられた患者はコードの部屋のすぐ前を通ったが気づかなかった］。

【フィールド・ノート】

これは、患者がパニックを起こしたり家族が恐怖におびえる混乱状態《カオス》からルーチンを守った典型的な例である。四、五メートル先で蘇生処置が行われていることに部外者は全く気づかなかった。スタッフの仕事は、彼ら自身から見ればルーチンであり、彼らにとっての課題は外部要因による崩壊からルーチンを守ることである。

(二) ルーチン化の儀礼に従うこと。スタッフのルーチン感覚は病院生活の防護的な儀礼により維持されるが、ストレス下ではその儀礼は否応なく用いられ、まだ秩序が保たれていることを自分自身に納得させるために旧来の形式に頼るものである。隠れ家で狂ったように祈る人々はこの原型である。

病院での儀礼の中で最も特徴的なのは「ラウンド」であり、これは患者に起こる不幸をルーチンのように扱うための標準的儀礼である。「ラウンド」とは、職種にかかわらずスタッフが行う患者の状態についてのグループ・ディスカッションの総称である。「ウォーキング・ラウンド」は患者を順番に診察して回る医師の回診のことで、多くの場合、大勢のレジデントやインターンがぞろぞろとついて歩く。「グランド・ラウンド」はメディカル・スタッフによる大きなミーティングで、教育と治療内容審査の日的で、興味深いケースについてのプレゼンテーションと詳しい質疑応答を行うものである。ナースのラウンドは通常、勤務交替の時に前のシフトのナースから次のシフトのナースにフロア内のすべての患者の状態を申し送るかたちで行われる。スタッフは各ケースについてよく考えをまとめ、何が、なぜ起こったのかを説明する。そして医学的問題をあまり細部にこだわらず包括的に捉えて対処する能力を、システム全体として強化していく。ラウンドで、スタッフは万事がうまくいっていることを互いに確認し合う。例えばある病院の熱傷ユニットでは、カンファレンス・ルームにおいて週に一度、レジデントのグループ、一人か二人のアテンディング、数人のナース、ソーシャルワーカー、栄養士、理学療法士によるラウンドが行われていた。このユニットの患者はひどく重症で、ナースが散歩に連れ出そうとしているのだろう、患者のうめき声が外の廊下から聞こえてくることもある。しかしラウンドは続けられる。

医師たちはいかにもたくましい。レジデントがあるケースについて発表すると、アテンディングはたちまちドレッシング（傷の手当）の間違い、栄養補給スケジュールの間違い、検査結果の異常値の見落としなど、彼［レジデント］のしたことについて突っ込み始める。たくさんの生理学用語、数字、略語が飛び交う。プレゼンテーションの緊張感、容赦ない詰問には驚かされる。極度のプレッシャー下で、治療内容についても、ラウンドでのケース発表においても一つの過ちも犯さないよう注意が注がれる。すなわち、結果が予測できること、管理がきちんとできていること、抜け落ちがないことがここでの目標なのである。【フィールド・ノート】

〔三〕距離を置くためにユーモアを使うこと。部外者をシャットアウトし、標準的儀礼に従うことは常態を維持するのに役には立つが、それでも時には病院生活の悲哀がスタッフにとって心理的脅威となることもある。降参し、泣きながら逃げ出すという反応の仕方もあるが、それはできる限り避けたいものである。よくある反応は、病院や軍隊などに特徴的な悪評高いブラック・ユーモアである。ユーモアは感情のはけ口となる。すなわち物理的には逃げられない距離にあっても、ユーモアによって今起こっていることとの間に心理的な距離を置くことが可能になる。自分は関係ないとか、大して重要なことではないと言うのである（脳の手術で、組織の一部が吸引されていく時、「ほら、二年生の部分が行っちゃった。あぁ、ピアノの才能が行っちゃった」などという言われ方をする）。笑うことにより、事の重大さが薄められ、荷が軽くなる気がする。ぞっとするようなことを、面白おかしくしてしまう。

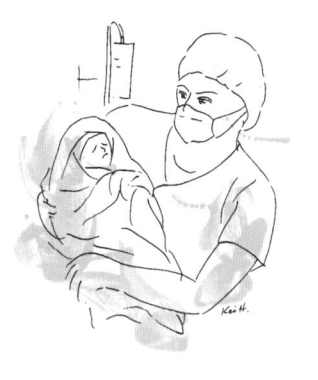

新生児ユニットに六〇〇gの赤ん坊が入ってきた。「その赤ん坊の」分娩が行われていることを聞いたNsたちは「神様、どうか五〇〇g未満でありますように」と祈っていた――五〇〇gというのはそれ未満だったら救命しないという限界値である――がDrはどちらにしても入院させると言った。Nsたちは憂鬱になった。

その晩、私がユニットに行くと、一人のNsが近づいてきて、にっこりほほ笑みながら明るく「例の胎児はもう見た？」と聞いてきた。新生児ユニットでは、Nsたちによってニックネームが付けられることがある。六〇〇gの新生児は「胎児」と呼ばれているが、「小人ちゃん」もいるし、部屋の隅には常に痙攣している

「脱穀機《トラッシャー》」もいる。おそろしいユーモアだが、よくあることだ。［「胎児」は妊娠二四週、「小人ちゃん」は二八週で生まれた」。

【フィールド・ノート】

医療者のこのようなユーモアの機能については、医療社会学の多くの古典的研究において述べられている。ルネ・フォックスは代謝研究ユニットの医師を描いた『危険な実験（Experiment Perilous）』という本の中で「グループのメンバーたちは、特に困難にぶつかった時、それを冗談にする傾向があった」と述べ、以下のようにまとめている。

> 代謝グループのおそろしい医学ユーモアは、自らにのしかかる緊張から少しでも逃れ、超然として平衡を保ち、目の前の問題に対しどうにかしようという決心を固めるなど、実用的かつ専門家として許される方法で、自らの置かれた状況に順応するために役立っていた[3]。

フォックスやその他の病院内文化の研究者たち（特にローズ・コーザー[4]が有名）は、医療の場における独特のジョークに焦点を当てて分析を行い、ユーモアは「緊張を解く」という機能を果たし、医療従事者がトラウマに直面しても仕事を進めることを可能にしている、と述べている。この分析そのものは正しいが、あたかも「医療スタッフには多くの緊張《ストレイン》があるので、ぞっとするようなジョークを言うのも仕方がない」と言っているかのようで、ある意味では病院における冗談の「言い訳」のようにも思える。ジョークが出るのはストレインのためであり、その物事が「本当に」面白おかしいわけではない、と機能主義者たちは信じている。

しかし実は面白おかしいのだ。病院生活をよく知るとおかしな出来事——たとえおそろしいことでもあっても、純粋に笑ってしまうような——が実際に起こることに気づく。病院はアイロニーの場で、善と悪とが入り交じり、おかしなことが起こり、笑いも防衛機制（訳注：不快な観念や衝動が意識圏内に入ることを防ごうとする心理的なメカニズム）の一つであると分析的に言い訳し、同時にストレスのない部外者にもそれは面白おかしいのだという人間の現実と経験を否定している。[5] 故意に作られたジョークの中だけでなく、目に見える光景の中にもユーモアはあるし、笑いはいつも精神的緊張からくるわけではなく、自然に起こる場合もある。病院の中にも普通に笑える光景はある。実際、スタッフは次のようなジョークを言う。

手術室にて：

「これで六回目［のヘルニア手術］だね」

「二回以上は、身体障害者になるらしいよ」

「それはいいね、身障者用駐車場に停められるってこと？」

【フィールド・ノート】

ICUにて二人のNs——男性と女性——が患者の世話をしながら：

ナース１（男）：「この人、陰嚢で腸音が聴こえるんだ」

ナース２（女）：「陰嚢で腸音ですって？」

ナース１：「そうだよ。聴こえなかったかい？」

ナース２：「聴診器をあててもみなかったわ！」（大爆笑）（訳注：鼠径ヘルニア患者についてのジョーク）

【フィールド・ノート】

時には、ジョークが苦心して作られたもので、悲惨な状況から生まれたことが明白な場合もある。

別のICUでは、スタッフがユニットのドアに棒切れをテープで貼り付けていた。それは（彼らにとっては）「杭（The Stake）」であり、何らかのかたちで往生することを意味していた。「患者に「杭を打つ」」という表現が時々使われるが、おそらく吸血鬼は心臓に杭を打たれないと死なないという話からきているのだろう」。レジデントが「緑の杭賞（Green Stake Award）」を受けたという話を時々聞くが、それは彼または彼女が初めて患者を死なせたということである。

【フィールド・ノート】

「早くよくなってね」と書いたカラフルな風船が、ある患者の部屋に届けられた。患者はその夜亡くなった。スタッフの誰かがその風船を他の部屋のドアの所へ移したところ、今度はなんとその部屋の患者が亡くなった！　その風船は今では、「次に死ぬ確率が最も高い」とスタッフが思う患者の部屋のドアにつけられている。

【フィールド・ノート】

ジョークには工夫が必要である。それらはよく考えた末に作られたユーモアで、その物事と自分との距離をおくため、あるいは悲劇を少しでも明るくするための努力である。しかし病院独特のアイロニーは自然に笑いが起こるような状況でよく見られる。その場合、物事自体が面白おかしく、部外者でも笑ってしまうことである。

患者を手術室へ送る準備をしているナースが彼に「入れ歯を外して、眼鏡を外して……」と言い、次に冗談で「脚も取って、眼も外してくださいね」と言った。すると患者は「あぁ、忘れるところだった」と言い、なんと眼［義眼］を外した！

【インタビュー】

また、

老人科フロアのある女性患者が、家に電話したのに誰も出ないと取り乱していた。彼女は夫が死んでしまったのではないかと心配していたのだ。シルビア［ナース］は、昼食でも食べに出かけたのではないですかと言ったが、患者はそれなら向こうから電話をくれたはずだ、と言って心配している。

［しばらくして］シルビアが再びその女性患者の部屋を訪れると、彼女は泣いていた。夫から電話があったのだ！　シルビアが喜んで「よかったわね！」とほほ笑むと、患者は「よくないわ……。主人は犬を埋葬するために出かけてたの」と言った。

シルビアは思わず笑い出しそうになったので、病室を出た。ナースステーションで彼女とジェイニーは、悲しいことだけど、でもおかしいわね、と言って笑った。

【フィールド・ノート】

また、

腹部のエックス線写真を見ながら、レジデントはそこに写っている影についてチームに説明している。「エックス線検査によると、これは腫瘍かもしれませんが、あるいはただの便塊かもしれません」。エックス線検査はいかに「頼りになる」ものかをめぐってジョークが飛び交った。

【フィールド・ノート】

これらはプレッシャー下にない人でもおかしいと思えることである。人々は緊張をほぐすためや、その物事と自分との距離をおくために笑うのだが、場合によっては距離はすでにある、すなわちルーチン化がすでに起こっていてそれによって笑いが起こることもある。

(四)事態がめちゃめちゃになっても、とにかくそのまま続けること。ルーチン化がうまくいかないこともある。部外者が部屋に入ってきて、母親の遺体を見てその場でくずれ落ちて泣き叫ぶ。あるいは長く入院していた患者が、回復できない状態になって、血圧が低下し、坂道を転がるように死へと向かっていく。あるいは緊急手術がうまくいかずスタッフの自信が揺らいでいる時に、すでに次の患者が救急車で運ばれてくる。いずれも、スタッフの「いつも通りの仕事」という感覚を失わせるものだ。そのような場合の典型的な対処法は、驚くなかれ、とにかくそのまま続けること、である。トラウマチームは、世界が崩壊しそうな状況でも淡々と仕事を続けるような心理的強さ(あるいはおそらく冷血さ)を持つ専門家である。さらに、リースや医師が、じきに死ぬ運命の、あるいはどう見ても死んでいる患者に対しても医療を続けることは有名である。

あるフロアで、ある末期患者についてレジデントがアテンディングと話をしていた。
レジデント:「輸血をすれば、肝炎ウイルスに感染する恐れがあります」
もう一人のレジデント:「しかし肝炎が発症する頃には、彼はもう死んでいるでしょう」
アテンディング:「よし、じゃあ輸血をしよう」

【フィールド・ノート】

忍耐は習慣であり、道徳的義務であり、不幸をルーチンのように扱うための方法でもある。

どこのユニットにも、プレッシャーに強いナースがいるものだ。そういうナースたちは、他の技術はともかくとして（多くの場合、他の技術も非常に優れているのだが）、いかなる危機に陥っても、平常心を保つことができる。ルーチン的状況での優秀なナースの条件は「事をうまくやる」ということならば、緊急的状況では落ち着いていることが必須条件である。いつも冷静だと言われている二人のナース（メイヴィスとアンナ）と、大騒ぎしがちな二人（リンダとジュリー）を比較してみよう。


［新生児ICUの］メイヴィスは優秀な（点滴がうまい、など）ナースで、コードの時も担当患者が死にそうな時もショックを受けることなく、なすべき仕事を続ける、と言われている。対照的に、リンダは頭がよく技術的にも優れているが、何かよくないことがあると取り乱したり叫んだりする。【フィールド・ノート】

［内科ICUの］ジュリーは、まるで何かが起こるのを先取りするようにすたすたと急いで歩いていた。Drが一号室の患者について何か言ったが、ジュリーは「彼は私の担当じゃないわ」と言って歩き去った。しかしアンナは、静かに患者の部屋に入って行った。酸素マスクをしたその患者は何かを欲しがっていた。アンナは静かに部屋を出て行き、すぐに砕いた氷の入ったコップを持って戻ってきて、スプーンで患者にそれを与えて喉の乾きを癒した。このように他のスタッフが「する時間がない」と言うちょっとしたことを、彼女はいつもやっているようだ。決してあわてることなく、それでいて他の誰よりも多くの仕事をしている。

【フィールド・ノート、インタビュー】

「とにかくそのまま続けること」は、メイヴィスやアンナのようなナースたちの個人的な堅忍によるというよりは、看護スタッフと病院の職業的あるいは組織的な習慣によるものである。明らかに失敗していても努力を続けることが一つの規範である。個人の気質はどうであれ働き続ける。患者が限りなく死に近いとか、またはすでに死亡しているが正式にはそう認められていない場合でも、スタッフは医療を続ける。

ドクターKは四人のレジデントとともに歩きながら、三〇歳の男性患者について話し合っていた。その患者はHIV陽性で、すでに敗血症［血液中に菌が入って感染していること、致死的問題］の状態で、回復の見込みは全くない。これは「死亡率一〇〇パーセント」のケースだとドクターKは言い、最小限の医療行為のみ続けていく方針が決められた。最後にドクターKは明るく言った。「もし彼がコードになったら――蘇生しよう！」。

【フィールド・ノート】

そのような患者を蘇生することは、技術の練習である。回復の望みもなく、楽観できる要素もなく、どう考えても助からない。そこにあるのは組織の習慣だけであり、多くの場合、それが希望に代わってスタッフの悲観を取り除き、興味の減退を防いでいる。標準的手順に沿って物事が進められている時は、勇気は必要ない。植物状態の患者のケアなどでルーチン的に忙しいことと、一刻を争い生命にかかわる緊急手術を扱うことは全くの別物だ。これらのケースでは、時にスタッフ全員の対処能力が試される――各個人の忍耐強さ、処置の習慣化、不屈のユーモア精神による自己防衛などである。時間がなく、また失敗すれば重大な結果を招くというとてつもないプレッシャーの下で心の平静を保つためには、持てる限りの勇気を奮い起こす必要がある。

そのようなケースの一つに、腹部の激痛でサウスウェスタン・リージョナル・ホスピタルに運ばれてきた三五歳の女性の緊急手術があった。彼女は妊娠一六週で、子宮外妊娠破裂と診断された。これは、悲惨な出来事に直面しても平静を保つには、どれだけスタッフにプレッシャーがかかるかを示した劇的な実例である。

以下に示すこの手術の詳しい描写は生々しい。血なま臭いというのを超えてグロテスクである。気分が悪くなって途中で手術室から出たスタッフは、外科チームのメンバー一人を含め複数いた。その他のナースたちも、経験豊富なのだがこんな光景を見たのは初めてで、もう二度と見たくないと言っていた。医療専門職が業務の中で出会うことと、それらがどのように処理されていくかという具体例を示すために、この話を少し詳しく述べることにする。描写はフィールド・ノート（フィールド調査時にマスクの内側やポケットに入れていった紙切れに書いたもの）と、その場にいた人に後から行ったインタビューから再構成したものである。

土曜日の夜、手術部。今のところそれほど忙しくない。タイヤのホイールの部分で殴られた（ドラッグの売買）男が一人来ただけで、それも午後八時半頃に処置が終わった。現在一〇時。土曜の夜勤スタッフである二人のナースがカンファレンス・ルームで座っておしゃべりしながら、何かが起こるのを待っている。

インターコムが鳴った。卵管妊娠破裂の患者がクラッシュ・ルームに運ばれてきた。三五歳の黒人女性、非常に体格がよく――おそらく一〇〇kgはある――、妊娠一六週らしい。つまり一〇週間以上前から痛みはあったはずなのに受診していなかったわけだ。痛みに泣き叫ぶ彼女を、友人がERに運んできた。血圧は「触診で六〇」、すなわち拡張期血圧は測定できないということだ。腹腔内で大出血を起こしていることは明白で、開腹手術を行わなければすぐにでも死んでしまう。ナースたちは手術室へと走り、大急ぎで準備をする。私は、人々がこんなにせわしく、無駄な動き一つなく働いているのを初めて見た。一刻を争う緊急事態なのだ。

患者が意識清明の状態で手術室に運ばれてくると、そこには手術を行う三人の婦人外科レジデント（いずれも女性）をはじめとして一〇人以上のスタッフがいた。外科医たちは手洗いをしてガウンを着け、手術台の向こうに一列に並んでじっと立ったまま患者を見つめていた。執刀医である一人が準備をしているナースにあれこれと指示を出している。この時点で、この患者一人に対して一二人のスタッフが同時に処置を施していた――ある者が静脈ラインを両腕に入れ、麻酔科医はガスを吸わせるためのマスクを着け、ナースはフォーリー［膀胱］カテーテルを挿入する。患者の腕を手術台のアームに固定する者や、大きなお腹を消毒する者もいた。信じられないような光景である。患者は痛みと恐怖でひどく震えており、眼を大きく見開いてきょろきょろと周りを見回している。針を刺されるとめそめそ泣いたり、唸ったり、弱々しく声をあげたりする。誰も彼女に話しかける暇はない。ナースが患者の耳元でそっと「心配しないで。私たちに任せてちょうだい」と言う、そんな余裕はないのだ。患者は汗をかき、泣き叫び、激しく震えている。私はこれほどおびえている人を初めて見た。

　腹部の皮膚が消毒され、オプサイトが貼られ、患者の準備が整うや否や、麻酔医が「準備はいいか？」と言い、誰かが「はい」と答えると麻酔医は彼女に麻酔ガスを吸わせた。私は彼女の頭の横に立ち、頭部と身体を仕切るカーテンのこちら側を見ていた。彼女が眼を閉じたので、私はカーテンの向こう側を見た――すると医師はすでに彼女のお腹を切開している。何のためらいもなく、おそらく患者が意識を失うより先に。

　準備の素早さよりもっと驚いたのは、開腹の方法だった。通常の手術では、メスで皮膚を切開し、次に筋層をチョキチョキと少しずつハサミで切り、その間ボビーで血管を一本ずつ焼灼して止血するなど、非常に入念に順序正しく行われるが、今回はそうではなかった。全く違うやり方だった。素早く、深く切り込み、一気に深部まで切開して――パニックではなく「電撃攻勢」のような感じで――すでに破裂して腹腔内に血液を噴出している卵管に到達した。

腹腔を開けると、通常ならにじみ出るような出血だが、この時は切開と同時に腹部にかけておいたドレープに血液が飛び散った。おそろしいことに、そこらじゅうが血だらけになった。一人の外科医がガーゼ・スポンジで、もう一人が細いビニール管のついた吸引ポンプで血液を吸い取った。信じられない。医師たちは手を入れて探りながら、卵管を探り当て、ついにそれを見つけた――医師が手探りしていると、腹腔内の血の海の中から突然現れた、文字どおり患者の胎内から出てきた、患者にかけられたシートの上に出されたのは、まさに一六週の胎児であった。すぐさま一人の外科医がわざと明るく「男の子だわ！」と言った。手術技士は「あぁ神様、なんてことを！」と言って目をそむけた。

手術技士は耐えきれず、涙が頬をつたっていた。チームのうちの二人――手術台の周りには六人ほどいたのだが――がほぼ同時に、ホラー映画の『悪魔の子供たち』を思い出したのか「ダミアン！」とか「エイリアン！」と言った。胎児は開かれた腹部のすぐ下のシートの上にしばらく置かれていた。執刀医は作業を続けていた。手術技士が胎児を標本トレイに載せるはずだったが、彼女はぼろぼろ泣いてしまって器具を手渡すこともできず、医師に「何してるの!?」と言われていた。この時、男性の外回りナースが「誰もやらないのなら」と言って胎児をつまみ上げ標本トレイに載せ、タオルで覆って横のほうへ除けた。それから彼は別のナースに、ガウンを着るのを手伝ってくれと言った。手洗いをしていない彼が手術器械類を触ることは、無菌操作の原則から言えば言語道断だが、手術技士はもう働ける状態ではなかった。外回りナースは素早くガウンと手袋を着け、手術技士をそっと脇へやり、「僕がやるよ」と言った。手術技士は泣きながら部屋を出ていき、外回りナースは器械出し(6)を始めた。問題が起こった場合、このように対処するのが外回りナースの責務であり、彼はそれを実行したのである。別のナースが外に出てきちんと手洗いをし、一〇分ほどして戻りガウンと手袋を着け彼と交代した。それから彼は正規の仕事に戻り、手術記録や電話の応対などをした。

この頃までには、止血が済み、破裂した卵管は結紮され、事態は落ち着いていた。もう一方の卵管は問題なく残されたので、患者はまた妊娠することができる。腹腔内の血液は取り除かれた――一五〇〇cc以上の大出血だった。ここへ運ばれていなかったら、患者はあっという間に死んでいたことだろう。

患者が運ばれてきてから二時間後には手術室は静かになり、残っているスタッフは三人だけで、二人の外科医と手洗いナースが小声で話しながら縫合していた。血だらけのスポンジ、使用した器具などはすでにほとんど片付けられており、執刀医を含む他のスタッフはもういなくなっていた。静かだ。二時間前には死の崖っぷちにいた患者は、一方の卵管を失ったこと以外は後遺症もなく、二日後には退院するだろう。

【フィールド・ノート、インタビュー】


ルーチン的な秩序の維持において、この状況には性質の異なる二つの問題がある。一つは仕事をやり遂げること、二つ目は病院の道徳的秩序を保つことである。[7] 一つ目の問題は手術を続行するために技士を交代させることで解決したが、二つ目の問題は難しい。手術技士の反応は、血だらけの胎児を見た恐怖よりも、むしろ外科医の「男の子だわ！」という一言によって起こったように思えた。そのジョークは彼女にはきつすぎた。彼女を担当から外して、しかも表面上は何事もなかったかのように手術を続けるためには、外科チームは手術のルーチンを守るだけでなく、緊急手術の道徳的秩序を守ることも必要であろう。その秩序とは以下のようなものだ。

一．恐怖や嫌悪などの個人的感情よりも、仕事を第一に優先させる。

二．皮肉《シニシズム》は、心の平静を保つためであれば許される表現方法である。

三．医療チームは手術室で起こり得るどんなことにも対処できる能力を持っており、法的にも責任を持っている。

四．最も重要なのは救命であり、そのほかのこと（言葉の上品さやエチケットなど）は取るに足らないことである。


手術室にも明確な道徳規範がある。けれどもそれは日常世界の道徳性とは異なるものである。

結論：ルーチン化は道徳世界の変容を伴う

CONCLUSION : THE TRANSFORMATION OF THE MORAL WORLD

（一）限界を設けること。ルーチン化についての二章を締めくくるに当たり、二つの点について述べておきたい。一つは、ナースには皆それぞれ忍耐の限界があるということ、二つ目は、ルーチン化は道徳世界の変容を必然的に伴うということである。病院という極端に異なる世界に順応するには、ナースは技術を学び、人を学び、緊急事態への対処法を身に着け、不幸な事態の最中もやり遂げられる訓練をし、悲惨な状況下でも仕事を続けられるようになって、そこでの経験をルーチン化しなければならない。自らの限界に挑戦することを楽しんでいるナースも多く、彼女たちは、ストレスに対する冷静さが要求される仕事——救急救命室、ＩＣＵ、救命へリコプター・サービスなど——に自ら望んで就いている。手術技士が働けなくなった時に交代した外回りナースのように、緊急事態に強く、難局に際して手腕を発揮し、他の人がどうにかなっても持ちこたえることができる。そのようなナースたちは、退屈と混乱《カオス》のまさに境界線上にいる。あるナースは「のんびりした日が二、三日も続くと、もう緊急事態を待ち構えるようになるわ。ある意味、常に負荷がかかっていないとつまらないの」と言う。病棟ナースの言葉を借りると、常に「危機的状況を必要としている」のだ。他のナースにとって離職の原因となるプレッシャーを好んでいるのだ。あるCCUのヘッドナースは「まさにバーンアウトの原因となることが、私にとっては仕事の醍醐味なの」と言っていた。

しかし、最も精力的なICUのナースを含め、どのナースにも、見るに耐えない光景や仕事の限界というものがあるだろう。些細なことでも、その不快さに耐えられないという者もいる。これについてアンダーソンがわかりやすい例を挙げている。

患者の排便に対して、非常に嫌悪感を持つナースもいる。彼女たちは手袋なしでは便器を片付けたり、人工肛門のバッグを交換したりはしない。失禁した患者の後片付けというのは本当に汚いし、特に患者が下痢をしている場合はひどい。

私は便器を開けたり排泄物を掃除するのを嫌だと思ったことはない。結局のところ、便は消化された食物にすぎないのだから、食べた物以外の何物でもない。私が嫌なのは、患者が吐くのを見ることだ……私はじっと洗面器《ベイスン》を持っていたことがある。患者が嘔吐している間、顔を背けて吐き気をこらえていた。[8]

このナースは目の前の光景を身体で拒否している。しかしこれなど本当は単純なケースで、小さい子どもを持つ母親ならば経験ずみのことだろう。重症患者のいる急性期病院では、ナースの目と胃に対する攻撃はもっと激しい。

老人科のナースは、顔の片側をほとんど真菌《カビ》に食べられて、口の中が外から見えて、眼の高さまで中が見えてしまっている患者の話をした。進行は止めることができず、その都度彼女は死んだ組織を取り除かなければならなかった。【インタビュー】

また、

今はＡＩＤＳ患者のケアをしているあるナースが、かつて両脚を切断された女性のケアをした時の話をしてくれた。その患者の片方の脚は、感染して骨が突き出し、血がにじみ、臭いにおいを発し、黒く壊死していて、彼女はその断端を持って、洗浄や消毒をしなければならなかったという。この話をしながら今、彼女は死期の近いＡＩＤＳ患者の部屋の外に座っている。脚の切断部を消毒する話をしながら顔をゆがめ、両手で顔を覆っている。【インタビュー】

ナースは暗黙裏に、自分の忍耐の限界を持っているようだ。患者が嘔吐するのを見ていると、あるナースは吐き気を催す、すなわち彼女の胃が「私は拒否する」と言うのだ。また、他のナースは、下肢の黒くなった断端を洗浄する話をしながら手で顔を覆う、この動作は「私はこれを見たくない」と言っているのだ。このジェスチャーが、言葉以上に忍耐の限界を示している。

これらの限界は、病院内の特定部門に対するナースの好き嫌いというかたちで表現される。内科［成人］ＩＣＵのナースは、奇形児のケアは絶対にしたくないと言い、新生児室ナースは、四肢麻痺の患者は絶対に嫌だと言い、四肢麻痺の患者をケアしている神経外科ナースは、老人科の患者は嫌だと言うかもしれない。インタビューをしたナースのほとんど全員が、絶対に働きたくないフロアやユニットを挙げており、それは単に興味がないということではなく、患者や病気や仕事内容への精神的な嫌悪感があることがしばしばであった。ナースはそれぞれの分野で、個人的あるいは道徳的にそれぞれ苦手なものを持っている。

> 内科フロアのあるナースは、ICUでは働きたくないと言う。彼女は「機械相手でなく、人に報いられる仕事がしたい」と思っている。【インタビュー】

> 彼女は神経科のどこがいいのかしら？　患者は話ができないし、人間関係を作ることもできないのよ。【インタビュー】

> ある老人科ナースは、小児科では働けないと言う。いくら説明しても、注射をしたり処置をすれば「痛いことをする人」として子どもに恐れられる存在になってしまうからだ。彼女はそれに耐えられない。けれども「おしっこやうんちの処理なら、誰よりも上手にできるけどね」と話す。【インタビュー】

ほとんどすべてのナースがこのような限界を持っており、これが職場の選択に反映されている。思うに、ナースは「私には限界がある」、すなわち確かに大変な仕事をこなしているけれど、これだけはできない、と言う必要があるのではないだろうか。重症の新生児を扱う新生児ICUのナースは、自分たちも大変だが小児科はもっと大変だと思っている。小児科ナースは、部外者には理解できないことだが、自分たちの仕事が楽しくて患児たちは扱いやすいと思っている。老人科ナースにとっては患者の痴呆など全く気にならない。精神科ナースにとっては魅力の、患者との密な人間関係は、交通事故で昏睡状態となった患者の身体的ニーズを満たす神経外科ナースにとっては、まさに最も避けたいものである。

どんな場合でも、ナースには限界がある。彼女たちの日常世界にも、素人のそれとは異なるものの、やはり「耐えられる」と「もう嫌だ」の明らかな境界線がある。まるで、自分が感受性や感情を持った人間なのだという意識を保つためにその対比を必要としているかのようだ。ルーチン化が起こる意識下でさえも、結局は限界があるのだ。

我々一般人にとってのそれとは異なるものの、ナースの世界にも「正常」の中心点が存在し、そこからの逸脱も認められる。この章を通して、ナースにとっての「ルーチン」の認識が大きく転換していく様子の例を挙げた。病院では、死はよくあることで、苦痛も当たり前のことだ。しかし、常に死や苦痛を扱い、一時的に「非人間的」（彼女たち自身の言う）になったとしても、ナースたちは感受性のある人間で、冷血漢で繊細さを欠く非道徳な人間ではない。職業上、彼女たちの限界は我々とは異なるが、それでも限界はあるのだ。

（二）ルーチン化は道徳世界を変容させる。ルーチン化は正常の概念を変更する内在的意思決定を伴う。病院では、本来聖域であるはずのこと（肉体を扱ったり調べたりすること）がありきたりのことになり、唯一であるはずのもの（病気を持った人間）がただの一例にすぎないものとなり、深刻であるはずのこと（ペットの死、死にそうな老人の蘇生）が面白おかしいことになり、グロテスクで気分が悪くなるようなもの（真菌に侵された顔、壊死した切断面）が昼食時の話題になる。ナースは、老人をベッド柵に縛りつけるのではなく彼らを「抑制」し、狂った女性を薬漬けにするのではなく「錯乱状態の患者を鎮静」するのだ。彼女たちはナースになる過程で、自らの道徳世界の重要な要素を変容させるのである。その変容はこれまでに見てきたように特殊な学習に基づくものだが、単にそれだけではない。ルーチン化は個々の具体的行為の積み重ねだけで起こるものではなく、ナースが仕事をしていくうちに「ある日突然」起こるものである。アービング・ゴフマンの言葉を借りれば彼らの「フレーム」がシフトしたのだ[9]。日常生活においてはとんでもないこと——肉体がナイフで切り刻まれ、喉に金属チューブが差し込まれること——が、医学的な文脈においては正常なことで、どちらかというとルーチンな処置になる。

医療倫理や看護倫理のこれまでの議論の多くが不十分だったのは、このためである。ルーチン化のフレーム・シフトはさまざまな道徳的困難を一括りにしてしまった。病院での日常業務そのものは、弁護士や医師や牧師の集まる委員会で議論される「倫理的ジレンマ」の様相を呈さないし、哲学の本や、また自動車事故で六年間植物状態の若い女性を扱った『タイム』誌の記事などにもふつうは載ることはない。それらのケースは派手で目立つ。私が調査をしていた間、倫理委員会には参加したかとか、公式な「倫理会議」には出ているのかとか、院内の有名な「倫理の大家」であるナントカ先生とは話したか、などとナースから何度も尋ねられた。「倫理のことを知りたいのなら、あの人に……」と言いたかったのだろう。しかし彼

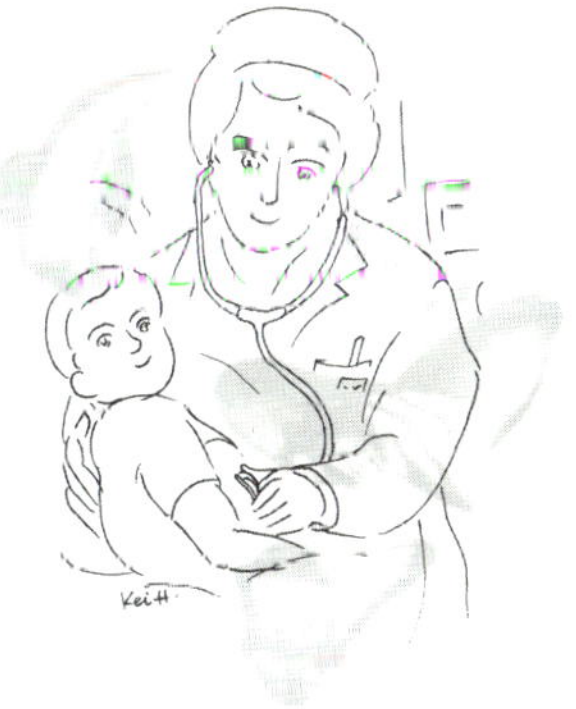

女たちのすぐ横には、両親が面会を拒否しているAIDSで死にそうな若い男性、薬で眠っている時以外は死なせてくれと乞う高齢の女性、もう四カ月も自分で呼吸していない重症な奇形の乳児、などがいる。委員会はこれらのケースで何か問題が起こった場合のみ報告を受け、また委員会そのものは特殊な集団である。したがって、倫理委員会や倫理会議では日常的に起こっている倫理問題を見つけだすことはできない。ナースが目の前にある問題の存在に気づいていないのではなく、彼女たちをはじめ、倫理を扱う権威ある人々も、メディアも、学者も、

それらを「倫理問題」と捉えていないのである。重要な決定の際、誤った選択をすることよりも、自分が意思決定の必要性に直面していることに気がつかないことのほうが重大な倫理的危機だと私は思う。

部外者から見れば、病院における日常業務そのものにも道徳的問題が多い。病院内の官僚制にも問題があるし、スタッフの「専門職化（professionalization）」にも道徳的問題が含まれているし、患者の肉体を物として見ることなどのほうが、多くのルーチンの中からたまたま浮かび上がっただけのいわゆる公認の「倫理的ジレンマ」よりはるかに重大な問題である。病院に「慣れる」過程で、ナースや他の医療関係者たちは、病院と外の世界が全く異なることを忘れてしまう。そして、このようなルーチン自体が道徳的問題であるならば、これは数年間意識のない患者に経管栄養を続けるかどうかという問題よりもずっと重要である。

ルーチン化──病院を正常な世界として受け入れること──は物事の流れの中で起こるもので、変化そのものは気づかれないことが多い（「いつ起こったかなんてわからないわ」と言うように）。この本の読者も、読んでいるうちに事例に慣れ、いくつかの専門用語を覚え、登場人物にも慣れ、読み始めた頃よりも病院の光景から受けるショックが小さくなった、というように一種のルーチン化を経験したのではないだろうか。読者はある意味で病院は特殊な世界だということを忘れてしまっているのかもしれない。手術室での行為やそこでの会話が、一般人にとって日常的なものであるはずがない。話に対してショックを受けなくなってきたのは話が変わったからではなく、それらに対する読者の態度が変わったからである。そしてその変化は読んでいる過程のどこかで起こったのである。

ナースはそのような変化をすでに経験した人である。本書では、彼女のすることが正しいか間違っているかは問題とせず、彼女がナース独特のやり方で、よきにつけ悪しきにつけ病院の一員となったことに注目したい。ルーチン化はナースと同様に、医師や看護助手やその他の病院職員にも影響を与える。しかし、ナースは病院組織において特別な立場にあり、病院で起こっていることを理解するには、彼女たちの役割の特性が極めて重要である。第二章はナースが主題である。

(1) Erving Goffman : "On Face-Work," in Interaction Ritual : Essays on Face-to-Face Behavior, Pantheon Books, New York, 1967, p.11.（邦訳　広瀬英彦・安江孝司訳：儀礼としての相互行為——対面行動の社会学、法政大学出版局、一九八六年）

(2) 同右書　pp.17-18.

(3) Renée C. Fox : Experiment Perilous, Free Press, New York, 1959; reprint ed., University of Pennsylvania Press, Philadelphia, 1974, pp.81-82.

(4) Rose Laub Coser, "Some Social Functions of Laughter", in Lewis Coser : The Pleasures of socio-logy, edited and with an introduction and notes by Lewis Coser, New American Library, New York, 1980, pp.81-97.

(5) この事実を認め、ありのままに表現しているのが、シェムの『House of God』の非凡な点である。

(6) ※訳注　器械出し：手術の進行に伴って必要な器具を執刀医に手渡すこと。

(7) これは、原稿を校閲してくれたロバート・ザスマンの指摘を参考にした。

(8) Peggy Anderson : Nurse, Berkeley Books, New York, 1978, p.32.（邦訳　中島みち訳：ナース——ガン病棟の記録、時事通信社、一九八一年）

(9) Erving Goffman : Frame Analysis : An Essay on the Organization of Experience, Harper & Row, New York, 1974.

第三章
ナースであるということ
What It Means to Be a Nurse

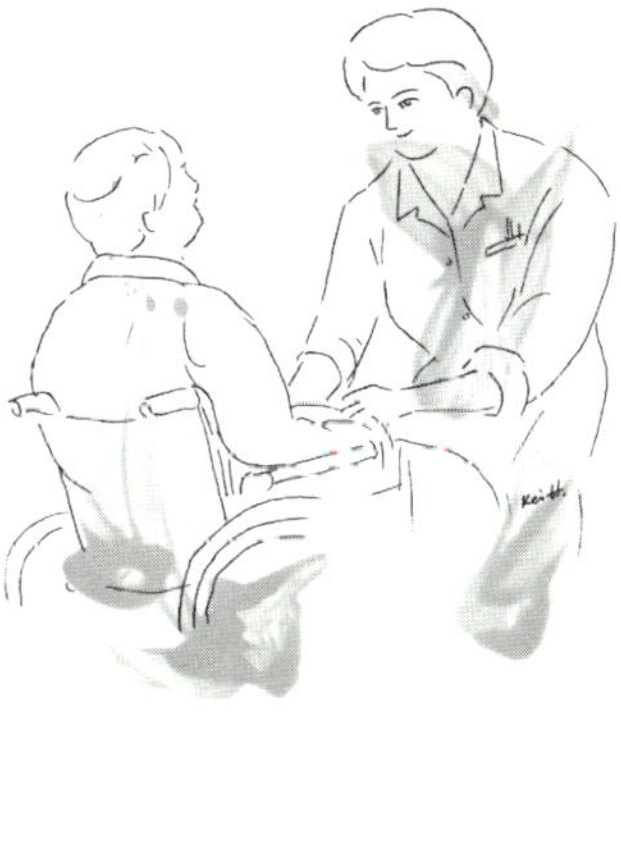

ナースであるということは、いったい何を意味するのだろうか。

ナースの世界と我々の世界との間には大きなギャップがあるということがわかってきた。彼女にとって病院は普通の場所で、精神的ショックとなり得る出来事さえもルーチン化によってごく当たり前のことのように見えてしまう。新人の頃にはおそろしい緊急事態であったことも、次第にただの「いつものこと」になってしまう。ナースは裸の肉体を何気なく扱い、便の重さを量り、肺からの分泌物を吸引し、外科医にナイフを手渡し、そして死にゆく患者のケアすらルーチンとして行う。一度ルーチンへと「飛躍」してしまえば、どの出来事も彼女の日常生活を乱すことはないし、特別の関心を呼び起こすこともない。

この態度が、ナースや他の医療関係者と我々とを根本的に分けているのだが、ナースと素人では「正しい振る舞い」が全く異なるという意味で、この分離は道徳的に適切だと言える。病院の外にいる者なら絶対に嫌がるようなことを、患者は毎日のように経験させられる。侵襲的な処置、屈辱的な検査、徹底的な外科治療などが、容認されるどころかむしろよいこととされ、スタッフは患者に対するちょっとした配慮さえしない。善悪の判断基準がシフトするだけではなく、いくつかの非常に重大なことが全く考慮されていない。ルーチン化とは、元来重大であったことを「これは我々には関係ないことだ」と無視することである。

もちろん、病院におけるルーチン化はナースだけに起こるものではない。医師たちも似たようなプロセスを経て、おきまりの診察、急かされながら行う大腸内視鏡検査、骨盤の検査など各種の診察に飽きていく。同じように事務員も、採血士も、呼吸療法士も、程度の差こそあれ、それぞれの仕事を日常生活のリズムに従って反復するものと見なすようになる。作業療法士は毎日のように脳性麻痺の子どもの訓練をし、外科医は胆嚢を切り取ることにあっという間に慣れ、看護助手はお尻を拭くことに慣れ、病院秘書は悲しみに暮れる遺族を慰めたり、徘徊する老人患者を部屋まで誘導することに慣れる。保健医療専門職の世界では、厄介なこと、混乱、悲劇などに繰り返し遭うことが人の感覚を鈍らせ、また専門用語が鋭さを和らげ、ジョークが純粋に面白いものとなる。ルーチン化は病院職員のすべてが経験するもので、この点ではナースだけが特別ではない。

しかし、看護に特有なこともある。ナースは少なくとも三つの困難、かつ、時に矛盾する使命を課せられた、病院職員の中でも特殊な存在である。病院ナースは、(一) 思いやりのある (caring) 人間であり、(二) 専門的職業人であり、(三) 組織内では比較的従属的な立場のメンバーである、ということを同時に満たすことを期待されているし、大抵は本人もそうあるべきだと思っている。ナース同士でさえも、これらの使命が何を求めているのか、あるいは本当にこれがナースのあるべき姿なのかということが議論になるだろう(例えば多くのナースは自分たちは従属的であるべきではない、と言うだろう)。どちらにしても、これらの三原則は、ナースとはいったいどういう人たちで、何をするのかを教えてくれる。

これらの要求がはらむ矛盾によって、看護は組織で働く多くの労働者たちに典型的なジレンマを抱えている。つまり、私はこうすることがよいと思うが上司が許してくれない、というようなことである。思いやりがありかつ専門的職業人で、従属的立場にあるが責任もあり、患者の全人的なウェル・ビーイングにくまなく責任を負うが、同時に病院に対しては経済的な雇用関係を持つ、というようにナースに課せられた使命には矛盾がある。仕事上の実務的な要求――議論はあるが、看護はやはり基本的に給料をもらう仕事である――と、専門職としてのモラルとの間にこれほど大きな対立が見られる職業は他にはないだろう。おそらくこのようなジレンマは「世話をする」職業（教育、ソーシャルワーク、看護）につきものの、あるいは女性が圧倒的に多い職業を象徴するものではないだろうか。労働への女性の参加が増し、「世話をする」職業の従事者が増え、大きな組織の統制下で働く人の割合が増すにつれ、ナースに見られるような葛藤に直面する人は増えていくだろう。

本章では、前述したナースに要求される三つの条件――思いやりがあること、専門的職業人であること、従属的であること――について考え、さらに理論的観点から「女性的」職業としての看護の問題点を取り上げる。最後に、看護倫理がなぜ我々一般人にとっても重要なのかを述べる。道徳意識は高いが組織の中では従属的な立場にある人々の、仕事上の道徳的問題への対処法を、看護の中に見ることができるだろう。

ナースは患者のケアをする

NURSES CARE FOR PATIENTS

「ケア」とは看護におけるキーソードであり、ナースが何をもって自らの職務と考えるかを決定づけるものである。この言葉は、ナースが自らの仕事内容やその意義について部外者に語る時には必ずと言っていいほど口にする言葉で、看護の本のタイトルに使われたりもする。[1]看護雑誌の求人広告では、小さな子を抱いていたり、高齢患者にほほ笑んでいるナースの写真を載せ、本当の「ケア」に専念できる病院だと宣伝される。ケアは看護と医学を区別するものだというナースもおり、「ナースはケアをし、医師は治療《キュア》をする」などと言われる。このスローガンが言外に秘める道徳的問題に医師が反対を唱える可能性はあるが、それでもこれを完全に否定する人はほとんどいないだろう。ナースが自らの最高の仕事経験を語る時、「ケアリング」はその中心である。歴史家のスーザン・レヴァビーは「現代アメリカ看護における重大なジレンマ」は「ケアリングの価値を認めない社会でケアを行わなければならないという要求が「ナースに」向けられていることである」と述べているが[2]、ナースたちの間では、困難な最中でも進んでケアを行うことこそ優れたナースの証であるとされている。

ナースが用いる「ケア」という言葉には四つの意味が含まれているようだ。それは、患者と向き合うこと、患者を全人的に捉えること、業務範囲が明確でなく、状況次第であること、そしてナース個人の仕事への献身的参加《コミットメント》である。ナースにとっての「ケアリング」にはこれらのすべてが含まれている。「ケアリング」はナースが実際に行っていることを表しているとも言えるが、それ以上に、自分たちがなすべきであるとナースが思っていることを表している。

（一）看護ケアは患者と面と向かって直接行うものである。医師と違い、ナースは、検査結果をざっと見て、指示を走り書きしただけで去ってしまう、ということはあり得ない。ナースは走り書きされた指示を実行し、薬を配り、配膳をし、点滴や人工呼吸器を監視する。患者を風呂に入れ、導尿カテーテルを入れ、自分で動けない患者の身体の向きを変え、床擦れの処置をし、汚れたシーツを換え、そして常に患者を観察し、状態の改善や悪化を記録している。五感のすべてを使って患者と密に接することが看護の専門性である（ある病棟事務員は「私は絶対にナースにはなれないわ。あのにおいには耐えられないもの」と言っていた）。ナースは常に親身になって患者と話したり、直接肌に触れたりする。看護の中の典型的かつ世界共通の汚れ仕事と言えば「しもの世話」だ。あるナースは、彼女のユニットのナースが古典的な白いユニフォームを着ない理由を次のように説明する。

白はすぐに白ではなくなるわ。赤い血液、いろんな色の便、緑の胆汁、黄色っぽい粘液、吐物、下痢便なんかでね。【フィールド・ノート】

大がかりな処置（胸部ドレーン、気管支鏡など）を行う時は医師がフロアを訪れるが、普段患者に対して声をかけたり身体的な処置をするのは、ほとんどがベッドサイドのナースである。

ナースは、基本的に一つのフロアまたはユニットという限られた場で働き、患者が重症の場合は一つか二つの部屋にかかり切りになる。彼女は物理的にも限られた範囲で、特定の部屋、特定の患者に注意を向け、点滴が漏れて皮膚が腫れているのも見つける。彼女はこの狭い空間と廊下に、少なくとも八時間、ICUならば一一時間も張りついており、二つか三つのシフトにまたがって仕事をすることもしばしばである。慢性的なナース不足のため、彼女たちはしょっちゅう残業をしなければならない。私は複数の病院のフロアやICUで、かなりの数のナースが、二連続または三連続シフト勤務――二四時間連続勤務に至るまで――をしていたのを知っている。その中の一人は「〔記録など事務的な仕事をするのに〕急がなくてす

む の……もし昼のうちに終わらなければ、夜すればいいんだから」と言い、二連続シフトを好んでいた。このようにナースは、一分とは言わないまでも一時間と離れず、延々と患者の側にいるのだ——「四六時中」と言うが、まさにそのとおりのこともある。限られた空間内でのこのような密接な接触が、時を経て、患者に起こっていることを誰よりもよく知っているという感覚をナースに与え、そして彼女たちは他の人の見方に反発を覚えるようになる。

ある老人科患者に対する医師のコメント：「彼女は今日は具合がいいみたいだね」
ナース：「朝から一度も彼女を診てないじゃない」
医師（一瞬黙った後、おずおずと）：「入院した時よりよくなったっていうことさ」【フィールド・ノート】

「ケアの連続性」というのはおそらくナースの買いかぶりかもしれない。事実、交替スケジュール、シフトの割り当て、多くの作業を短時間で終えなければならないこと、そして職員の入れ替わりなどがある以上、ナースが連続的なケアを提供しているとは言えないだろう。実際に「四六時中」その場にいるナースはごくわずかだし、特定の患者のケアに一人のナースが全責任を持つということもたまにしかない。それでもなお、たとえ個人的に患者のケアを行っていなくとも、物理的に限られた領域に詰めていることで、患者たちの状態に関するナースの知識は深まるのである。

患者のケアをするということは、まず空間的にも時間的にも、直接的に病人を相手に働くということを意味する。

（二）ケアとは、患者を単なる生物学的な有機体あるいは病気の宿る場所として扱わないことである。病院の外での生活があり、医学的世界を超えた目的を持つ、一人の人間として扱うことである。ナースは確かに病気の生理学的な治療にも関わるが、患者教育（例えば血液透析ユニットではこれがナースの主要な仕事である）もすれば、家族からの質問にも答え、患者の心配事に耳を傾け、社会福祉サービスへの紹介や、保険の書類書きの手伝いもする。さらに、よくある例としては、シーツの中やベッドの下に入ってしまった年配患者の眼鏡を一緒に探したりもする。ＡＩＤＳ患者のケアの場合、ナースは、本当の病名を知らない家族と恋人の間の話し合いや、親戚、友人同士の話し合いを取り持つ。個人の病気体験に関心を向けるのである。

看護は医学よりも直接的で経験的な目標を指向しているようだ。苦しむ人に対する思いやりは、医学よりも看護によく見られる。ナースはまた、疾病予防や健康維持に医師よりも関心を持ち、医学の生理学的理論や診断モデルには、あまり固執しない。そして看護は、ヘルスケアに対し、より包括的で統一された科学的アプローチをする。(3)

「ケア」は、身体的な病気そのものだけではなく、患者に関する幅広い問題を含む。

（三）ナースの仕事には終わりがない。おそらく常に手近にいることもあって、医師のでも、用務員のでも、さらに家族のでもない部分の仕事はナースが引き受けることになり、彼女の仕事は広がる。ナースの仕事として定められているものは一部だけで、多くはそうではない。ナースにとって「ケアをする」とは、正式に規定された仕事であろうがなかろうが、起こった問題に対処するということを意味するようになった。こうなったのは実務的な理由からである。アンセルム・ストラウスは「他の人なら来てもまた行ってしまうところを、ナースはやって来てずっとそこにいる……ナースの役割は、時間と場所の連続性を演じなければならないことに強く影響を受けている」と述べている。[4] 一日中現場にいるということは、ナースは病院の仕事のさまざまな側面を統合する役割を持つことを意味する。「ナースとは何をする人か、という一般的な合意がないため、仕事にはっきりした境界線がなくなる」のだ。[5]

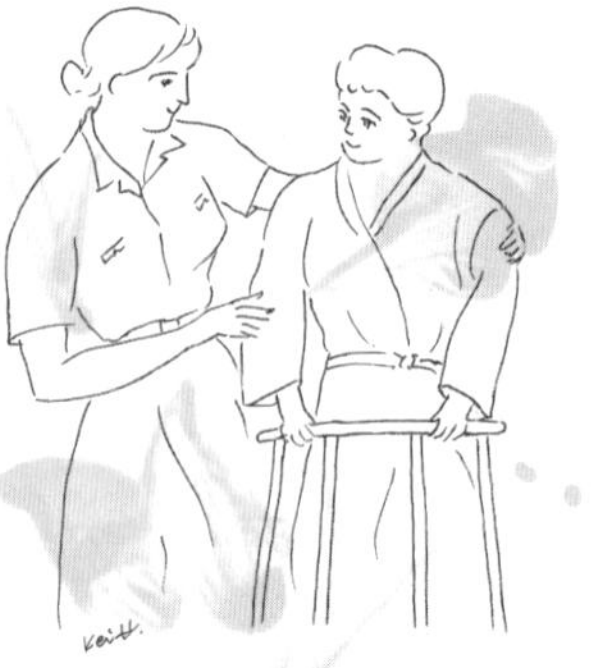

こうしてナースは、他の人がやらないような物理的・社会的な残り物の業務を片付けるなど、ますます多くの仕事を背負い込むのである。医師が患者に診断についての説明をしない時、事務員が電話を取らない時、ハウスキーピング係が流しを洗わなかったり床にモップをかけていない時、管理者がそのユニットに十分なスタッフを置かない時、家族の訴えを聴く牧師がいない時、患者をエックス線検査に連れていく助手が来ない時――ナースがこれらの仕事を引き受けるのである。おそらく不平の一つも言うだろうが、それは誰かがしなければならないことで、もし自分が行わなければその結果は自分に跳ね返ってくることがわかっているのだ。

「ナースってどういうことをするの？」ってよく聞かれるんだけど、私はいつもこう答えるの。「他の誰もがやりたがらないことを何でもするのよ」

【インタビュー】

自分たちは「ケア」としてこの仕事をしているのだ、とナースたちは言うかもしれないが、実際、仕事を片付けることとケアをすることとの間には区別がない。ケアするということは、命令されているいないにかかわらず、残り物の仕事を片付けることであり、それらの責任を持つということである。(6)

(四)ケアリングには、仕事に対するナースの使命感が必要である。ケアには、ナース自身の、人間としての献身が要求される。多くの技術的職業とは異なり、看護においては専門職としてのスキルと人間的な関与が絡み合っており、ある意味では、関与することが仕事であると言える。外科医としては優秀だが人間的にはどうしようもない、ということはあっても、ナースとしては優秀だがとても尊敬に値しないということは理論的にはあり得ない。仕事そのものに人間的な常識が必要とされているからだ。

看護の実践には、人間的な深い関わりが求められることが多い。最もよい例では、ナースと患者の間にはギブ・アンド・テイクがあり、まずナースが患者に与え、その後、最もつらい時期に援助したことから生ずる独特の親密さと満足感を患者から受ける。患者は、愛する者に苦痛の現実を見せたくない、配偶者に対して自分の身体の威厳を保ちたい、あるいは母親の死期が近いという現実を子どもたちに知らせたくない、などといったさまざまな理由から、自分の家族よりもナースに対してオープンになる。ケアの専門職はこれらのことを動揺せずに聞いてくれるので、患者たちはしばしば、他の誰にも話せないことをナースに話すのである。

患者が取り乱して泣いている時、特に暗く長い夜などに、側にいるのはナースである。患者との間に日々の信頼関係を築くのもナースである。身体的・精神的な苦痛を分かち合うことで患者は安らぐ。そこには親密さがあり、それは終末期の患者と同様の親密さである。人はなぜか死が近くなると、自分のまわりの壁を低くする。その時まで待たなければ、そのような親密な関係を築くことができないのは悲しいことである。しかし、この領域［AIDS患者やその他の死にゆく患者に関わる領域］で働くことはナースの特権である。なぜなら相手が自ら心を開いてくれることなど、他のどんな仕事でもあり得ないからである(8)。

看護の第一の使命は、直接的で、一対一の、無制限なケアを提供することである。ナースが、看護をしていていちばんよかったと思う瞬間として挙げるのは、専門的技術でも、複雑な指示をしくじらずにやり遂げることでもなく、まさにそのようなケアをした時のことである。これこそナースが「看護の真髄」と考えるものである。

「ケアリング」というのはイデオロギー的な言葉であり、看護の理想を語るものでもある。それは、医師と対立した時の武器として使われたり、ナースの仕事（ケア）を医師のそれ（キュア）と区別するため、またナースのほうがより道徳的であると主張するために使われる。「ケア」に困難が多いほど、ナースの道徳的威信は高まる。したがって、自分たちは「ケア」をしているのだとナースが言う時、それは単なる仕事内容の説明ではなく、自らの重要性の弁明なのだ。ナースは、ケアリングの崇高な理想を常に実践しているわけではない。しかし、彼女たちはそれを理想として認め、時にはその達成を喜び、そして看護の崇高なる使命としてそれを語る。ケアリングとは若干主義の異なるプロフェッショナリズムが強調されるにつれ、この状況は変わりつつあるのだろうが、それでも看護の中心はやはりケアリングである。

ナースはプロフェッショナルである

NURSES ARE PROFESSIONAL

そういうわけでナースはケアをするのだが、他にもケアをする人はいる。親は自分の子どもの世話《ケア》をし、恋人同士も互いを愛《ケア》し、子どもたちはペットのケアをする。しかし、ナースにとってケアは、経済的に報酬を得る仕事、すなわち職業である。そして職業の中でも、高度な教育と責任を要求され、特別な地位を得る資格を持つ、いわゆる「専門職《プロフェッショナル》」である。看護の第一の使命はケアをすることで、第二の使命はプロフェッショナルとして振る舞うことである。

「プロフェッショナル」という用語は、ナースにとっても社会科学者にとっても、非常にあいまいである。看護にとって「プロフェッショナル」とは職業的目標であり、地位を表す言葉であり、「私たちの仕事は重要である」とか「私たちの仕事には高度な教育が必要で、誰でもナースになれてナースの仕事ができるわけではない」というような感情を示す言葉である。つまり地位向上の主張でもある。社会学者にとってはプロフェッショナリズムはもっと複雑な問題であり、一流の学者たちが生涯をかけて探求しているテーマである[9]。ここでは、ナースたちが言う「プロフェッショナルである」ことの意味を解明しようと思う。私はナースたちの主張に対して擁護も反論もしないし、看護が「真の」プロフェッションであるかどうかを議論するつもりもない。私は、ナースであるとはどういうことを意味するのかを知りたいのであり、そのような自己像の主要部分であるナース自身の「プロフェッショナル」の概念を知りたいのである。

プロフェッショナルであることとは、(一)職業である、(二)特別な能力を必要とする、(三)特別な地位が認められる、ことを意味する。

（一）最も基本的な意味合いとしては、プロフェッションは職業である――そしてその分野に優れた人である。より正確に一般化するなら、ナースとは「患者をケアする人」ではなく、「患者をケアすることにより報酬を得る人」である。イデオロギーはともかくとして、多くのナースにとってこれは（ナースであることの）第一の動機であろう。アメリカに限らずどこの国においても、ナースは職を探すのに苦労しない。子育て、他のキャリアを求める、あるいは休暇を取るといった理由で、看護の仕事をいったん辞めたり、また復帰したりすることは容易である。アメリカにおけるナースの失業率はほとんどゼロに近く、一九八〇年代の一〇年間にナースの給与は大きく上昇し、一九九〇年には初任給の平均が三万ドル近くなった。看護は女性に開かれた分野であり、これまで医師やその他の専門職から伝統的に女性を排除してきた壁を乗り越える必要もない。さまざまな場所――病院、在宅ケア、学校、開業医院など――で、ナースは他の職業にはほとんどない幅広い選択肢が与えられている。彼女らは生活のために働いており、給与のことがなかったらおそらくこの仕事には就いていなかっただろう。

看護が職業である以上、ナースはしばしば不愉快な同僚や非協力的な患者、やる気をそぐ官僚制、そして報酬をもらう仕事につきものの困難に対処しなければならない。患者のことが嫌いだったり、彼らの身元（ギャング同士の争いによるケガ人、取り引きがうまくいかずに撃たれた麻薬密売人など）が容認できないものであったり、あるいは自業自得と思われる場合（喫煙者の肺気腫、アルコール中毒者の消化管出血など）でも、ナースは彼らをきちんとケアしなければならない。ある意味では、特定の患者を嫌いだと口にすることは、彼女たちのプロフェッションとしてのプライドを高めているとさえ思える。患者がどんな人であれ、ナースは出勤し、配膳し、書類を書き、看護監督の言うことを聞き、薬を配り、そして汚物を片付ける。ボランティアのように立ち去ることもできないし、母親のように愛する者だけをケアするわけにもいかない。プロフェッショナリズムは第一に、業務を遂行することを意味する。

（二）第二に、プロフェッショナリズムには特殊な能力が必要とされる。看護の仕事は単純でも容易でもなく、知的にも精神的にも身体的にも高いレベルが要求される。真に必要な適性は、おそらく看護の中心となる価値観であろう。[10] 単純にナースの仕事ができない人もいるし、仕事を計画的にできなかったり、責任感が足りなかったり、点滴や注射をするような手先の器用さが足りなかったり、必要な生理学が理解できない人もいる。職務能力や、割り当てられた仕事をきちんと終えられるかどうか、そして重大なミスを何度も犯していないかなどを基準に、ナース同士の間ではすぐに優秀なナースとそうでない者とが区別される。彼女たちはどのナースが信用できて、どのナースがそうでないかを知っている。

妊娠中の新生児室ナースが同僚に言った。

「もしうちの子がここに入院することになったら、絶対あなたが面倒みてね。R［別のナース］だけはイヤよ」

【フィールド・ノート】

緊急事態によりルーチンが崩された時、まさにプロフェッショナルとしての能力《コンピテンス》が試される。通常は、プロフェッショナルは「距離をおいた関係 (detached concern)」――患者の感情は受け止めつつも、自らの個人的な感情は抑えること――でクライアントのケアをする。[11] しかし、一度は回復しつつあった患者が、突然危篤状態になって死亡した時などに、この「プロフェッショナルな距離」を保つには相当の努力を要する。

コードが始まった直後、マッジはチームがB夫人を蘇生するのを見て、ひきつった笑みを浮かべながら「大変、なんてことでしょう。彼女の［状態が改善しているという］アセスメントを書いたばかりなのに」と私に言った。

B夫人の蘇生処置が止められ、死亡宣告がされた時、マッジ（それまでの一週間ほどB夫人の看護をしていた）はすぐに部屋の外の可動式の机の前に座って、少なくとも三〇分間は休むことなく、終始涙を流しながら記録を書いていた。彼女の顔は紅潮し、誰かが話しかけても、彼女はあいまいな返事をするだけで顔も上げずに書き続けた。

【フィールド・ノート】

この場合「プロフェッショナルであること」とは、トイレに駆け込んで泣き、涙をきれいに拭ってから戻ってきて、何事もなかったかのように残りの勤務時間を勤め上げることなのかもしれない。「能力《コンピテンス》」という中には、技術的な専門性とともに、プレッシャー下でもその専門性を堅持できる不屈の精神が含まれる。

(三) プロフェッショナルは特別な信望を得るに値する。プロフェッショナルとは尊敬に値するものだとナースは考えており、現在自分たちが受けている以上に、仕事仲間（特に医師）や一般人から尊敬されるべきだと思っている。彼女たちは賃金をもらって仕事をしているが、高い給料だけでは十分とは考えない。

やらなければならないことや、我慢しなければならないことは、どんなにお金をもらっても割に合わないわ。我慢しなければならないことというのは……患者に満杯の尿器（しびん）を投げつけられたり、ひっぱたかれ

たり、噛みつかれたり、食ってかかってこられたり、罵られたりすることよ。【インタビュー】

ナースたちは、プロフェッショナルとしての地位の向上と待遇の改善を望んでいる。すなわち医師から丁寧に扱われること、経営者たちに意見を聞いてもらうこと、そしてナースを女中かウエートレスのように扱う人々から敬意を払ってもらうことである。

自分たちは他の職業とは異なるプロフェッショナルなのだということを一般大衆に理解してもらおうと、ナースたちは努力してきた。ナースは女中でも、ウエートレスでも、召使いでもないのだと彼女たちは強調する[12]。患者からのナース・コールに応えること、シーツを換えること、排泄物を片付けること、着替えや寝返りを援助することなど、仕事自体は時に似ているように見えても、このような「対照役割（antiroles）」と看護とは異なるものだ、とナースたちはよく言う。確かに、女中がする仕事のいくつかをナースもする。では「プロフェッショナルな」シーツの換え方とはどのようなものなのか。一般人にはおそらくわからないだろう。

医者の小間使い、というようなばかばかしいイメージが根強く残ってるのは、すごく迷惑だわ。「一日中、尿や便を片付けているだけなんでしょ」と、からかってくる人たちは相手にしないことにしてるの。一般の人たちには、看護が何なのか全くわかっていないのね。患者をお風呂に入れたり、ベッドパンを運んだり、血圧や体温を測ったりしているナースの姿を見て、ナースの仕事はそれだけだと思っているのよ。【インタビュー】

ナースの地位向上のための努力として、登録ナース（RN）になるための教育要件の引き上げが行われてきた。かつてはナースになるための条件は学問的というより職業的なものであった。一九世紀末から二〇世紀半ばまでは、修道女により運営されるカトリック病院で、三年間の訓練の後にディプロマを与えられてナースになるケースがほとんどであった。看護学生は低賃金の見習いとして働きながら、一人立ちして働くための技術の訓練を受けた。訓練は非常に実践的で、そして極めて過酷であった。このようにしてナースは訓練を受け、病院は安い労働力を得ていた。[13]

しかし一九六〇年代に入って以来、多くの病院附属看護学校が閉鎖され、大学やコミュニティ・カレッジでのプログラムが増えていった。この変化に伴い、ナースの気質も変わってきた。

ナースはかつてのような天職（calling）ではない、とP・Wは言う。彼女の若い頃には強かった修道女の影響も今では薄れ、大学教育によるアカデミックな看護モデルへと変わってきた。【インタビュー】

大学卒のナースは、おそらく教育、科学、教室での訓練に関して不当なほどに優位であり、また高等教育によってその社会的地位も向上した。一方、それ以前からいる病院で訓練を受けたナースたちは、旧来の価値観を持ち、医師に対しても従属的で、豊富な実践経験を持った、「しごかれて」きた人たちである。容易に想像できることだが、同一の専門職の中でこのような二分化が起こり、何を「真の」看護教育と見なすかにも違いが見られることは、一丸となってナースの地位向上を目指す努力の障害となっている。また、論争の根底には、看護学士は中流階級、準学士やディプロマは労働者階級が多いというような出身階層の違いもある。[14] かつてはナースの象徴であったナース・キャップでさえ、今では時代遅れで低い地位の象徴だとほとんどの人が思っている。ナースは伝統的な白いユニフォームを脱ぎ捨て、スクラブ・スーツを着たり、なかには私服の者もいる[15]。

若いナースの多くはそのような変化を、プロフェッショナリズムへの道を開くものとして評価している。正規の教育期間は長くなり、職業的地位は高くなり、給与が上がり、尊敬を受けたり個人がイニシアチブを取れる期待も増した。プロフェッショナリズムは理想的目標だが、それは特に教育の高等化を通して、ナースの社会的評価を向上させ得るものである。

ナースは従属者である
NURSES ARE SUBORDINATES

しかし結局のところ、ナースは病院の階級制度の中では下位にある。もちろんナースたちは、看護の持つこの特性を、ケアへの使命感やプロフェッショナリズムほど重要視していない。ナースはケアをすることを望み、プロフェッショナルでありたいと思っている。ところが、必ずしも本人は望んでいなくても、実際には従属的立場に置かれる時があり、ほとんどの場合それも自らの役割の一部として受け入れている。病院附属の古い看護学校の教員について次のような記述がある。「男性の医師と経営者の下で看護学校は発展してきたのであり、自立した、思慮深いナースを育てようとはしてこなかった。看護学校に入学してくる者は、女性は男性に従うべきであり、それゆえナースは医師に従うべきだ、という考え方をすでに持っていた」[16]。ナースたちの日常業務は、管理者（その一部は看護出身）、患者の割り当てを決めるヘッドナース、医療に関する業務の細かな指示を出す医師など、他の人によって決定される。ナースは決められた日の、決められたシフトの、決められた時刻に出勤する。指名されればラウンドで報告し、慣例に従ってレポートを読み、ポケベルに応え、カルテを書き、指示どおりに薬を配る。処置の前に患者の準備をするのも、後片付けをするのも、シーツを換えるのも、床に飛び散った血液を拭くのも、ガーゼを数えるのも、患者を落ち着かせるのもナースである。ナースは、自分たちは道徳的な意味での「クリーン・アップ」をしていると も思っている。「このようにランクの低いプロフェッションは、医師の過誤から患者・医師双方を守る救世主としての役割をことさらに強調する」[17]。ナースは華やかなスターのためのステージ・マネジャーであり、スター役者の気まぐれや、オーナーや監督の経済的、組織的要求に縛られている。

もちろん、ナースは常に他の人の指示で動いているわけではない。ICUでは、医師が不在でナースがすばやく判断をしなければならない場面が日常的にあるし、また透析ユニットでは、透析の方法を患者に教えるのはナースであり、自宅でのケアのマニュアルを作り、透析時間を決め、副作用への患者の耐性を見極めたりするのもナースである。したがってナースの従属性は状況次第である。ナースをはじめすべてのスタッフが一人の外科医の指揮下にある手術室ではほとんど全面的に従属するが、ナーシング・ホームのような長期ケアの場では、対照的に大部分がナースの裁量に任されている。そこではナースは、助手や事務員や各種のセラピストなど、他の職種を指揮する立場にある。そしてナースが階級制度の上位に昇るとともに、下層部分は他職種により埋められ、彼らはかつてナースが受けていた侮辱を受けることになる。

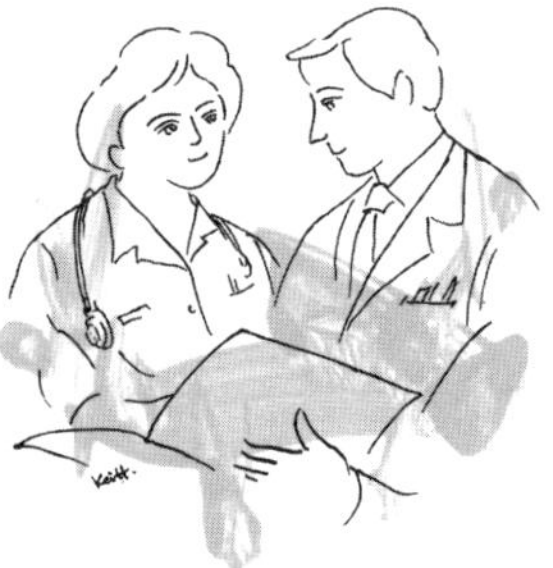

あるナースが呼吸療法士のL(年上の、黒人女性)に、ナースが行う処置の仕方について説明し始めた。Lは呼吸療法士なのでそれを行うことは許されていない。それから一〇分ほどにわたって、Lは話しかけられる

たびに「私に言わないで、呼吸療法士なのよ」とか「私に頼もうとしてもだめよ。セラピストなんだから」とか「私にさせようっていうの？ 呼吸療法士に？？？」などと言い続けた。

【フィールド・ノート】

ナースの仕事に対する不満に共通する大きなテーマが一つあるとすれば、それは一般人や他職種、特に医師から十分に尊重されないということであろう。このことは例外なくナースが憤慨している点である。「医者は私たちの言うことに耳を貸そうともしないわ。全く認められていないのよ」と彼女たちは言う。医師は看護記録を読まないし、何があったか、どう思うかをナースに聞きもしないし、ナースの言うことを本気にしないのだ。こうしたことの具体例は、病院での日常の中にあふれている。私はナースに対するあからさまな軽視があまりにも日常的に行われていることに驚いた。ある日、私が数人のスタッフ・ナースと会議室で話をしていると、若い男性医師（おそらくインターンだろう）が入ってきて、ある薬の作用について質問した。すぐにアシスタント・ヘッドナースが手早く、だが詳しく説明した。すると医師は「そうだ、正解だ」と言って出ていった。ナースたちは笑い始め、一人がアシスタント・ヘッドナースに「Aが取れたわね」と言った。また、医師がナースの意見を無視することもしばしばである。

今日はアテンディングがいないので、フェローがICUのラウンドの主導権を握っていた。ある患者についてのディスカッションで、レジデントが担当ナースに何か付け加えることはないかと聞いた。彼女が一つ目の意見を述べ終わる前に、フェローはいかにも興味なさそうに視線を逸らし、二つ目の意見を述べている時には、彼はもう一人のインターンと話をしていた。

【フィールド・ノート】

ナースの意見をこのように無視することが、重大な結果を招くことがある。

老人科病棟で、レジデント、アテンディング、ソーシャルワーカーなど全員が出席している火曜日のカンファレンスで、アシスタント・ヘッドナースは「Fさんの足を診てください。大変なことになりますよ」と何度も言った。しかし医師たちは彼女の意見を真に受けなかったようだ。

彼らはこれに対し、何もしなかった。土曜日の朝、F氏の足先は壊死を起こして真っ黒になり、レジデントは緊急手術チームを呼んだ。診察をした外科医は、足首から下、あるいは敗血症を防ぐためには膝から下を切断すべきだと言った。火曜日に忠告をしたアシスタント・ヘッドナースは、傍らでこの話を聞きながら、明らかにむっとしていた。

【フィールド・ノート】

また、医学生でさえ、ちょっとしたことでナースを馬鹿にする。

精神科ユニットの看護ラウンドで、一人のナースがカルテに書かれた医師の指示を読み上げる。

「排尿を確認すること」

「誰が書いたの?」

「R先生のかわいい医学生よ」

全く大笑いだ。まるでナースがそんなわかりきったことまで見逃すと言わんばかりだ。医師ばかりか医師の卵からも全く尊敬されないことには腹が立つし、時にはそれを通り越して笑ってしまう。

【フィールド・ノート】

こうなると悪循環にもなり得る。医師はナースを信頼せず、ナースは自分たちが正しくても信用されないため、仕事の手を抜いてしまう。お互いに敬意を払っていないことは、さまざまな場面に表れる。研究プロジェクトの医師が「どうせカルテに記録することだし、こっちのデータ用紙にも同じことを書いておいてくれないかなぁ?」などと言って、ナースを無給の研究助手として使おうとすることがあるという。そしてナースが六時間の記録をしそこなってデータが取れなかった場合、医師は怒る。概してナースの時間は価値が低く、ナースの仕事は緊急性に欠け、ナースの意見は聞くに値しないと思われている。

面会者が頻繁に出入りする中年女性患者の部屋の前で、二人のナースがレジデントと、アシドーシスと人工呼吸器の設定と、肺理学療法の必要性について、これを増やせ、あれを減らせと、難解な専門用語で議論していた。この患者を担当しているナースは、いつものように無理に笑顔を作っていたが非常に腹を立てており、「これ以上議論しても仕方がないわね。何をすべきかはわかりきってるわ。とにかく彼女を鎮静すること、それだけよ」。しかしレジデントは一向に方針を決められず、ナースたちは万策尽きてしまった。[患者は数日後死亡した]。【フィールド・ノート】

ナースと医師の仕事上の関係には相当の問題があるようだ[18]。なかには、ナースの役割に対する両者の見解の違いが問題を生じさせる場合もある。医師たちは、ナースは医師の指示を実行するためにいると思っている[19]。実際、多くの医師(そしてナースも)は、教育期間の短い看護は、医学より「下位」にあるものだと思っている。

M医師は、DNRの判定はナースでなく自分が下すべきだという理由について、医師とナースの違いは「教育年数だよ。私の場合、どう数えるかにもよるが六～一〇年間の教育を受けているが、ナースは二～四年間だ。私のほうがよくものを知っているということさ」と言う。【インタビュー】

M医師は、看護は根本的には医学と同質のもので、教育期間が短いだけだと思っている。彼は、ナースも医学と同じ疾病論（生理学的障害とそれに伴う心理社会的問題）を共有し、治療目標についても医師と同じものを目指していると考えている。多くの医師や一般人、そしてナースにとってさえ、看護は基本的に一ランク下の医学であり、看護教育は医師の書いた教科書を使って、内容を薄めた生理学の授業を行い、いかにして「医師の補助者」たるかを教えることなのだ。

このような見方が、最近では、ナースを「代用医師」と見なす考え方に表れている。医師の不足を補うための費用効果の高い代替要員、すなわちより少ない給料で同じ仕事をする「ハンバーガー・ヘルパー」[20]のようなものである。このように看護は下位に置かれているのみならず、実際、看護独自のアプローチというものは認識されていないのだ。アーヴィング・K・ゾラの的確なコメントを以下に引用する。

「代用医師」という言葉は、医学の粗悪な付属物のイメージを彷彿とさせる、全くばかばかしい発明である。「代用医師」の職務は、ただ医師の仕事を代わりに行うだけであり、慢性疾患患者などに極めて必要な新しいケアを取り入れたりすることはない。責任範囲の面から言っても、重要なことは医師に聞いてくれ、と言うだけである。また可能性の面から言っても、昇進や発展の可能性は限られた職種と見なされている。[21]

看護は初歩レベルの医学であるという考え方は、侮辱的であるとナースは思っている。ナースが医師の指示に従うことの他に何をしているか（実際、これこそ看護の大きな部分を占めているのだが）を知らない一般大衆も、故意ではないにしても、専門職としての看護を見下している。[22]

「あなた、優秀なんだから、医学部に行けばよかったのに」と何度言われたことか……。医者になろうと思ったことはない……。でも、もう少し尊敬されたいとは思うわ。

【インタビュー】

しかし、医学のほうが優れていて、看護はその下位にあるという考えを認めているスタッフ・ナースも少なくない（ナースの大部分とは言わないが）。彼女たちは、自らを医学に近づけることによって、威信を高めようとする。例えば、救急部門やＩＣＵのような「より医学的な」分野で働いたり、病態生理学的で科学的な疾病モデルを用いたり、ハイテク機器の使用、侵襲的な処置、大量の薬物療法を行う「医学マッチョ」の世界に入っていく。そして看護の中の、より低レベルな、「汚れ仕事」は拒絶する。専門職としての看護は、医学とは切り離した独自の専門性を確立しようとしているのだが、多くのナースは医師と密接につながることによって敬意を表されている。[23]

私が調査を行った一九七〇年代末から九〇年代初めまでの間に、看護の地位はある程度向上したか、少なくとも従属の内容に変化がみられたようである。昔に比べ、ナースは、逃げ口上を使う代わりに、堂々と医師と向かい合うようになり、病院とは独立した看護教育機関からしっかりとサポートを受け、おそらく女性運動のためもあると思うが、自分たちのことを（真の平等とはいかないまでも）敬意を持って扱ってほしいと思うようになった。しかし、このような変化があったにもかかわらず、根本的にはナースはいまだに権力と地位において医師と対等ではない。看護職のリーダー的地位にある人々はもちろんのこと、スタッフ・ナースたちが考えている以上に、彼女たちは明らかに従属的な地位にある。看護は確かに重要な仕事であるし、多くのナースは高度なスキルと強い使命感をもって仕事に臨んでいる。しかし、プロフェッショナリズムよりも、そしておそらく「ケアリング」よりも、地位の従属性のほうが、病院看護の構成要素として大きな部分を占めている。

ここに、ナースの役割上のジレンマがある。一方で、彼女は医学と一線を画すこと（「我々はケアを、医師はキュアをする」など）や、専門職であることを主張することなどによって、ナースの地位を上げようと努力する。しかしもう一方で、医療チームに不可欠なメンバーとして、医学の威信を借りることもできる。ナースの役割の三つの構成要素――ケアリング、プロフェッショナリズム、従属――のすべてが、ナースが実際に行うことと、それに対する彼女たち自身の考え方を、よく表現している。看護学校はプロフェッショナリズムを説き、管理者たちはナースをコントロールしようとし、看護雑誌は「ケア」の重要性を唱える、というように、ナースは互いに異なる方面から異なる要求を突きつけられている。ある意味では、このような葛藤をうまく処理することが、ナースという仕事の本質なのかもしれない。

看護は女性の職業か？　理論の限界

A FEMALE PROFESSION? A THEORETICAL QUANDARY

ナースは、自分たちの仕事はケアを中心に据えるものであると考え、ありきたりのやり方で、その職業的地位の向上のために不平等と闘い、結局はいつも指示を受け、人から顧みられない仕事をするという従属的地位から抜け出せずにいる。ナースの業務は、確かに技術的には熟練を要するが、ほとんどの場合地味な繰り返し作業で、同僚の他職種からも認められず、また（近年は改善してきているようだが）本人たちによると、金銭的報酬も十分でない。従属するのみでなく、医学とは異なる独自の価値観や目標を持っているということは、現実にほとんど認められていない。ナースは、自分たちの経験は認められず、自分たちの言い分も聞いてもらえないと感じている。[24]流行りの言い方をすれば、「声なき存在」に等しいと感じているのだ。多くの意味で、看護は女性が多数を占める職業のパターンに当てはまっていると言えよう。

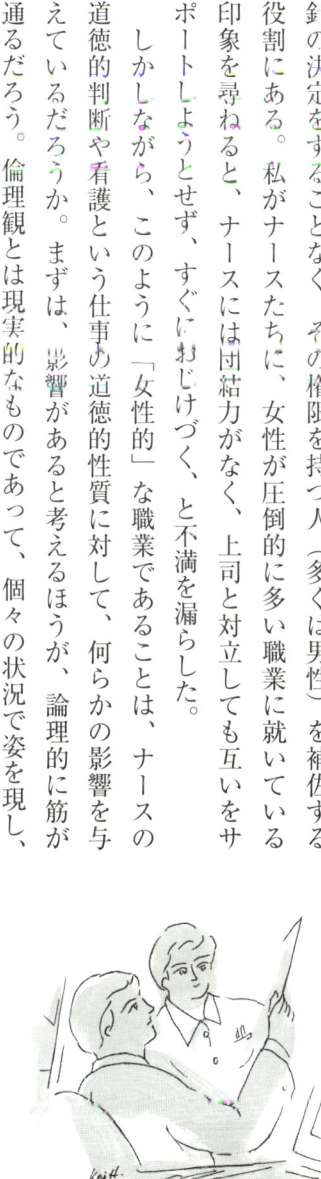

女性の割合からいっても、仕事のスタイルからいっても、看護は明らかに「女性的」職業である。一九八四年には、全米の登録ナース（RN）免許保持者のうち九七％、実際に雇用されている看護職の九六・七％は女性であった。[25]看護職における男性の割合が三％というのは、過去に比べてわずかに増加したにすぎず、今後も短期間に大きく変化するとは思えない。看護はまた、歴史的に女性の職業と言われてきたものの典型例である。すなわち、人々、特に弱者の世話をすることに重点が置かれ、掃除や家事的な仕事が多く、地位や報酬も低く、また自ら方針の決定をすることなく、その権限を持つ人（多くは男性）を補佐する役割にある。私がナースたちに、女性が圧倒的に多い職業に就いている印象を尋ねると、ナースには団結力がなく、上司と対立しても互いをサポートしようとせず、すぐにおじけづく、と不満を漏らした。

しかしながら、このように「女性的」な職業であることは、ナースの道徳的判断や看護という仕事の道徳的性質に対して、何らかの影響を与えているだろうか。まずは、影響があると考えるほうが、論理的に筋が通るだろう。倫理観とは現実的なものであって、個々の状況で姿を現し、

それが男性であれ女性であれ、現実の人々が持つものである。ジェンダー[26]を全く伴わないものの見方をできる人などいないはずであり、またジェンダーによって世の中の見方が全く異なることは多数実証されている。看護の世界においては、通常、性別の偏りが大きい、すなわち看護職は圧倒的に女性が多い。このことを考えると、ナースが病院内の道徳世界を女性特有の見方で捉えていると考えることは理にかなっているだろう。

より具体的には、女性と男性では善悪に関する考え方が異なる（例えば男性のほうが暴力を使用することに肯定的である、など）ばかりでなく、すべての道徳的判断の根拠が男女で全く異なることを指摘した本も多い。すなわち男女は完全に異なる道徳的基盤を持っているというのだ。この考え方を示した有名な本に、キャロル・ギリガンの『In A Different Voice』がある。ギリガンによると、道徳的判断を下す際に、男性は他人からの影響を受けず自立することや、抽象的原理に従うことを重視するのに対し、女性は他人との関係の維持や、配慮《ケア》の倫理を優先するという。ギリガンは、「道徳的成熟」の概念が男女で異なるとし、従来の研究者（特に、ギリガン自身の師である、ローレンス・コールバーグ）は否定してきたが[27]、女性がこのような「もうひとつの声」を持つことを、正当なものとして認識すべきだとしている[28]。ネル・ノディングズも、著書『Caring : A Feminist Approach to Ethics and Moral Education』の中で[29]、論理的に導かれた抽象的理念ではなく、眼前にいる人への愛《ケア》に基づいた倫理観は、女性特有のものであり、それこそ望ましいものであると述べている。

しかしながら、これらの議論は、語られた事実に拠るところが大きい。すなわち、男性あるいは女性の看護職の実際の行動ではなく、ナースたちが話したことを基にしている。第三者がナースの仕事ぶりを見て、それこそさまざまな状況下での彼女たちの行動を見れば、ナースの仕事の大部分は他人により決定づけられていることがわかるだろう。病院という組織の一員として、ナースはいつもハードスケジュールで、限られた時間内に終えなければならない仕事の山を抱え、もしそれらを終えられなかった場合、相当に重大な結果を招くことになる。また、業務はそれぞれの基準（投薬量、投薬経路、ケア基準など）に従って行わなければならず、基準を逸脱すればしばしば法的制裁がある。確かに、時間のある時（そんな時などないと多くの者は言うが）に、患者や家族と話をしたり、他のナースの仕事を手伝ったり、指導したりするという程度のことは、ナースの裁量に任されている。しかし、業務の大部分においては、内容も方法も極めて厳密に規定されていることを考えると、ナースが倫理的意思決定を行う機会があるかどうかは疑わしい。

　したがって、女性特有のものの見方や道徳観といったものよりも、看護という仕事の性質がナースの態度形成に関わっていると考えられる。「自分たちのしていることは男性の仕事ほど重要でないという意識が、働く女性の間に浸透している[30]」とすれば、それは、日々の仕事の繰り返しの中で次第に強化されてきたものだろう。仕事はまた道徳観の形成にも影響を与える。例えば、ナースは治療法を選択または拒否する患者の権利を擁護する傾向が医師よりも強いとする（実際そうだと私は思う）と、それはナースが一日八時間から一二時間、患者と密接に関わりながら過ごし、患者が治療に対しどのように反応するかを知っているからである。患者の叫び声はナースの耳に入り、患者はナースに自分の考えをこと細かに話す。父親（患者）の蘇生を止めるべきか悩む家族の姿を目の当たりにするのもナースだし、患者がいよいよ最期を迎える時に病室に居合わせるのもナースである。看護の仕事の中でも、体を拭いたり、丁寧に傷の消毒をするといった感情を交えようのないケアを行う際は、特に「思いやりのある」人間である必要はない（このようなケアにおいては「男性らしさ」も「女性らしさ」もない[31]）。このことは、看護者が男でも女でも、何ら変わることはない。

かつては、看護は現在よりももっと女性的なものと考えられていた。他の多くの職業、特に報酬の高い職業からは女性が締め出されていたため、看護（主として個人雇いのナース）は報酬は低いが、女性が就ける貴重な職業であった。しかしこのことは、女性は人に仕えたり身の回りの世話をするものだという固定概念を助長した。また、従属的ながらも、（他の使用人などと違い）社会的に隔絶されることはないというのが、女性の置かれている立場であった。[32]

ジェンダーや職業に関する女性的倫理観よりも、ナースたちの道徳観のほうが、病院における彼女たちの地位や仕事の特性を反映しているとしたら、ジェンダーはそれほど重要ではなくなってくる。つまり極端なことを言えば、たとえ看護職がすべて男性で医師がすべて女性だったとしても、現在のシステムの下では看護職も医師も現在と同じ行動を取らざるを得ないであろう。実際、多くの一般ナースが、多少曖昧模糊としながらもこうした考え方を持っている。

ナースは大抵リベラルなフェミニズムを否定してきたが、それは彼女たちが受けてきた差別や一種の「虚偽意識」[33]のためではなく、不備で有害な現在のヘルスケア・システムの下では、自分たちに平等や自律が完全には約束されていないという深い認識によるものである。[34]

現状では、この問題については、多重共線性[35]のため構造仮説の検証が不可能である。すなわち、ジェンダー（女性）と職業（看護）が強く相関しているため、それぞれの効果を区別することが困難なのである。看護の世界に男性はごくわずかであり、彼らはあえて看護を選択した集団であり、しかも特定の領域（I

CU、手術室など）に集中している。我々の知る限りにおいては、看護の世界でも男性は女性に比べ厚遇されているようである。しかしこれは、平凡とは言えない男性と、多くの点で極めて平凡な女性とを比較していることになる。ロザベス・カンターが指摘したように、[36]もし状況が同じであれば、男性と女性はおおむね同じような反応を示すかもしれないとも考えられる。すなわち、もし看護職がすべて男性であれば、やはり彼らは皆思いやりがあって、人間関係に配慮し、一人の人間としての患者全体に興味を覚えるのではないだろうか。

しかし現実には、看護職はすべてが男性ではない。大多数は女性であって、これは決して偶然ではない。理想上の可能性がどうであれ、またジェンダーの影響と他の社会構造の影響とを分析的に区別することがどんなに困難であっても、現実は極めて単純である。すなわち、看護職は大部分が女性であり、伝統的に女性の役割とされている仕事をしている。さらに、看護の道を選ぶ男性はごくわずかであり、前述したような理由で、このことが平均的な性役割を揺るがすこともない。看護における男性の地位についてウイリアムズは「看護に男性が少ない理由は、男性は看護職になりたくないからである。男性ナースたちは自らが選んだ職業に対して強い心理的葛藤を抱いている。私が話を聞いた男性ナースたちは、自分たちのしていることと従来の看護業務の概念とを徹底的に区別していた[37]」。我々の社会では、女性が看護の道を選ぶことは珍しくないが、男性においては極めて珍しいことである。そして（現状で規定されている）仕事には、いわゆる「女性的」とされている行為や態度が要求される。仕事の構造が、社会における女性性の概念を強化、支持しており、またこのことは看護の道を選択するか否かに影響を与えている。カンターのように、仕事の構造こそが決定力を持つということは理論的には言えるが、仕事は抽象的なものではなく、それを行う人々の能力や気質と無関係ではない。「思いやる《ケアリング》」という看護の性質と、そのような仕事に対する軽視、そしてその仕事が女性に割り当てられているということは、特定の業務や病院の世界のことと言うよりも、アメリカ社会における女性の地位を物語っている。

このように看護は、本質的にではなく経験的に女性的職業である。このことは、ナースの役割についてこれまで述べてきた他の特性とともに、病院内での道徳的問題に対するナースの考え方を形づくっている。

ナースの役割：倫理学への示唆

THE NURSES' ROLE : IMPLICATIONS FOR ETHICS

本章では、ナースであることの意味について詳しく述べてきた。ナースが病院での仕事をルーチンとして扱い、病院をどちらかというとノーマルな場所と考えていることもわかった。患者を思いやること、専門職として振る舞うこと、病院という組織内で従属者として働くことなど、自分たちの仕事が時に相反する複数の命令に挟まれることもナースたちは知っている。これらの命令は、指命的（ナースが何をすべきかを述べていること）であると同時に、記述的（ナースが実際にしていることを示していること）でもある。看護は基本的に女性の職業であり、その仕事は他人からは見えにくく、与えられる地位もあまり高くない。看護の役割のこのような要素はすべて、道徳的意味合いにあふれている。すなわち、そこにはナースはどのような人で、どのように仕事をすべきかの道徳的判断が含まれている。

そのような役割は、ナースおよび我々一般人の倫理とも密接な関連を持つ。ナースの地位はそれほど特別なものではない。米国において、広義の「援助職（helping profession）」と言われる仕事をする人は多いし、人にサービスをする仕事という意味ではさらに多くなるであろう。彼らのほとんどは自分たちを専門職《プロフェッショナル》だとは思っていないが、しかし仕事に関しては真剣である。そしてこのような仕事には女性が増えてきている。ナースの倫理的課題は、今日の大規模組織で、従属的立場に置かれているすべての援助職の人々の倫理的課題を示唆している。看護の倫理的側面を理解しようとする中で、我々自身の倫理的問題をも理解できるようになる。

このような新しいかたちの倫理的分析を行うためには、いくつかのステップが必要である。

（一）現在正当に認められていないものを再発見すること。私の研究に関する質問で最も多いのは、おそらく「なぜナースを研究しているのか」あるいは「なぜナースに関心を持つのか」ということである。多くの人々はナースには関心がなく、そして当然、ナースの仕事の重要性などわかっていない。医師にも、患者にも、そして一般の人にも、看護の仕事の大部分は見えていない。清拭、体位変換、日常のモニタリングなど人の目に見えることは、患者本人は別として、重要なこととは考えられていない。「患者がティッシュの箱に手が届かないといって不平を言うことがある。それは一見、大したことではないように思える。しかし横になったまま動けず、鼻水が垂れるにまかせている患者にとって、そのティッシュの箱は途方もなく重要なものになる」[38]。当然、ナースたちはこのように自分たちが正当に認められていないことに憤っている。最近、ある一人のナースが看護について書いて評判になった本のタイトルは、引用符付きで『Just a Nurse.』[39]となっている。

例えばICUや手術室のように、明らかにナースが重要な役割を果たしている時でさえ、彼女らは腕の立つ医師の補助者、あるいは「本当の」仕事をする人の補佐役と見なされている。手術を見学していると、行為の中心部分、すなわち外科医の切開という行為に目を奪われがちで、周辺に待機していたり、後ろのほうを歩いているナースには目がいかない。回診でも、医師がしゃべる間、ナースはカルテを持っていたり、黙って処置の介助をする。医師が医療というステージの中心に立ってドラマチックな役を演じるのに対し、ナースは、裏方として補助的な仕事をする。医師の仕事は高く評価されるが、ナースの仕事が評価されるのは、医師のまねごとをした時のみである。「近年最も高く評価される能力は、患者の幸福や公衆の健康に直接的に関係するものよりも、科学・技術的関心事――つまり人々の目から見て、高度に知的で、刺激的で、挑戦的なもの――に向く傾向がある」[40]。彼女たちの仕事内容をもう一度見直し、仕事ぶりを見ること――せめて一瞬でも、彼女たちを舞台の中心に置くこと――が、ナースの何たるかを理解するための第一歩であろう。

今まで評価されなかった仕事を掘り起こすことは、女性の仕事を分析する場合、特に大きな意義を持つ。ミラーによると「女性に許されている行為はすべて、世の中の中心的なものとはかなり離れたものである。女性の居場所は発展的行為の枠外にある。老人や病人や障害者の看護は、一時的あるいは永久的に離職した人々の世話をすることであり、育児もまた、未だ実社会での真の活動をしていない者に関わることである。女性はまた、世の中で活動している人に対し、その活動時間外の世話もする。すなわち、夜、疲れて帰宅する男性をいたわり、安らぎを与える。女性の別の役割である、次世代を産むという生物学的な役割は、極めて重要と見なされているが、実際はこれもまた女性を現世代の活動の外へ追いやっている。自分たちは〝実社会〟とのつながりを失くしてしまったように感じると女性たちが嘆く時、彼女らはこうした状況のことを言っているのである」[41]。しかし、彼女たちの世界こそ実社会なのであり、実社会とのつながりを絶っているのはそのようなことを言う人々のほうではないだろうか。

(二) 看護固有の倫理を知ること。学者たちの間ですら、看護倫理が研究の対象になることはほとんどない。看護倫理に関する本の多くは、ナースの置かれている状況が医師のそれとは根本的に異なるという認識がほとんどないまま、医療倫理学の原理を借りてきて看護の状況に応用しているだけである。医師は、他者の助けをほとんど借りずに、重要な決定を行うことが多い。医療倫理学における典型的なシナリオには、ドラマチックな症例、大胆な処置の選択、危機的状況などが登場し、そこで医師は選択をするわけである。このように、何をなすべきかを一人の人間が決定しなければならないというジレンマが、医療倫理の特徴である。これら哲学的医療倫理学は、実践家に選択の自由を与えている。倫理的問題は、どのような選択が道徳的に適切なのかを決定することにある。しかし看護における問題は、自分たちの統制範囲を超えていることがほとんどである。すなわちそれは個人が苦境に置かれているという意味でのジレンマなどではない。「倫理的ジレンマ」という言葉は、他の、より権力のある人物の判断によって仕事が決定づけられる職業においては通用しない。医師にとっては「この赤ん坊を救命すべきか？」というのがジレンマだが、ナースにとっては「不必要な苦痛に耐えているこの赤ん坊を、どうケアしていったらよいか？」というのが問題である。医師は「意思決定」をし、ナースはより多くの「実行」をする。

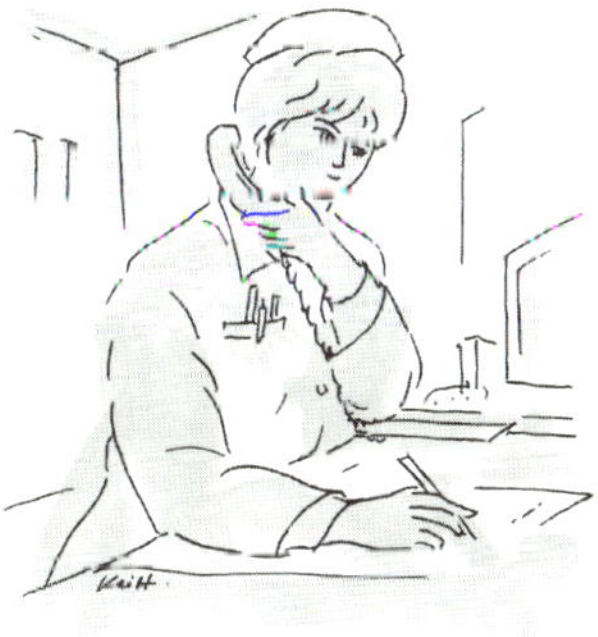

　看護倫理が医療倫理から派生するものとして描かれることが多い以上、ヘルスケアにおける主導権は医学にある。看護独自の声は聞かれず、ナース特有の倫理的立場は忘れられている。

(三)　独自の倫理的分析が必要である。ナースの置かれている立場を認識し、看護は医学の下位分野ではないということを本当に理解するためには、今までとは異なる方法での倫理的分析が必要となる。医療倫理学は、権限を持つ人々が直面するジレンマを扱うことが多いが、看護倫理学は、それに比べてはるかに権限のない人々、すなわちナースが経験する苦悩を考慮しなければならない。善い行いをしようとする一方で、ナースは組織の一員であり、ある人々に対しては責任を負っているが、また別の人々からは指示を受ける立場でもある。ナースは、患者の世話《ケア》をせよとの命を受け、一人の人間としての患者に関心を持ち、なおかつ専門職として責任を持たなければならない。中絶反対主義の信心深いナースが堕胎手術の手伝いをしなければならなかったり、奇形児を死なせなければならなかったり、末期がん患者の人工呼吸器を外さなければならないこともある。こうした場合、ナースはその決定が道徳的に間違っていると感じているかもしれない。しかしナースは、個人的には後悔するような方針や、間違っていると思う指示や、残酷だと思う治療でも実行しなければならないことが多い。他の選択肢をじっくり考える時間などほとんどなく、現行のルーチンを変える権限もなければ、その場面から逃げ出す自由もないのだ。

したがって、看護倫理とは無力な人々の倫理、すなわち判断を下す者ではなく立会人の倫理であり、選択者ではなく実践者の倫理であり、人目につかない仕事をする者の倫理である。また、実践者は圧倒的に女性が多いため、看護倫理は人間関係の倫理であるとも言えよう。「特に、周知のとおり、多くの女性——たぶんほとんどの女性——は、道徳の問題を、原理や、理性や、判断力の問題として取り扱わない」[42]。看護倫理は、我々の多く、すなわち責任を与えられず、他者からの指示を実行する立場にあり、与えられた制約の中で任務を遂行しようと努める人たちの倫理である。そこには、特別の美徳などない。看護の文献の多くは、大げさな理想主義に毒されており、多くのナースは「私が担当（責任を持つ立場）だったら、こうはしないと思う」などと言う。しかし、実際には彼女たちは担当ではなく、もし担当だったとしても、彼女たちは今の責任担当者と同じように事を処理するだろう、と経験的に言える。単にナースであるというだけでは、正義は約束されない。ザスマンが言うように「ナースは、医師に比べて、患者の安楽や病気への精神的適応により気を配り、治療そのものへの関心は薄い。しかし、だからといって、ナースが慈悲深い天使だということにはならない」[43]。

概括すると、看護は独自の道徳の核——たとえ自分がその基準に沿うことができないとしても自らのものとして受け入れなければならない一連の指令——を持っている、ということである。看護の独特の役割は、ケアと、プロフェッショナリズムと、従属的立場などの要素の組み合わせであり、職業スタイルは明らかに女性的である。看護倫理は、多くの意味で、広く組織生活における倫理にも通じる。看護を理解するためには、組織内で従属的立場にある人々の道義的立場についての理解が必要であろう。

看護には、ナースは専門職としてどうあるべきで、どうあり得るかを体現した伝説の人物、フローレンス・ナイチンゲールがいる。ナイチンゲール伝説は看護界では並ぶものがないほど強い影響力を持っており、それはおそらく他のどの職業における有名人物にも勝っている。ナイチンゲールはまぎれもなく看護のヒロインである。しかし彼女の名を聞いて科学的貢献（それが大きいのだが）や、技術面への貢献を思い浮かべる者は少ない。それよりも、彼女は、組織内の弱者から出たヒロインの草分けである。ナイチンゲールは、患者の必要としているものを得るために、組織の形式主義を打ち破った強い女性として、ナースたちに崇拝されている（今でも看護の会議などではよく彼女の話が出る）。「彼女にけちをつける人はいないわ」と、あるナースは言う。ナイチンゲールは問題を明確に捉え、自分の思うようにシステムを変えていった。「彼女は事なかれ主義ではなかった」。今日のナースたちが尊敬し、自らもそうありたいと思うのは、官僚主義的権威に立ち向かう、彼女の道徳的強さ、気骨、そして不屈の精神である。自分の職場である英国軍隊という御しがたい組織とも対等に闘ったことで、ナイチンゲールはナースにとって伝説的モデルとなった。これは当然のことである。なぜなら、第四章で述べるように、ナースにとっての倫理的問題の多くを生み出しているのは、病院という組織だからである。

（1）例えば、下記の二冊がある。Patricia Benner and Judith Wrubel : The Primacy of Caring : Stress and Coping in Health and Illness. Addison-Wesley Publishing Co., New York, 1989.（邦訳　難波卓志訳：現象学的人間論と看護、医学書院、一九九九年）　Susan M. Reverby. : Ordered to Care : The Dilemma of American Nursing, 1850-1945, Cambridge University Press, New York, 1987.

（2）同右書（Reverby. : Ordered to Care ）p.1

（3）前掲書：序章（12）Jameton : Nursing Practice, p.256.

（4）Anselm Strauss : The Structure and Ideology of American Nursing : An Interpretation, in Fred Davis, The Nursing Profession : Five Sociological Essays, John Wiley & Sons, New York, 1966, pp.117, 120.

（5）前掲書：二章（8）Peggy. Anderson : Nurse, p.31.

（6）詳細は、前掲書：序章（13）Hughes : Men and Their Work, p.74を参照されたい。

（7）「ケアする人は、ケアする時、ケアするという行いの中に現前している。物理的には存在しない時でさえ、一定の距離を取った行いは、現前するしるし、つまり、他の人への専心没頭、他の人の幸福への、心づかいや願望をうかがわせる」Nel Noddings : Caring: A Feminine Approach to Ethics and Moral Education, University of California Press, Berkeley, 1984. p.19.（邦訳　立山善康他訳：ケアリング：倫理と道徳の教育——女性の観点から、晃洋書房、一九九七年）

（8）Janet Kraegel and Mary Kachoyeanos : Just a Nurse, Dell Publishing, New York, 1989, p.16.

（9）Elior Freidson : Profession of Medicine : A Study of the Sociology of Applied Knowledge, Harper & Row, New York, 19070.　Andrew Abott : The System of Professions : An Essay on the Division of Expert Labor, University of Chicago Press, Chicago, 1988.　Hughes : Men and Their Work.　Amitai Etzioni : The Semi-Professions and Their Organization, Free Press, New York, 1969.

（10）前掲書：序章（12）Jameton：Nursing Practice, Chap.6.

（11）Robert K. Merton：Sociological Ambivalence and Other Essays, Free Press, New York, 1976.

（12）私がある看護職の会合で講演をした時に、女性の仕事という固定観念のあるこれらの職業とナースとを比較するという間違いを犯した。その話に、聴衆はやじを飛ばしこそしなかったが、見るからに不愉快そうであった。

（13）Jo Ann Ashley：Hospitals,Paternalism, and the Role of the Nurse, Teacher's Colledge Press, New York, 1977. また、Barbara Melosh：The Physician's Hand：Work Culture and Conflict in American Nursing, Temple University Press, Philadelphia, 1982. と前掲書：三章（1）Reverby.：Ordered to Care. の二冊も参照されたい。

（14）「看護の内部での階層分離は、フェミニストの政治運動の障壁となっている」前掲書：三章（1）Reverby：Ordered to Care, p.6.

（15）「登録ナースのうち、ディプロマを持つ者と、準学士または学士号（大学教育）を持つ者との数の比は劇的に変化した。『［一九八四年時点で就業している］ナースのうち、一九六〇年以前に卒業した者の九〇％以上はディプロマの卒業生であった……一九八〇年から八四年の間に卒業して登録ナースとなった者のうち、ディプロマの卒業生はわずか一七％であった』」
前掲書：序章（1）ANA：Facts about Nursing 86-87, p.21.

（16）前掲書：序章（6）Benjamin & Curtis：Ethics in Nursing, p.71.

（17）前掲書：序章（13）Hughes：Men and Their Work, p.97.

（18）The classic article on how the nurse "plays the game" is C. K. Hofling et al. "An Experimental Study in Nurse-Physician Relationships." Journal of Nervous and Mental Disorders 143. 1966, pp.171-180.

（19）前掲書：序章（12）Crane：The Sanctity of Social Life, pp.246-248.

（20）この表現は、ナースのGretchen Aumann による。

（21）Irving Zola：Socio-Medical Inquiries：Recollections, Reflections, and Reconsiderations, Temple University Press, Philadelphia, 1983, p.311. また、ザスマンの『Intensive Care』p.77によると、「ナースが医師からの尊敬を得ることができるのは、熟練した技術によってのみである」。

（22）「自尊心の強い人には看護はきつい仕事である。あなたがナースになったのは、医師になれなかったからだと人に思われる……なれなかったのではなく、なりたくなかったのだということは自分ではわかっている……しかし、それでも他人からは自分にその能力がなかったと思われることには傷つく。」前掲書：第三章（8）Kraegel and Kachoyeanos：Just a Nurse, p.262.

(23) Perhaps to the long-term etriment of nursing's effort to independent status. See W. Glasen, in Davis, ：The Nursing Profession, p.27.

(24) 私が話を聞いたナースのうち何人かは、「ナースは何を望んでいるか」を調べるためのアンケート調査は何度もあったが、管理者たちはその結果を無視した、と言っていた。

(25) 前掲書：序章（1）Facts about Nursing 86-87, p.5.

(26) ※訳注　ジェンダー（gender）："sex"が生物学的な性を意味するのに対し、"gender"は文化的・社会的な性を意味する。

(27) ※訳注　L・コールバーグ（Lawrence Kohlberg）による道徳観の形成過程の定義が、男子のみを対象とした研究に基づくものであることへの批判。

(28) Carol Gilligan：In A Different Voice, Harvard University Press, Cambridge, MA, 1982.（邦訳　生田久美子・並木美智子共訳、岩男寿美子監訳：もうひとつの声―男女の道徳観のちがいと女性のアイデンティティ、川島書店、一九八六年）。また、Jean Baker Miller：Toward a New Psychology of Women, 2d ed., Beacon Press, Boston, 1986. も参照されたい。

(29) 前掲書：第三章（7）Nel Noddings：Caring.　を参照されたい。

(30) 前掲書：第三章（28）Miller：Toward a New Psychology of Women, p.76.

(31) Christine Williams：Gender Differences at Work, University of California Press, Berkeley, 1989, chap.4. に、「男らしく」看護することについて男性ナースたちが語った例が挙げられている。

(32) Robert Zussmanが提議したものである。

(33) ※訳注　虚偽意識（false consciousness）：K・マルクスによって用いられた言葉。社会的立場などに規定されることによって、客観的認識を妨げられるような意識のあり方。真実の意識に対比される。

(34) 前掲書：第三章（1）Susan M. Reverby：Ordered to Care, p.207.

(35) ※訳注　多重共線性（multicollinearity）：統計学用語。重回帰分析において説明変数間の相関が高いこと。

(36) Rosabeth Moss Kanter: Men and Women of the Corporation, Basic Books, New York, 1977.（邦訳　高井葉子訳：企業の中の男と女―女性が増えれば職場が変わる、生産性出版、一九九五年、※原書改訂新版〈一九九三年〉の抄訳）

(37) 「男性は看護職になりたくないから」の一文は、原著の前掲書：第三章（31）Christine Williams, p.90. では、イタリック（強調体）になっている。

(38) 前掲書：二章（8）Peggy, Anderson：Nurse, p.106.

(39) 前掲書：第三章（8）Kraegel and Kachoyeanos : Just a Nurse　を参照のこと。

(40) 前掲書：序章（12）Jameton：Nursing Practice, Jameton：Nursing Practice, p.85.

(41) 前掲書：第三章（28）Miller：Toward a New Psychology of Women, p.75.

(42) 前掲書：第三章（7）Nel Noddings：Caring. p.28.

(43) 前掲書：序章（10）Robert Zussman：Intensive Care, pp.71-72.

第四章
組織における倫理的問題の発生
How the Organization Creates Ethical Problems

病院という組織は、単に道徳的危機の背景となるだけではなく、その組織形態が、積極的な意味で危機を作り出している。ルーチンという背景を抱えながら、病院組織の構造上の断裂——特に、異なる職種間の断裂——が「倫理的な」考え方のずれとなって現れる。利害関係を異にするグループが衝突し、仕事の内容ややり方についての論争が起きると、それはしばしば道徳的な色彩を帯びて「倫理的論争」となる。また、医師の自律性が薄れるにつれ、このようなグループ間の衝突は増え、政治的な色彩を帯びた「倫理的問題」も増えてくる。

前章までは、ナースの道徳的問題ではなく、主に道徳的ルーチンについて検討してきた。そして、病院には反論しようのない秩序というものがあり、ナースはその秩序の中で役割を果たしているということがわかった。そこでは多くのことが当然と見なされている。すなわち、患者は入院すればいつかは退院していく（あるいは死亡する）が、スタッフは相変わらず、日々同じことを繰り返して仕事を続けている。その中でナースの立場は、ケア、専門職性、そして医師や病院管理者への従属という、看護の規範によって

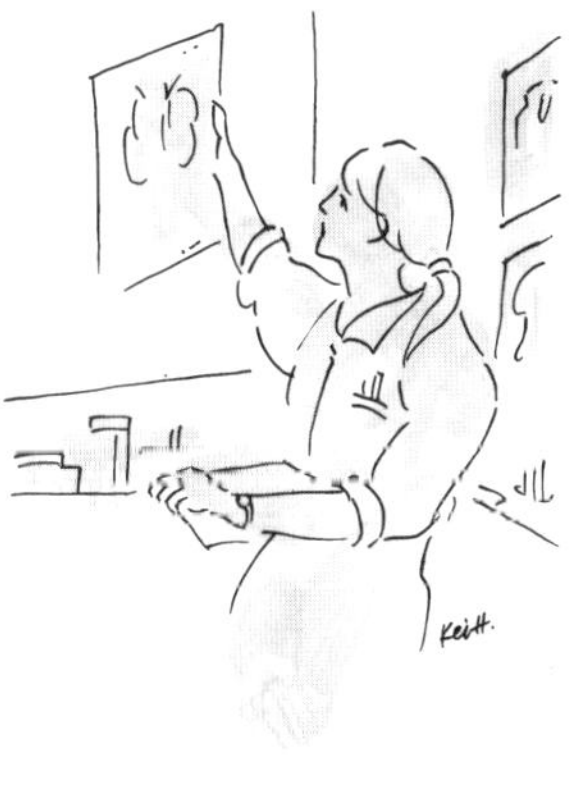

形成される。そして、自然に身に着き標準的となった作業手順の流れの中で生活している。

しかし、時にはこのルーチンが崩されることもある。すなわち、ナースの世界で道徳的に当然と見なされていたことに、疑問が投げかけられることがある。問題が浮上しても、いつもの前提では善悪の決着がつかなくなる。このような問題は個人のアイデンティティの根底を揺るがし、「自分は何者なのか」「自分はこれからどういう人間になっていくのか」というような疑問を投げかける。こうした問題のいくつかがはっきりし、またそれらをじっくり考えてみた結果、ナースたちはそれらが倫理的問題であることを理解し、道徳的規範に照らして議論するようになる。本章では、このような「倫理的問題」がどのようにしてナースの前に現れるのかを示し、次に倫理的葛藤とはどのようなもので、どのような場面で表面化するかについて概説する。これらは、道徳的生活に関する社会学の基本事項である。

二つの経験的観測

TWO EMPIRICAL OBSERVATIONS

看護倫理の社会学的考察は、二つの経験的観測から始まる。すなわち、第一に、看護における倫理的問題は制度上の問題であること、そして第二に、それらは通常、個人のジレンマではなく、実践上の困難を内包しているということである。

（一）看護における倫理的問題とは制度上の問題である。ナースにとって倫理的問題だと思えることは、予測可能な場面で繰り返し起こり、決して偶然の出来事ではない。例えばＩＣＵで、あるナースが問題を抱えている一方で、ＥＲでは別のナースが別の問題を抱えており、それらは無関係な出来事である、といったようなことでは決してない。さまざまな場所で、同じ問題が何度も繰り返されているのである。

このことは、特に社会学的示唆を持つが、これについてはC・W・ミルズが、ある別の社会的問題に関して次のように述べている。

人口一〇万人の都市で失業者がただ一人であるという場合、それは失業している彼個人の問題であって、その解決には、その人の性格や技能、そして当面のチャンスに期待すべきであろう。だが、五〇〇〇万人の労働者のいる国で、一五〇〇万人が失業しているとするならば、それは一つの［国家社会的］問題であって、一個人にどのくらいのチャンスが開かれているかというようなことでは、解決は期待できない[1]。

問題が制度に起因するもので、かつ広範に起こっている場合、それらは関係者個人の動機を超えて、その背景の持つ構造的特性を暴き出す。組織や仕事の特性が問題を生み出しているのではないか、と推測できるだろう。倫理的問題を抱えたナースにその病院を辞めさせて、別のナースを配置しても、その後任者はまた同じ問題に直面するだろう。問題は人ではなく、システムの側にあるのだ。

(二) ナースは個人のジレンマではなく、実践的な問題に直面している。ナースが出くわす倫理的困難は、頑固な医師、理解のない家族、予算を気にする経営者など、他の人々の反対を押し切って職務を遂行しなければならないという、実践的な問題であることが多い。

ナースはよく「やるべきことはわかっているけれども、それができない」と言う。思うにナースは、自分たちが信じていることは正しい、とはっきりとわかっているにもかかわらず、他の人々の反対を押し切ってまで、それを実行する権限がないのではないだろうか。これがナースがぶつかる壁の根源であり、看護における問題に関しておそらく最も優れた洞察を持つジェイムトンが、「道徳的苦悩」と呼ぶものである。

どうすることが正しいかはわかっているのに、組織上の制約により、正しい行為の遂行がほとんど不可能なとき、道徳的苦悩は生じる(2)。

これは、従来の医療倫理学のイメージとは明らかに対照的である。医療倫理学では、一人の実践家（多くは医師）が、道徳的意思決定の難題、すなわち「ジレンマ」に直面する。二つの対立する原理が彼（大抵は「彼」）の心の中でぶつかり合う。彼は孤独で、どう決断を下せばよいかわからず、自分の良心と闘う——それでいて彼は、明らかに意思決定の権限を持ち、きっぱりと決断を下す。学問としての医療倫理は、行動する上で従うべき哲学原理や、その原理を適用する際の論理を明確に示すというかたちで、彼の助けになる。

ジレンマという言葉は、倫理を個人化し、道徳を個人に属する問題とした。個人はもっと教育を受け、考え方を変え、明確な道徳的信念を持つべきだとされる。「ジレンマ」とは、専門職業人が、心理的なバランスを取りつつ、解決しなければならない倫理的困難のことである。問題を抱えた人は、まるで自分自身と闘っているかのように、「葛藤している」と言われる。

このことは、彼女（※訳注：問題を抱えている人）を、他人との闘いから巧妙に回避させている。「倫理的ジレンマ」について語ることは、そもそもこの問題を生み出した構造的特性から、我々の目を逸らすことになる。これは当然、現状肯定であり、病院内の権力者側にとっては脅威となりにくい。だから、多くの病院は「倫理委員会」の設置や、そこで倫理的問題が議論されることを快く受け入れるのである。病院内の権力者の中には、最初は脅威を感じる者もいるかもしれないが、問題をヘルスケアシステムの構造的欠陥の兆候として捉えるのでなく、「難しいジレンマ」という枠にはめることで、その脅威を回避することができる。ある病院で私が調査を始めた頃、看護の倫理的問題を解決する明らかな鍵だと誰もが思っていること、すなわち病院や医療システムの組織構造について、絶対に公の場（例えばセミナーなど）でしゃべってはいけない、と親切に忠告してくれる人が何人もいた。ある人は、「組織ではなく、人間の心理について話しなさい」と言った。彼らは、もし私が組織の問題について語れば、病院管理者たちは直ちに私の研究プロジェクトを止めさせるだろうと心配していたのだ。

　倫理的問題は、ジレンマでなければ、いったい何なのだろうか？　多くは病院における職業グループ間の衝突であり、そこでは道徳に関する議論は武器として使われているだけで、常に権力の大きい人々のほうに有利なかたちで決着が付く。倫理委員会は客観的な審判者としてではなく、一方の味方としての役割が期待されている。問題は善悪の判断に関わるジレンマではなく、他のユニット、他の施設、そして広くは社会全体から、ナースに押し付けられた実践的問題なのだ。抗争は個人の心の中で起こるのではなく、ナースと病院管理者、ナースと医師、ナースと社会との間で起こる。複雑な現代社会に組み込まれた、複雑な病院組織の中で、看護は、競合する職業グループと道徳的イデオロギーのぶつかり合う場となっており、この争いこそが倫理的問題の根源となっている。ナースたちは毎日、医師の指示、患者のニード、家族からの要求、法的な規制、病院内の官僚制、そして自らの身体的・精神的限界などを巧みに操っている。これらの間での葛藤が、「看護における倫理的問題」と表現されているのである。

　確かに、看護実践には純粋なジレンマもある。例えば、心臓発作を起こしてCCUに入っている男性がいて、入院中に彼の妹が交通事故で亡くなったとする。患者が妹のことを尋ねたとき、家族の当然の権利として、彼に真実を知らせるべきであろうか、それとも、命取りにもなり得る再発作を防ぐために、嘘をつくべきだろうか。これは、ナースが時に直面する、偽りないジレンマである。この他に、例えば、うっかりミスをした同僚に対して職業人として義理を守るべきか、患者の保護を優先させるべきか、というような複数の選択肢の中から、どれかを選ばなければならない場合もある。

しかし看護においては、旧来の倫理的ジレンマはもはやなくなりつつある。すなわち、責任の分散化が進んだことにより、真のジレンマはいよいよ見られなくなったのである。その代わりに、倫理的ジレンマは、比較的権力を持った集団間の道徳的意見の相違を露呈するものとなった。倫理的問題はもはや、従来の医師のような一人の実践家だけが背負う重荷ではなく、ナース、病院管理者、家族、弁護士など、多くの人々が関係しているものである。権限が集中していて、一人の人間が決断を下すような状況においてはジレンマが起こり得る。しかし、多様な人々の層からなる今日の病院においては、倫理的問題は必然的にそれぞれの集団間の権力争いを伴うことが多くなる。ある意味で、病院内のすべての人が、誰か他の人に従属するような状況になるにつれて、道徳的問題が外面化されて実践的問題となり、政治的問題として議論を要するようになる。倫理的問題はいまや医師にとってさえ、患者や、家族や、その他の人々との衝突の現れなのである[3]。自律的な個人のための行動規範といったような従来の倫理学は、時代遅れになりつつある。ますます分業化が進む米国の医療システムの中で、倫理学は（道徳性の強い）政治学に、取って代わられようとしている。

組織における倫理的問題に関する構造的理論

A STRUCTURAL THEORY OF ETHICAL PROBLEMS IN ORGANIZATIONS

ここで、組織における道徳的問題の発生についての、一連の基本原理を挙げておこう。組織で起こる倫理的問題のすべてがこれらの原理で説明できるとは言わないが、大部分はカバーできるのではないかと、私は思っている。これらの原理は、倫理的問題は、関係者たちにとってどのような意味を持ち、どのような場所で発生しているのか、といった社会学の基本的な疑問に答えてくれる。

(一) 倫理的問題は、権力を持つ利益集団の衝突を反映している。これは最も根本的な原理で、この後に続く四つはこれを詳述したものである。組織における倫理的問題の多くは、一人の自立した実践家が心中に抱えた葛藤がある日表面化する、というかたちで発生するのではない。むしろ、複数の利益団体——典型的にはライバルの職種や権利集団——の間の論争の現れという傾向が強い。よくある例として、終末期の患者に対する積極的な治療を止めるかどうかについての、ナースと医師の間での議論を思い浮かべてほしい。医師は、さまざまな理由から、積極的治療を好む。おそらくそれは、医療過誤訴訟への懸念や、医学の力についての信念、生命を救わなければならないという責任感、あるいは患者の苦痛に対して比較的無知であることなどによるものなのだろう。治療を止めようとしない医師の態度は、病状は一向に改善せず、もう放っておいてほしいと懇願する患者と何時間も接しているナースのフラストレーションと衝突する。ナースが治療処置を中止する意見に傾きがちなのは、おそらくフラストレーションや、患者や家族の強い要求、そして一種の虚しさのためであろう。この状況は双方にとって倫理的問題でもあるが、同時に、二つの職種の世界観の構造的なぶつかり合いでもある。[4] しかし最終的な決定権は医師にあるため（この権

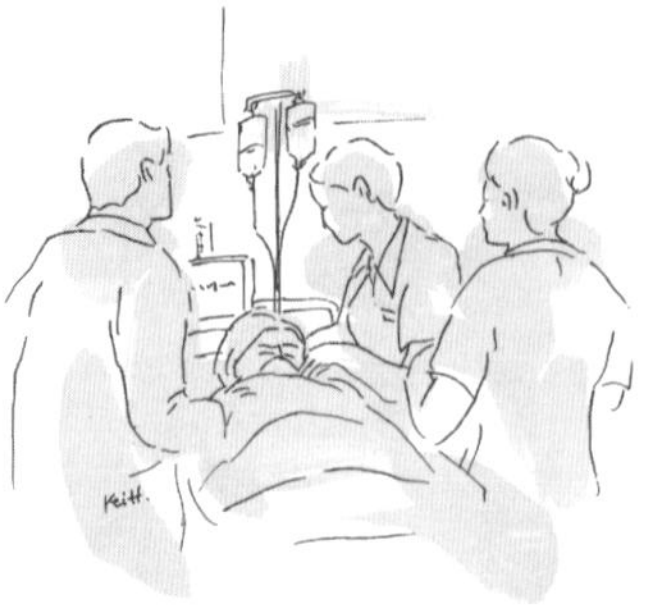

限は覆すことができるのだが——第六章参照）、困ったナースたちは、病院内倫理委員会の開催を求める。それは状況の客観的評価のためではなく、職種間の争いに道徳的サポートを得るためなのである。

外科系ICUのナースは、手術感染による敗血症で死にそうな「お腹の膨れた」男性患者について、明日、倫理コンサルタントに相談する予定である。ナースたちは彼をこのまま逝かせたいと思っているが、医師たちはそれを嫌がっている。倫理とはまさにこれなのだ——ジレンマなどではなく論争だ。【フィールド・ノート】

（二）グループ間の根本的な論争が、道徳的葛藤と名付けられる。政治的論争や縄張り争いとも言えるようなことが、道徳用語にすり替えられると「倫理的問題」となる。前出の例では、ナースによると、積極的治療をあくまで続ける医師たちは、真の意味で患者をケア（これこそ看護の基本的役割である）しておらず、それは非道徳的だ、明らかに間違っている、道徳的に間違っている、と主張する。すると医師は、患者の生命を救うことは医師としての義務である、「彼をそっとしておいて、逝かせてあげて」と言うだけなら簡単だ——特に汚れ仕事をするナースたちにとっては、と言い返すだろう。生命を守ることが医師という専門職の使命であり、それはいかに重症な患者であっても同じである。この使命感は単なる専門的判断ではなく、医師とは何かという核心を突くものなのだ。ナースと医師は明らかに異なる目標をもって患者にアプローチしており、それが道徳用語を使って表現されている。

このような二つの異なる立場は、それぞれの職種の教養豊かな代弁者により明確に表現されてきた。実際、グループの専門職としての目標を明確にし、またそれを人間の基本的ニードとはっきりと関連づけて倫理原則とすることは、職種グループ内の知識人、あるいは少なくとも雄弁な代表者なくしてはできないであろう。

(三) 倫理的問題は職種間の道徳的協議事項の食い違いを反映している。第三章で述べたように、専門職であるということは、自分とその職業とを同一化すること、すなわち職業集団としての目標が自身の目標となることをも意味する。ナースは患者をケアすることを望み、医師は患者を治療《キュア》することを望む。どちらも、自らの人間性を賭けてそれを遂行しようとする。

このように倫理的問題はしばしば対立する職業道徳規則の衝突を反映している。医師は、生命を救うことが道徳的使命であり、その目標を邪魔されたくないと思っている。病院経営者は、さまざまな環境から来院した患者たちに、公平なケアを提供することが道徳的使命であり、実験研究に過度の出費をすることには腹を立てる。ナースには、患者と家族を統合的にケアするという道徳的使命があり、親族をぞんざいに扱う病院に憤慨する。このような方針の違いが、細分化しているが非常に道徳的な色彩の強い病院の雰囲気の中では、道徳的見解の大きな衝突へとつながりやすい。

> [非営利組織は] 企業と比べ内部での衝突が多い傾向があるが、それは各人に大義への使命感があるからである。単なる意見と意見の不一致ではなく、信念対信念の問題なのである。(5)

(四) グループの地位が変化すれば、倫理的問題は増える。看護の地位が上がるにつれ、他職種集団との倫理的衝突は増えてきた。ナースが病院管理者に対して明らかに従属的であった頃は、彼女たちの直面する決断はただ一つ、自分はナースになるかどうか、ということだけであった。ひとたび仕事に就けば、その他の倫理的問題には答えが出たも同然だった。すなわち「それは私が決めることではない」というのが正しい答えだったのだ。道徳的判断に関して医師が圧倒的優位であることには疑いの余地がなく、道徳的問題は（医学）専門職の問題と考えられていた。しかし、ナースがより多くの責任を任されるようになると、彼女たちは医学の支配に挑戦するようになり、自らの倫理的問題に答えるべきだと感じるようになった。「専門職化（professionalization）」とは、まさに仕事における技術志向から道徳志向への変化のことを指す。権限が拡大するにつれ、責任も増し、したがって倫理的論争も増えるのである。

この傾向は、看護の発言力が増すにつれて加速された。特定の病院と結びついていない、大学の看護学部が増えたことにより、学問的に洗練された看護学教授が相当数出てきた。看護学教授たちは、看護について発言したり論述することに専念する時間があり、また、医学や医療機関とは別の、看護独自の目標や意義についての哲学を明解かつ詳細に説明する知性を持っている。病院の「最前線」で働くスタッフ・ナースのほとんどは、学問的な看護学や専門職全体のことには関心がない（「……現在就業している登録ナース（RN）のうちアメリカ看護師協会に加入しているのはわずか二一％である。このことは一般ナースの、専門職団体への関心の低さを示している[6]」）という事実がある。しかし、看護大学は、看護に独立の基盤を与え、その強力な自立への呼びかけは、自分たちの主張を聞いてもらおうとするナースたちの努力を支えている。

看護の地位の向上と専門職化の背景には、同時に他のいくつかの歴史的発展があり、それらが相まって看護の影響力を強めた。（一）まず、医学の誤りが暴かれ、一般大衆の間で医療倫理に関する論議が高まったこと。(二) 次に、そこへ女性がそれまであまり発言してこなかったことに気づくとともにフェミニスト運動が起こり、一見個人的な問題に思えることが、しばしば政治的不公正の現れであることに、女性が気づき始めたことである。(三) そして最後に、慢性的なナース不足により、看護学生が安価な労働力として不当に使われていた病院付属看護学校の時代に比べて、ナースという職業の安定性が増した。要するに、ナースはいまやどこへ行っても職を得ることができ、自分たちの主張を聞いてもらうための声——看護教育機関では強いが、病院内ではまだ弱い——を上げるようになったことである。それゆえ、「看護における倫理的問題」は増えてきた。

(五) **倫理的問題は、時とともに変化する**。一九八〇年から一九九〇年のわずか一〇年の間に、看護倫理に影響を与えるいくつかの大きな変化があった。AIDSの蔓延により、希少資源の配分、深刻な家族崩壊への対策、多数の若年末期患者への対応、などの問題が出現した。保険会社のコスト問題が目立ち始め、コスト抑制に向けての努力がなされるようになると、ヘルスケア業界における力関係に変化が生じた。また、一九八八年には、DNR(**蘇生不要**)の決定プロセスが業務手順の中に記されていることが、全米で病院認定を受けるための条件に加えられた。これにより、治療を終了するかどうかの決定は、場当たり的な意思決定や医療上の慣習ではなく、正式な手順に則って行われるようになった[7]。そしてこれらすべてが、ナースにとっては倫理面での新たな関心事となった。

看護ケアの体制にも変化が起こった。第二次世界大戦時のナース不足以来、最も広く行われていた看護体制は、一群の患者に対して必要な業務をナースたちがお互いの間で割り振るという「チーム・ナーシング」であった。一人のナースがすべての患者の身体を拭き、他の一人は血圧を、もう一人はすべての投薬を行う、というようにである。この体制だと、高度な技術を要さない仕事には補助スタッフ――プラクティカル・ナースや看護助手――をうまく使い、専門技術を身に着けている登録ナース（RN）をより複雑な業務に充てることができる。どのナースも大勢の患者を看るが、一人ひとりの患者との関係は非常に希薄である。近年では、各患者に一人のナースがつき、各ナースは少数の患者を受け持つ、という「プライマリー・ナーシング」体制へと移行した病院もある。この体制では、「プライマリー・ナース」が、担当する患者のケアのすべてを行い、患者や家族のことをよくわかっているので、患者の安寧に対する責任感も強くなる。したがってナースは、どのようなケアの指示が出されたかについて、医師やその他の人といつでも議論できる態勢にある。このように、業務の体制が変われば、倫理的抗争の内容も変化する。

以上の五原則が、私の論点の核心部分である。本章の残りの部分では、これらを実証する一連の事例を挙げてみたい。看護における道徳問題のすべてが、グループ間の抗争に起因するとは思わないが、大部分はそれで説明できるのではないだろうか。力関係が安定していて、それに異議を唱える者もいなければ、倫理的危機はほとんど生じないはずである。すなわち、答えはいつも決まっており、決定を下すのは明らかな権威者であり、従属者は口も心も閉ざして自分の仕事をこなすだけである。しかし、権威者に抗議する者が出たり、新たな派閥ができたり、新しい職業集団が形成されて自分たちの領域を守ろうとすれば、これらのさまざまなグループの道徳規範は衝突するだろう。その結果生じる口論は、（まさに）道徳的葛藤であり、倫理的論争という枠に入る。そのような論争は、自分たちの言いたいことを、周囲に聞こえるように強く、はっきりと述べる人がいて初めて起こり得るものだと私は思う。

「倫理的問題」としてのグループ間の衝突例

SOME EXAMPLES OF GROUP CONFLICT AS "ETHICAL ISSUE"

ウェーバーによると、倫理的抗争の「典型タイプ」とは、二つの職業集団の道徳規範の対立であるという。[8] 多様な人々で構成され、しかも道徳的要素の強い非営利組織（キリスト教系大学、非営利病院、精神福祉事務所など）では、この種の問題が最も頻発するようだ。その他にも、道徳的責務の異なる職業集団間の衝突や、おそらくそれぞれの仕事環境からくる潜在的な道徳的見解の違いなども含まれる。実際には、それぞれ立場の異なる複数の集団が関係し、その時々の問題によって流動的に連携する場合もある。例えば病院では、医師が不足しがちなため、管理者たちは医師と組んで、団結力がなく自己主張に慣れていないナース集団と対立する。あるいは看護出身の管理者が、ナースの考え方に同調して、医師や、家族や、他の管理者たちとさえ交戦状態に陥ってしまうこともある。しかしどちらの場合でも、彼らの道徳的見解は、組織内の主要な職業集団が持つ観念形態に影響されていることが多い。

これから示す事例の中で、看護は抗争の一方の側に立っている。まず比較的単純な二者間の衝突から始め、徐々により複雑な、多数の集団が関わる状況、さらに漠然とした意味での「世間」と看護が争うというより大きな領域へと話を展開するつもりである。全体を通じて、主としてナースの視点から述べていく。

（一）ナース対医師。ナースの関わる道徳的論争の最も単純な例は、いつも顔を突き合わせているドクター——ナースは敬意を表すこの呼称を避けて「医者（physicians）」と呼ぶ——が相手である。さまざまな理由から、医師とナースは互いに相容れない道徳規範を守ろうとする。この二つの職業は異なる選択手順を経て成り立っている。すなわち、医師の多くは男性（その割合は急速に減少しているものの）だが、ナースの多くは女性であること、医師は生理学的疾病モデルに基づいた教育を受けていること、医師のほうがはるかに大きな権限を持っていること、医師は実に多様な仕事をすること、そして最後に、日々の患者ケアのほとんどを行うのはナースであるのに、患者の安寧に法的な責任を負うのは医師であるということである。そして、ナースは医師と違って、常に「書き立てられる」(懲罰を受ける)ことや職を失ったり、免許を取り消されることを恐れている。医師がナースの仕事の邪魔をすることにより、論争が始まることもある。例えば、人工透析ナースは、透析中に医師が病室に入ってきて、「私がうまく入れたカテーテルをいじくって」台無しにした、と文句を言う。「おまけに私が他の仕事をしているっていうのに、すぐにやり直せって言うのよ。彼はその病室に何の用もなかったのよ」[インタビュー]。

医師は治療《キュア》に注目し、ナースはケアに目を向ける、とよく言われるが、さらに言えば、医師は主として科学的専門知識によって報酬を得、ナースの場合は組織内での熟練した技術によって報酬を得る。仕事の本質的違いが、両者の共通基盤を見いだすことを難しくしている。以上のような理由で、何を、なぜ行うべきかということで、医師とナースはしばしば対立する。医師とナースが「チーム」として働くという理想は、あくまで理想にすぎない。「実証研究によると、ナースと医師は共に働く仲間などではなく、お互いに極めて限られたコミュニケーションと最低限のやりとりをしながら、近くで働いているだけだという」(9)。医師の追求する目標はナースのそれとは異なり、その結果生じた衝突が、倫理用語を用いた論争となるのである。

例えば、医師はナースよりも、終末期の患者に対する積極的な治療をしたがる傾向がある。侵襲的かつ費用のかかる治療を終末期の患者にどこまで続けたいと思うかは、医師によってさまざまだが、少なくともナースが緩和ケアのみにしたがっても、そうさせることは嫌がるのが一般的である。この違いは、ケースに対して法的・個人的責任を負っている医師と、患者の苦痛と家族の願いを四六時中見聞きしているナースの違いによるか、あるいは医師は、患者が人間としてどんな思いをするかよりも、生理学的な結果を強く指向するためと考えられる。いずれにしても、回復の見込みのない患者にどこまで治療行為を続けるかという議論は、ナースと医師の間の倫理的論争の主要なテーマである。

また、ナースを幻滅させるのは、病院の臨床教育機能が、しばしば患者ケアの妨げになっていることである。研修中の医師――メディカル・スクールを卒業後数年のインターン、レジデントのこと――は、教育病院（「学習病院」のほうがより正確かもしれない）を実地修練の場として利用する。経験の浅い医師たちは、患者、特に事実上治療費の対価として精神的・肉体的尊厳を差し出さなければならない貧困者の体を使って腕を磨く。

インターンがトリプル・ルーメン・カテーテル［内腔が三つに分かれている細いチューブ］を患者の［太腿にある］太腿静脈から心臓まで挿入しようとしている。彼女は初めに片方の腿に、次にもう一方にも刺したが、うまくできなかった。

患者の腿は血だらけで、創部の周囲を無菌状態に保つことなどとてもできない。前日から休みなしで働いているインターンは、疲れ切って意気阻喪している。部屋の外から見ているナースたちは目をくるくるさせて「（あのインターンは）こんな血まみれ状態が普通だと思っているのかしら」と言っている。

結局は、フロアのシニア・レジデントがやってきて処置を終了した。この処置への同意書に署名はもらっていたのだろうか？ いや、なかった。「あぁ、後でもらうよ」とレジデントは言う。【フィールド・ノート】

レジデントが本当に必要な時に救命処置ができるようになるための練習として、救命の見込みのない患者でもコード（蘇生処置）が行われることがある。これは特に挿管――人工呼吸器を使用する際などに、気管内チューブを喉から肺のほうへ挿入すること――の手技を学ぶための貴重なチャンスである。

さらに、先端科学が優遇され、惜しみなく資金がつぎこまれることにより、医療行為はしばしばナースの嫌う方向に向かってしまう。研究者たちは、斬新で、稀有で、特殊かつ劇的な症例を一生の仕事に選ぶ。しかしほとんどの症例は特殊でも劇的でもない。ナースはすべての患者をケアするし、最も多くの時間を取られるのは、病院のルーチンとも言える仕事である。一方、医学研究者たちは、特殊で殊に難しい症例のみに目を向け、時間とエネルギーと費用をそれらのケースにつぎ込む。ナースたちは、この不均衡に反発を覚えている。

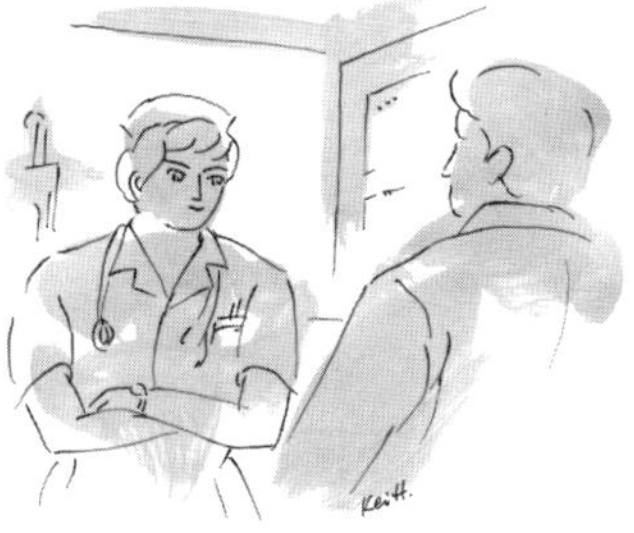

私の担当の患者が……彼は頸部の大掛かりな手術をしたのだけれど、ちょっと信じられないほど変形してしまったの。そのおかげで彼は、自分が植物のような気がする精神症状が出たりしたわ。手術は何のためだったのかしら?……。

それはお金儲けだったのよ。治療を受けに［病院に］来た患者が金持ちだと、本当は必要ないかもしれない治療までされてしまうの……誰かが荒稼ぎしているのよ。

【インタビュー】

アンドリュー・ジェイムトンは、保健医療専門職間の名声の配分と、科学との関連性についての現実をうまくまとめている。

もし保健医療専門職の主たる関心が、公衆の健康と福祉に向けられているのであれば、彼らはそれらを維持する上で最も役立つ技能を身に着け、重視するだろう……。もし保健医療専門職の主たる関心が、明白かつ直接的に患者のためになる行為に向けられているのであれば、彼らは症状の軽減や苦痛の緩和といった、病む人を思いやり安楽にする技術を重視するであろう。なぜならほとんどの疾病は未だに完治不能か、定型的な経過をたどるからである。もしベッドサイド・ケアが本当に最も誇れる専門性なのであれば、保健医療専門職の名声は、現在とは反対であったはずである……。現在、最も高く評価されている能力は、患者の利益や公衆の健康に直接関係することよりも、科学的、技術的関心事――高度に知的で、刺激的で、挑戦的だと人々が思うこと――である。(10)

最後に、医師にとっての優先順位とナースにとってのそれが、単純に衝突することもしばしばある。医師は診断を優先させる。

神経科ICUで、身体を拘束されている患者が、ひっきりなしに身体を前後に揺らすように痙攣している。重症の頭部外傷の患者で、極度に興奮している。レジデントのR医師は、患者が麻痺を起こした場合に、状態のアセスメントができなくなるし、反応もチェックできなくなる、などと言って、彼に鎮静剤やPavulon（麻酔薬の一種で痙攣を抑える薬）を投与しようとしない。CTスキャンのため階下に運ぶ時に、患者が暴れて

（彼は極度に興奮していた）自分たちに危害を加えるのではないかと、ナースたちは恐れている。

ナースたちの身を守るために患者を鎮静すれば、医師たちはアセスメントができなくなり、レジデントはアテンディングにぼろくそに言われる。だからナースが犠牲になって、患者に蹴られたり殴られたりしているのだ。あるナースは言う。「この次は「R医師に」『あなたが彼を運びなさい』って言うわ」。【フィールド・ノート】

また、医師は、当然のことながら自分の指示を直ちに実行してほしいと思っているが、ナースはしばしば「至急」の指示を同時にたくさん抱えており、時にはそれらの指示が医師の専門により相反するねらいを持っていることさえある。

「形成外科医は患者の見た目をきれいに治したい」から、熱傷患者は移植した皮膚が定着するように安静にしておけと言う。「一般外科医は、まずは救命して、それから皮膚を繕えばいいと思っている」から、肺炎予防のために、とにかく患者を起こして歩かせるのがいちばんだと言う。専門の違いというのが偽りのないところだが、その結果は治療方針を巡る論争になる。【インタビュー】

自分の「都合」ばかりを優先させる医師が、非常に無神経な行動をすることもある。

腕に蜂窩織炎を起こした男性患者の病室に、ラウンド中の医師が入ってきた……医師は「マルチネス氏の手術をする」と言っていたが、彼がベッドサイドに来たときマルチネス氏はいなかった。医師は「彼はどこに行ったんだ？」と言った。

患者はトイレにいて、医師がドアをノックして「マルチネスさん？」と呼びかけた。哀れなマルチネス氏が、おそらく便器に座ったまま、「はい」と叫ぶと、医師は「明日手術をすることにしたけど、いいね？」と言って去ってしまった。

［笑い］そしてマルチネス氏は「先生！　先生！」と叫んでいた。

【インタビュー】

（二）ナース対管理者。医師は、ナースにとって、明らかに専門性の違う、敵対しやすい相手ではあるが、管理者は、より影響力が大きく、そしてつかまえどころのない敵である。彼らの目標——例えば、組織の財政力——は、ナースたちに道徳的に疑念を抱かせるものに思えるし、彼らの優先するものは医師のそれよりもさらに納得できないものである。管理者たちの望みは、金を儲け、コストを削減し、有名な医師とその患者を引きつけること、病院の見た目を美しくし、ビルを増やすことであり、そして病院という経営組織の繁栄と安定である。これらのすべてが、疲れ果てた病棟のナースにとっては、別世界のことにさえ思える。病棟看護と病院管理は、全く違うレンズを通して世界を見ており、その結果生じる論争はしばしば道徳用語で表される。

しかし「管理者」というのは、院長から、小児科病棟の二五歳のヘッドナースまでをも含む、広義な言葉である。管理者の中には「ブルー・コート」、すなわち、紺のブレザーを着た中間管理職の若い男性、人事スペシャリスト、会計士、コスト管理の専門家など、医学にしろ看護にしろ、直接的な患者ケアの経験などほとんどない人々も含まれる。また、ナースとして働きながら昇進し、現在は病院最大の部門を動かしている——中年の女性で、ナースではあるが、もう何年もベッドサイドからは離れている——という者もいる。現場のナースの間には、一般的に「管理者」に対する敵愾心があるが、個々の管理者に対する気持ちとしては、強い反感から熱烈な信奉までさまざまである。時に自分の職場の管理者を尊敬する者もいるが、一般にはナースは管理者に不信の念を抱いている。ナースが述べる不平は、さまざまなかたちとなって表れる。

管理者は生命の危機という状況を理解せず部下に対し傲慢な態度を取る。これは「最大の問題であるサポートの欠如」と言われるものである。ここで言うのは財政的なサポートではなく、道徳的、組織的なサポートのことである。このこと――表現の仕方はさまざまだが、周囲の人々や上司が自分たちのしていることを認めてくれないという気持ち――は、ナースの仕事への不満の中で最も大きいものだろう。

［管理者の一人である、看護］副部長が、あなた方ナースの問題について話をしたいと言ってやってきたのだけど、彼女はすごくおしゃれな格好をしているわけ。ナースはあふれそうなベッドパンを抱えてびしょびしょになっているのによ。そんな彼女に我々の問題がわかるはずがないでしょ？

【インタビュー】

ナースたちは、「エアコンのきいたオフィスにいる」管理者たち（これは、夏期にはうだるような暑さになるフロアで聞いた）なんかにわかるわけがない、と不満をもらす。

あるナースは、「あの人たちは年に一回［親睦のためのイベントで］アイスクリーム・コーンをくれて、それで私たちが喜んでると思ってるけど、私はそれが大嫌いだわ」――恩着せがましくて不平等だ、と言う。「ここにはカースト制度があるのよ。看護助手と病棟事務員は不可触賤民[11]で、次がスタッフ・ナース［もうワンレベル上］。そうだわ、あの方たち［おそらく管理者たち］にごあいさつしなくちゃね」。管理者たちは、普通の八時間勤務で、仕事上の問題は残したまま帰宅することができる。

「五時に駐車場から出ようとしたことある？　すごい混雑よ。あの人たち［管理者たち］がみんな、五時きっかりに出て行くからよ。彼らがそれ以上遅くまで残っていることなんてないわ」。

【インタビュー】

管理者は、時に驚くほどつまらないことにこだわる。ある会議で、上級管理者が「掲示板の管理」に関することで、数人のヘッドナースたちを叱りつけていた。その内容は、ヘッドナースは、自分のフロアの掲示板に貼られているすべてのものをチェックし、承認したものにはサインをすること、「最新式ツナサラダの作り方」だとか他の病院宛の求人の手紙、チェーン・レターなど「不適切な」ものは外すこと、などであった。これが、一週間ごとに開かれる、かの［外科系］看護領域の管理者会議の議題のすべてであった。また、別の例だが、私がインタビューしたあるヘッドナースは、二六時間連続で働いた後、四時間眠って、さらに一八時間働いた。その翌日、彼女は「書類書きを時間通りにできていない」ということで、職務警告を受けた。さらに他のエピソードでは、超過勤務の多いヘッドナースや看護監督たちが、セミナーに出席して「効率的なマネジメント」についてのワークブックを完成させるよう指示された――しかし、通常の業務の軽減は全くなかった。また上級管理者の中には、故意に部下との関係を絶とうとする者もいる。

副院長の秘書が電話で、「少々お待ちください。彼が在室しているか見てみます」。

［電話を別の回線に切り替えて］「L先生、M・Eから電話が入っていますが、お話しなさいますか」。

［最初の回線に戻って］「すみません。先ほどまでいたのですが、いま席を外しているようです」。

【フィールド・ノート】

この副院長は、直接の部下であるナースからの電話を、明らかに嘘をついて拒否した。お粗末な管理者というのは、もちろん病院だけのものではないのだが、そうしたことへの不満が、病院では独特の道徳的な調子を帯びてくる。

管理者たちは、理由はどうあれ、財源の多くを最も生産性の低い領域につぎ込む。病院は、救命ヘリコプター「ライフ・フライト」や、一台何百万ドルもするＭＲＩ（核磁気共鳴撮影）装置や、臓器移植プログラムなど、人目を引く華やかなサービスに気前よく金を使う。しかし、例えば移植のために使われる資金は、実は高名な医師を引きつけるための医学研究資金であり、一般大衆の健康を保つ上で効果があるとはとても思えないものである。派手なサービスは著名な医師の興味を引き、病院の知名度を上げ、寄付金も増えるかもしれないが、患者の健康への直接的な効果は多くの場合ほとんどない。[12] 集中治療室（ＩＣＵ）で行われているようなハイテク医療は、他の所でもっと効果的に使えたであろう巨額の資金を吸い上げている。乳幼児ケア・ユニットのナースたちは不満をもらす。「ここには、妊婦たちに産前のケアをする予算はないけれど、彼女たちの［どうしようもない未熟な］胎児を延命させるための予算は十分にあるのよね……彼女たちには産前ケアも、産前ケアへの交通手段もない。多くのことが簡単に予防できるのに……胎児のための予算は何百万ドルもあるのに……三百万ドルも使って、［結局は］子どもを殺してしまうような親の元に子どもを帰さなければならないなんて、やり切れないわ」［インタビュー］。

病院の外観を整えるために資金と人手が使われることもあり、時にそれが日常業務に支障を来すことさえある。

Ｈ病院の新生児病棟で、昼夜構わず掃除夫が床磨き機をかけるので、うるさくて赤ん坊たちは眠れない。ナースたちは不満に思っていたが、患者満足度調査で（この病棟の乳児の）親たちが、病棟［の床のタイル］がとてもきれいだと非常にほめていた、と聞かされた。また、機械の音があまりにもうるさい（その音があると会話しできないほど）。それより、ごみ箱がいつも一杯のまま片付けられていないので、ハウスキーパーがもう一人必要だ、と文句を言っても、床磨きのほうが大事だと言われてしまうのだ！　【フィールド・ノートとインタビュー】

内科フロアで、平凡だが必要不可欠な、日常業務を行うナースたちが、基本的な必要物品を手に入れられないということもある。

例えば付箋紙のように、いくらもしないような、基本的な小物を買ってもらえない。全くケチだわ。でも、そこら辺の土地を掘り起こしたり、管理部門のビルを好きなように改装したりはするのよ。【インタビュー】

産科病棟のあるナースが言うには、管理者は基本的な必需品については、最も安い物――皮膚が赤くなるような絆創膏テープ、皮膚がゴワゴワになる（しかし一瓶二セントで買える）石鹸など――しか買わないが、その一方で最新の医療機器には何万ドルも注ぎ込む。また別のナースは、感染管理の重要性についての会議や回覧は何度も繰り返し行われているのに、流し台はひどく不潔だし、ナースの手洗い用に備えられている石鹸は発疹を起こすので誰も使わず、その結果感染が蔓延する、と言う。これらのケースすべてに言えるのは、ほんの少しのお金を出し渋ったばかりに問題が起こってしまい、その一方、多額の出費をしても真の意味でのヘルスケアの向上にはほとんど役立っていない、ということである。

管理者たちは官僚主義的な方式を押し付けて、ナースの大切な仕事を妨害している。この不満のターゲットによくなるのが、サウスウエスタン・メディカル・センターの病棟事務員の机の上に積み上げられた、プラスチックトレイに入った七六種類もの複写式書類だとか、やはり事務員の机の上に置かれている、一日の間に群れをなして病棟にやって来る医師の「チーム」ごとに一一色（ピンク、緑、茶、オレンジ色など）に色分けされたインデックス・カードである。また、サウスウエスタンでは、新しく入った職員が書かなければならない書類は二二種類（誇張ではない）もあり、中には別の書類にすでに署名したことを証明する書類まである。また、自分のオフィスに電話を引いたり、オフィスの鍵を受け取るまでに三週間もかかったり、駐車許可ステッカーを受け取るまでに六カ月かかったり、新規雇用者は警察の尋問（「犯罪歴がないことを確認したいだけだ！」と、彼らは私に言った）を受けた後、指紋を登録することが義務づけられている。さらに、患者の記録がコンピュータ化されており、アクセス・コードを持つ者ならば誰でも、どの患者のファイルにでもアクセスできるのだ（あるナースは、自分自身が患者だった時、病院内の他の人に知られないように、カルテの個人情報を省略するよう主治医に頼んだという）。

これらの慣習の中には、不可避なものもあるだろうが、そうでないものもある。多くは法的に義務づけられたもの（承諾書、ある種の記録など）であったり、各部門間で絶えず連絡を取らずとも大きな病院が機能していけるようにするものである。しかし、見過ごせないのは、無知や無神経のために実際には患者ケアを妨げている、（あるナースによると）「全くばかげた」決まりごとである。以下のフィールド・ノートや、クレーゲルとカチョイエノスが書いている例など、全くひどいものである。

ナースは、入院したばかりの患者の「貴重品リスト」の用紙を、事務部から何度も渡され、「この書類にサインが必要です」と言われた。しかし、患者は麻痺しているのだ——そして書類には、身体的理由で署名ができない患者のための但し書きは何一つないのだ。

【フィールド・ノート】

骨腫瘍の若いナースのことを思い出す。彼女はもし呼吸停止した時には、コード、すなわち救命処置をしてほしいと希望していた。彼女は、痛みを抑えるためのモルヒネの持続点滴を受けていた。我々の看護方針では、モルヒネ注入はノー・コードでなければ受けられないことになっていた。彼女がコードを希望していることに気がついた時、スタッフは点滴を止めてしまった。スタッフはモルヒネ点滴を再開するために、彼女にノー・コードにするように話をしようとした。それは、「死ぬことに同意するなら、私たちはあなたのお世話をし、鎮痛薬もあげますよ」と言っているようなものだ[13]。

病院のナース不足は、管理者の責任だ（と一部のナースは思っている）。神経外科ＩＣＵのヘッドナースは、二対一（患者対ナース）でなく、一対一でなければやっていけないと言う。「ナースが側にいないために、死にそうになる患者もいるんです」と彼女は言う。ナースが病室にいない間にさまざまなことが起こりかねないし、大勢の患者を受け持っていて、薬の量も組み合わせもいろいろだったり、急ぎの注射があったりして、ゆっくり考える時間がないと、与薬でへまをやりかねない。

実際、米国内の多くの病院、少なくとも私がこの本のために調査した病院では、ナース不足は持病のようなものであった。

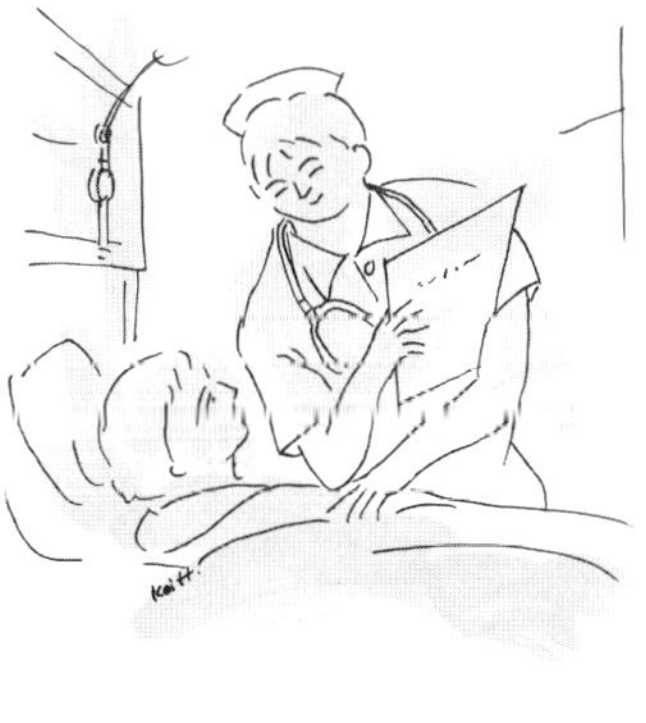

彼女はここでの二年間で、病欠は八時間しかしていない。しかし、ここ三週間、日曜日ごとに、彼女はスタッフ不足のために勤務に呼び出されている……。

先日の日曜日（イースター）、彼女は昼頃になって呼び出された。「私は座り込んで泣いたわ」。

【インタビュー】

P［ICUのヘッドナース］は午後五時三〇分に電話を受け、新患が入ると聞いた。その患者を看るナースがいない――もし頼める人が見つからなければ自分がやるしかない（二四時間勤務になってしまう）。

【フィールド・ノート】

これまで六から七つのフロアを見てきた……MICUではスタッフの配置には問題があったが、実際に人が足りないという所は見かけなかった。それ以外のすべてのフロアでは、スタッフ配置と勤務表は慢性的な問題だった。

【フィールド・ノート】

一九七九年に、米国内の別の地域のある病院でも、同じ不満を抱えていた。

給与については多くのナースが満足しており、労働組合組織化をめぐる議論でも、問題になることはほとんどなかった。ほぼ必ず問題になるのが労働条件、特にスタッフ配置に関することで……常に苦情が出ていたのは、患者ケアをきちんと行っていくために十分なナースがいないということであった(14)。

このようなナース不足が、大きな道徳的問題を看護にもたらすことになる。病院に来るすべての患者をケアするだけの時間も人手も不足しているとナースたちは感じている。多くのナースは、「管理者」に対して、漫然とした敵意のようなものを持ち、官僚体制や経営上の誤りや、人員不足など、さまざまな問題を彼らのせいにする。ここでもまた、これらの衝突は単なる意見の相違や優先度の違いではなく、真に道徳的衝突の様相を呈することがしばしばある。

（三）ナース対ヘルスケア・システム。ナースの敵は、特定の人々だとか「管理者」や「医師」の集団というようにはっきりしていない場合もある。時に敵が、「システム」、すなわち官僚制だとか、保険会社、政府、米国の経済システム、あるいはヘルスケア・システム（ただしそれがただの混沌ではなく「システム」と言えるものならばの話だが）である場合もある――ナースたちはそう考えている。ナースが直面する倫理的問題の多くは、明らかに目に見えるかたちで彼女たちの仕事に課せられている制約が原因で生まれる。組織化された米国のヘルスケアは、それぞれが異なる規範を持つ拮抗する利害関係や派閥からなる巨大な複合体で、ナースたちはしばしば、自分たちの問題は、そうした他のグループの行為の結果であると感じている。学生の中にはこの「システム」を、実際に機能し、行動し、そしてナースの仕事を妨害する実体だと考えている者もいる。しかしもちろん、この「システム」はさまざまな業務をこなす実在の人間や組織の複合体を抽象的に言い表したものにすぎず、それが生み出す結果はしばしば意図されたものではなく、それでいてまるで単一の実体があるかのような様相を呈する（誰もそれを企図したわけではないのに）。このような圧力のいくつかははっきりと確認され、それらがナースに与える影響も明解に述べられている。

病院組織の複雑さが、ナースの敵となることもある。これは、病院の内部についても、外部についても言える。内部で言うと、ＩＣＵや老人病棟、検査室、医療福祉室、会計、エックス線技師、材料部、そして一人の入院患者を取り巻く大勢の専門医師団がいる。ナースはこれらのすべてと接していかねばならない。このようなさまざまな集団の大半もしくは全員が、患者に近づき、処置を行う。一度に二〇～三〇個の薬を、一日に数回服用する患者もおり、ナースは薬量と服用時刻が正しいかを確認しなければならない。私が訪れたある病棟では、ナースたちが、検査室に送る検体ボトルに入っているのが誰の尿だかわからなくなってもめていた（誰かがすぐにラベルを貼るのを忘れたのだ）。病状的に似てもいない患者が、同じように扱われることもある。例えばＩＣＵでは、ナースがおむつ交換に追われないように、すべての患者にフォーリー・カテーテル（尿道から膀胱まで入れる管）が入れられている――カテーテルを使用している患者の半数は尿路感染を起こすにもかかわらず、である。組織の複雑さを何とかしようとする努力が、このように新しい問題を生み出してしまうこともある。

一般的なケースとして、貧しいティーン・エイジャーの母親から生まれた未熟児を例に挙げてみる。妊娠二五～二六週で生まれた場合、児の予後は一般に非常に悪い。人工呼吸器に頼るため、ついには肺が麻痺し「革のように」堅くなって機能しなくなることもあるし、また身体的にも精神的にも障害を負うことが多い。それでも多くの医師は「治療を止めることができない」。おそらく薬物常用者である母親は、自分を責め子どもを守ろうとし、ナースへの要求が増え、他の選択肢について話し合うことを拒否する。一方、その母親とはおそらく結婚していない父親は、口論の末、彼女のもとを去る。母親の両親は娘の肩代わりをしようとする。州の福祉システムは、このような未熟児を救うために莫大な費用を注ぎ込む。そして、しゃべることはできないが痛みは感じている児本人は、その件について口を出す権利がない。このようなケースはよくあることだ。利害関係にある者が多すぎるために、明確な正解が得られないのである。

この複雑さとそれに伴う責任の所在の曖昧さにより、問題のある患者は「たらい回し」にされがちである。「たらい回し（to dump）」とは、医学的治療は不可能で、スタッフを疲れさせるだけの面倒な患者から逃れるという意味の病院スラングである。[15] この言葉が用いられる例を二つ挙げよう。

今朝のＩＣＵラウンドで、ＩＣＵでの治療も終盤に差しかかっているある患者について議論しているレジデントに向かって、Ｒ医師（アテンディング）が手をメガホンのように口元に当てて「回せ、回せ、回せ」と少なくとも五、六回は繰り返した。それは、その患者をここから追い出せということだ。【フィールド・ノート】

ノ《N》ーザン・ゼ《G》ネラル・ホ《H》スピタルのナースの多くは、自分たちの病院は州の「ごみ捨て場」、すなわち望みのない患者が送られてくる所だと思っている。【フィールド・ノート】

患者をどこかへ回さなければならないというプレッシャーが、まさに医療過誤に直結してしまうこともある。

今日のラウンドで、レジデントのＣ医師はＭＲＳＡ（ブドウ球菌）感染の患者の厳重な隔離について不満を漏らしていた。ナースをはじめとする他の人たちは、隔離しなければならないのは面倒だけれども、培養検査で陽性だったら仕方がない、と言った。Ｃ医師は「じゃあ、時間があれば、確実に培養が陰性になる、誰にでもできる方法を教えるよ」と言った。彼の隣に座っていた女性のインターンが検体採取用の綿棒を持つ格好をして、それを前後に振りながら、「空気を培養に出せばいいのよ」と言った。【フィールド・ノート】

Ｇ医師のゼミで、今日、医学生の一人が、ＭＲＳＡ感染の再発を繰り返し、ナーシング・ホームから病院に何度も送り返されてきている患者のことを報告した。アテンディングは学生に、「培養結果が陰性になりさえすれば、君が何をしようと私は構わないよ」と言った。だから、その患者はナーシング・ホームに送られるのだ……。

他にも何人かの医学生が、同じような状況にあるという報告をし、アテンディングは検査結果をでっちあげろと言った。彼らは「空気を培養しろ」という表現を使っていた。

【フィールド・ノート】

これらのケースでは、レジデントや医学生は、面倒な患者をよそへ回すためなら医療過誤をも犯せと、包み隠さずに教えられていた。

ときに、法そのものがナースに誤りを犯すことを奨励しているようなこともある。医療過誤訴訟を恐れるあまり、医師やナースは自らの過ちを患者に正直に話せなくなったり[16]、バスの運転手のために作られた職場規定（例えば八時間を超えて勤務してはならないなど）を盲目的にナースに適用するのだが、実際は常に抜け道が作られていたり、いわゆるベビー・ドウ規定（いかなるかたちであれ「安楽死」を目撃した者は、当局へ届け出ることを要求するもの）のような「生きる権利」の法律のために、望みのない患者にも治療の継続が要求され、否が応でも法律と道徳性とが対決せざるを得なくなったりする[17]。両親への連絡を義務づける法律のため、サウスウエスタン病院の入院係は生命を脅かす緊急の問題である子宮外妊娠の可能性のある一三歳の少女を「母親の念書」なしには入院させることができず、少女は痛みを抱えながら帰宅した「インタビュー」。また、最近のある裁判の例では、二人の医学生がよりによって倫理学の試験でカンニングをしたと認めた時、裁判所は彼らの復学を認め、学校関係者に対し、このことについて今後話題にすることや、将来その学生たちの紹介状に書くことを禁じた[18]。法そのものが道徳性への障害となることもあるのだ。

予算の制約により、ナースが自分でも不適切だと思うような行動をせざるを得ないことも多い。多くの西側先進諸国では、ヘルスケア・システムは一つの支払い機関により出資されるため、経営管理は単純であり、すべての患者にアクセスの公平性が保証されている。しかしアメリカでは、気前のよい私的保険から財源不足のメディケイドまで、驚くほど多数の支払い機関があるため、医療へのアクセスやケアの質も実にさまざまである。このシステムには公平性は全くない。裕福で、全額保険に加入しており、比較的健康な（若い、上流階級の）患者層を対象とする、ぜいたくな病室を備えた私立の営利病院もある。その種の病院は、冠動脈バイパス術や、透析室のような、利益の大きな医療に特に力を入れている。このような営利目的の病院が増えるにつれ、公的な慈善病院には、医療費を払えない患者が集中し、コストが嵩む一方となる。このような情勢の中で、ナースは専門職規定に基づく適切なケアと、それを提供するために彼女に与えられた限られた予算との間で板挟みになる。

そしてコスト削減が、ナースの職業生活上大きな部分を占めるテーマとなる。医療にはコストがかかる。例えば一九九〇年にはサウスウエスタン・メディカル・センターのＩＣＵベッドは一日七〇〇ドルで、さらに血圧とその他のバイタルサインが読み取れるモニターが一日五五〇ドル、人工呼吸器が一日五五〇ドルであった。ＩＣＵに入る患者はほとんどこれらすべてを使用していた。近くの別のユニットでは、ナースの休憩室に、よく行う検査の費用を意識するようにと、手書きの大きなポスターが貼ってあった。

知っていましたか：
ＡＢＧ（動脈血ガス分析）　三六ドル

＋電解質　八ドル
＋血糖　一〇ドル
＋血液酸素飽和度　一五ドル
合計（全部行った場合）　六九ドル

【フィールド・ノート】

このような圧力が、安易な切り詰めにつながることもある。

スワン［スワン・ガンツカテーテルは、左心室の拍出力などを計測するために、静脈[19]を経由して、心臓に挿入されるものである］の準備をしている時、B医師はサージカル・ガウン（滅菌パックに入った身体に巻き付けるガウン）が必要かどうかをナースから尋ねられた。彼はいらないと答え、ヘアキャップを被り、手を洗い、手袋を着け、大腿静脈[19]へカテーテルを挿入し始めた。その最中、彼は私に、ガウンは着るべきなのだろうが、滅菌ガウンは一枚五〇ドルもするのだと説明した――「すごく高級な紙でできているんだよ」。そしてこうも言った。「我々の保険料がこんな所に使われているのさ」。

【フィールド・ノート】

あるいは手術室で、

腹部ヘルニアの手術の縫合中、
医師「ステープルがもう少しいるな」
ナース「ステープル・ガンをもう一つ持ってきます」

医師「いや、待て。ガンは一つ三五ドルもするんだ」

縫合部の外観は悲惨だった——でこぼこに盛り上がっていた——形成外科の仕事でないことは確かだ。おまけに患者には銃創の痕と、膵炎の既往もあった。

【フィールド・ノート】

法的な圧力——例えば医療過誤訴訟を恐れての防衛的な治療——や、システムの複雑さ、検査の重複、特定の処置の利潤が高いことなどによりコストが引き上げられる一方で、財政的圧力によりコストは抑制されている。看護と医療は、この葛藤の真っただ中にある。このような環境下では、金銭問題が最重要課題となることが多い。

小児リハビリテーション科の会議に、医師、ナース、作業療法士、ソーシャルワーカーなど大勢の人が集まっていた。ソーシャルワーカーが、脊椎披裂の一〇歳の男児について、重度の障害であること、行動上あるいは医学上の問題、膀胱直腸障害、学習障害などについて報告した。すべてを詳細に説明した後、ソーシャルワーカーは「よい面と言えば、ボビーは素晴らしい保険に入っていることです」と言った——その場に大きな笑いが起こった。

【フィールド・ノート】

ヘルスケアの財政構造によって、さまざまなかたちで、倫理的に問題のある、おかしな選択を強いられることがある。

重度の障害を持つある女児にはリハビリテーションが必要であったが、状態が改善して退院すると、政府のプログラムでは在宅ケアの費用が支払われないため、彼女ははるかに高い費用のかかる入院を続ける。
【フィールド・ノート】

ある私立の営利病院では、二六週で生まれて育つ見込みのない――しかし医療費は保険ですべてカバーされている――未熟児を救うためにナースは二四時間体制で働くのに、貧しい母親から生まれた三二週の未熟児は入院すらさせない（そのユニットで働いていたあるナースは嫌気がさして辞めてしまった）。【インタビュー】

医療システムに財源が不足しているわけではない。すなわち問題は、資金や資源の不足そのものではないのだ。しかしながら予算が削減されると、ナースはしばしば日常業務の中でそれを感じる――滅菌手袋の不足、絆創膏テープ類の質の低下、スタッフ不足や患者にかける時間の不足などである。その一方で、見るからにコストのかかる、大掛かりな医療（心臓移植など）が同じ病院で行われている。

しかし、すべての倫理的問題が、明確な利害関係集団の間の抗争を生んでいるわけではない。問題の根源として忘れてならないものは他にもある。それはアメリカ社会における社会問題全般である。ここではそれらをごく簡潔に述べておこう。

未婚の十代の妊娠が増え、産科病棟では、煙草をふかしラジオをならす一四歳の少女が、（多少なりとも）計画的に子どもをつくった、既婚かつ年上の女性たちのストレス源となっている。

犯罪件数の増加により、本人の罪の有無にかかわらず、多くの犠牲者が病院に運ばれるようになり、ナースは、銃撃戦での負傷者や、コンビニ強盗をした際の怪我で身体が麻痺してしまった者、麻薬取引の仲間から殴られた者、警察から逃げている最中に交通事故で怪我をした者などのケアをしなければならない。

善良な他の患者のために使われたかもしれない貴重な血液を、危険な犯罪者に大量に輸血することは、正しいことだろうか。

深刻なドラッグ乱用が、本来個人の問題のはずなのに、医学的問題として病院に持ち込まれている。飲酒をやめようとしないアル中患者に治療を続けるべきだろうか。強盗癖は一回の入院で改善されるような問題だろうか。金持ちがベティ・フォードクリニックに行き、金を払って、彼らの問題は医学的問題だと診断してもらう一方で、貧困者は慈善病院に向かい、下層階級は道徳的にも堕落しているという観念をスタッフに植え付けてしまう。

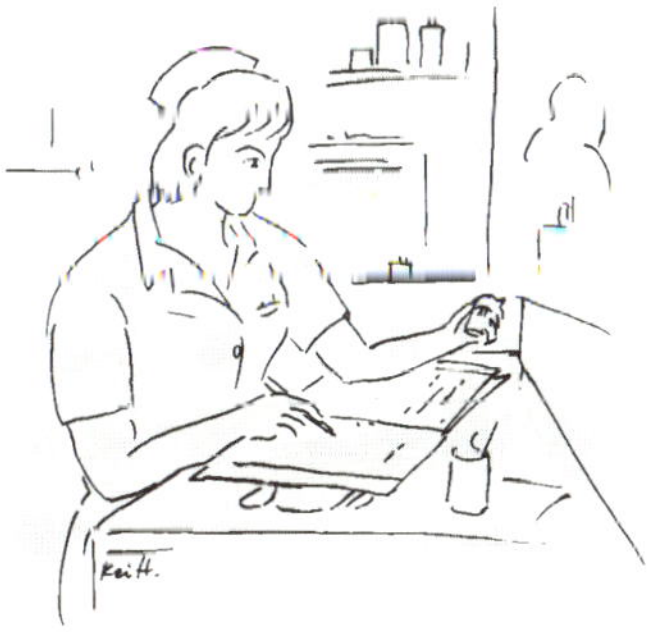

AIDSの流行は、論争を避けたいがため、そしておそらく「自業自得」の感染者たちを蔑視するがために、長年政府から無視されているうちに感染者が増え、特に貧困者とマイノリティの割合が増えた。大都市では一つの病院でAIDSによる死者を数百人出しており、その数は増え続けている。しかし、ウイルスの蔓延を予防するための公共政策は未だに確立されていない。

アメリカにおける貧困が病気（結核、栄養失調、歯科の問題、そしてうつ病などの精神障害）をつくり出し、医療へのアクセスを制限している。病院では、極めて人間性の欠如した環境であっても、個人保険の患者のほうがよい治療を受けられることが多い。「中流階級や富裕層の患者は個人的な主治医を持つことが多いが、貧しい患者はハウス・スタッフに頼らざるを得ない。このような患者集団による擁護の不平等が、ICUのように差別のないはずの環境にまで、社会階層による差別を持ち込んでいる」[20]。

結局のところ、今日の保健医療界の最大の問題は、何千万人規模の大集団を医療システムから締め出していることなのであろう。

結論
CONCLUSION

したがって、看護にとっての倫理的問題とは、突発的に起こるものでも、特定のナースの個人的なジレンマでもない。むしろそれらは構造的に生み出され、大量に発生する。二つの専門職の目標が食い違ったり、職種によって行動の真意が異なっていたり、あるいは見方によっては利害関係者の集まる場とも言える「システム」が、ある人々の仕事を妨害する時に倫理的問題が起こるのである。

このようにグループ間の衝突を強調することは、医療倫理あるいは看護倫理の通常のアプローチとは異なる。従来の構図では、自らの価値観の中で葛藤を覚える個々の臨床家が直面するジレンマとして、倫理的問題が起こるとされていた。確かにそういうこともある、すなわちナースたちは仕事の中でまぎれもないジレンマに直面することもある。しかしそれよりも、グループ間の衝突が倫理的問題と呼ばれる事態を引き起こすことのほうが多いのではないだろうか。「がん患者の看護をもうやめてしまいたいと思う時ほど、心理的に疲れることはないわ。問題は患者じゃなくて、システムなのよ。クリニカル・スペシャリストをしていていちばんの問題は、一緒に働く同僚や先輩のナースたちの理解がないことね。結局、権限は医者にあるのよ[21]」。

近年の看護倫理問題の増加には、いくつかの歴史的経緯がある。最も重要なのは、かつては絶対的であった医師の権力が弱まってきたことだ。「これらの変化は医師―患者関係、もっと言えば医学と社会との関係の、あらゆる側面に変化をもたらしたが、その真髄は簡潔に言うと次のようになる。すなわち、医療における意思決定に数えきれないほどの集団の参加と、手続きが必要とされるようになって、「医学」専門職がかつて独占していた裁量権がしだいに狭められてきたということである」[22]。医療における医師の主導権が弱まるにつれ、保険者、弁護士、家族、患者、学者、管理者、など他の集団が意思決定に参加するようになり、その結果、倫理的衝突が急増した。一人の患者を複数の医師で担当し、患者ケアに責任を持つヘルスケア「チーム」や、さまざまな職種の人たちが毎日関われば、争いは避けられない。そしてそれはしばしば道徳的論争となる。

本章では、倫理についての社会学的見解、すなわち、病院内の倫理的問題は集団間の利害の相違を反映している、ということを述べてきた。倫理的問題、特に看護におけるそれは、自律性の尊重、無害性、善行、そして公正といったような明確に練り上げられた「原理」を駆使して解く、知的なパズルではない[23]。学術的調査や単なる「コミュニケーションの強化」なども多少は役立つかもしれないが、論理に訴えるだけで解決できる抽象的問題ではない。倫理的問題は、単なる思想の競合ではなく、さまざまな目標と手段を持つ人々の競合である。それらは、法的、経済的、社会的、そして個人的な特性による制約を持つ、組織行動の真の問題を象徴している。教育、感受性の強化、自己認識は、政策的な提携に多少影響を与えることもあるが、倫理的問題は人々の考え方を変えても解決できない。問題は人々の頭の中にあるのではないのだ。

このように、看護の問題は、従属的立場にある他の労働者たちが直面している問題と類似している。多くの労働者はボス的立場にない。多くの人は、ゆっくり座って、あらゆる選択肢を比較したり、さまざまな行動規範やさまざまな見解や道徳性について議論を闘わせたりしながら、壮大な抽象的問題について考えを巡らすような時間も権限もない。我々の多くは、さまざまな分野の専門家から成る「倫理委員会」に参加することなどないし、また、おそらく、二つのうちどちらの行動を取るのか選ぶ自由が与えられる「ジレンマ」に直面するなどという恵まれた人も、ほとんどいないであろう。例えば従来の開業医など権限のある人々はジレンマを経験するが、それ以外の者は問題を持つ。大組織の多くの従業員同様、ナースは、他の人のために働き、複数の上司の指示に応え、時間内に多くの要求をこなし、物事を考える時間はわずかで、仕事をうまくこなさなければならない重圧を感じている。彼女たちが直面する、法的、経済的、医学的問題は、緊急のものである。また、自分では間違っていると思うことを指示されることも多い。彼らは現実的な人間のネットワークに組み込まれており、倫理的問題は、そのネットワークの中での現実の問題として起こってくる。

この種の問題の多くは、患者の治療を取り巻く問題であり、また患者はその場において最も力を持たない人間であることが多い。患者は、病院内のさまざまな派閥からさまざまな見方をされ、スタッフは自分自身を見る時とは違う目で患者を見る。もし私が病気になったら、まず最初にくるのは私で、次に病気がくる。しかしスタッフにとっては、患者と言えば初めから病気の人であり、医療機関にとっては、仕事の対象物であり、医師たちが、死体（死んだ肉の塊）解剖で教育を受け始めた頃と同じ科学存在論を用いて考え、処理すべき物であって、問題を抱えた生身の人間と話すという感じではない[24]。このような患者に対するスタッフの慣習的な見方が、次章のテーマである。

(1) C. Wright Mills：The Sociological Imagination, Oxford University Press, New York, 1959, p.9.（邦訳　鈴木広訳：社会学的想像力、紀伊国屋書店　一九九五年）
(2) 前掲書：序章（12）Jameton：Nursing Practice, p.6.
(3) Robert Zussmanが私（筆者）にこのことを提議した。
(4) Renée R. Anspach：Deciding Who Lives；Fateful Choices in the Intensive Care Nursery, University of California Press, Berkeley, 1993. にこのことが論じられている。
(5) Peter Drucker：Managing the Nonprofit Organization, Harper Collins Publishers, New York, 1950, p.125.（邦訳　上田惇生・田代正美訳：非営利組織の経営―原理と実践―、ダイヤモンド社、一九九一年）
(6) 前掲書：序章（6）Benjamin and Curtis：Ethics in Nursing, p.114.
(7) これらは、米国のＪＣＡＨＯ（Joint Commission on Accreditation of Health Care Organization・保健医療機関認定合同委員会）の方針である。
(8) Max Weber：The Theory of Social and Economic Organization, Oxford University Press, New York, 1947, p.92.
(9) 前掲書：序章（6）Benjamin and Curtis：Ethics in Nursing, p.85.
(10) 前掲書：序章（12）Jameton：Nursing Practice, p.85.
(11) ※訳注：カーストに属さない最下層の人々のこと。
(12) 臨床医学全般のさまざまな効力については、Thomas McKeown：The Role of Medicine：Dream, Mirage or Nemesis?, Princeton University Press 1979. を参照されたい。
(13) 前掲書：第三章（8）Kramgel and Kachoyeanos：Just a Nurse, p.112. あるナースのインタビューより。
(14) Daniel F. Chambliss The Bounds of Responsibility；A Study in the Psychology of Nursing Ethics, Ph. D. diss., Yale University, 1982, p.28.
(15) Shemの The House of Godでは、"turfing"という同義語が使われている。
(16) David Hilfiker：Healing the Wounds, Penguin Books, New York, 1987.（邦訳　岡本祐三訳：ある家庭医の苦悩―病めるアメリカの医療の現場から、保健同人社、一九八八年）に、端的な例が示されている。
(17) 詳細は第六章を参照。

(18) このケースの詳細については関係者を知る人から話を聞いた。

(19) ※訳注　静脈、大腿静脈：原文では「動脈（artery）」「大腿動脈（femoral artery）」となっているが、医学的に誤りであるため、本文中では「静脈」「大腿静脈」とした。

(20) 前掲書：序章（10）Zussman：Intensive Care, p216.

(21) 前掲書：第三章（8）Kraegel and Kachoyeanos：Just a Nurse, p109. のナースのインタビューより。

(22) David J. Rothman：Strengers at the Bedsaide:A History of How Law and Bioethics Transformed Medical Decision Making Basic Book, New York, 1991, p.l.（邦訳　酒井忠昭監訳：医療倫理の夜明け――臓器移植・延命治療・死ぬ権利をめぐって、晶文社、二〇〇〇年）

(23) 前掲書：序章（8）Beauchamp and Childress：Principles of Biomedical Ethics. に説明されている。

(24) 最近、いくつかの医学部で、この問題に対処するためにカリキュラムを変更し始めている。

第五章 物として扱われる患者

The Patient as Object

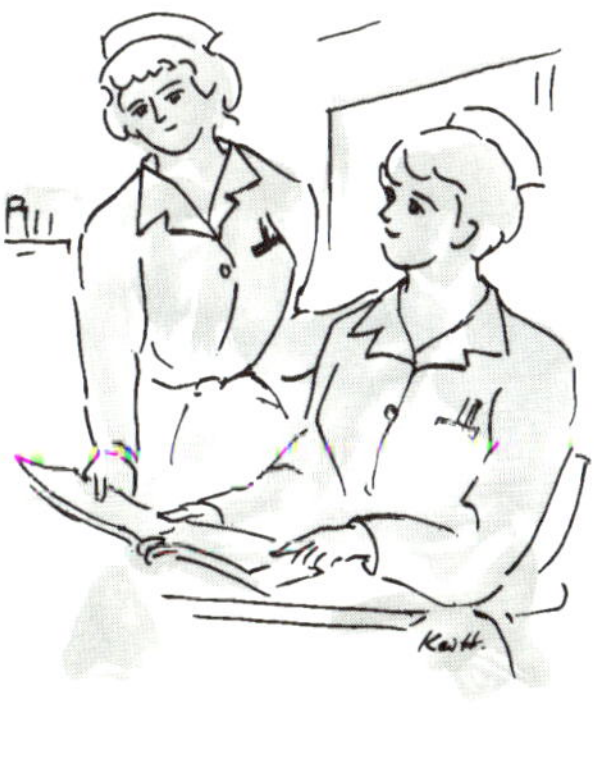

前章では、倫理的論争の多くは、私欲に満ちた派閥争いがイデオロギー的に現れたものだと述べた。したがって、看護が強い自我意識を持ち、自分の意見をはっきりと述べ、自立した地位を確立するにつれ、看護における「倫理的問題」は増加してきた。ナースは医師や管理者などと衝突し、彼らとの意見の食い違いは、倫理学的問題として道徳用語で表現される。このように、病院とその内部抗争の構造が、いわゆる「倫理的問題」を決定づけているのだ。

しかしナースたちが最も頻繁に直面する困難は、比較的弱い立場にあり、防御手段を持たないと思われる集団、すなわち患者との関係において生じる。特に、患者とは何か——患者の形而上学的状態という人もいる——ということについて論争が起きる。医療機関にとって患者とは、慣例化した方法によって処置をされ、生体力学的存在として扱われるべき対象物である。患者は非人格化されるのが慣例となっている。すなわち、その実生活や生活歴とは切り離され、家庭からも物理的に引き離され、それぞれの専門家によって治療される各身体部位の複合体として扱われる。患者はさまざまな方法でこのようなやり方に抵抗し、ナースや医師もこの慣習を打ち破ろうと試みるが、慣習は依然として残っている。これらのケースでは、道徳的問題は偶発的な病院の構造から生じるのではなく、広く浸透している科学的な医療形態の結果として生じている。現代医学は本質的に、患者を医学の対象物として扱う。患者はそれに抵抗し、その結果生じる抗争が「倫理的問題」として浮かび上がるのだ。

患者とスタッフとの溝

THE GAP BETWEEN PATIENTS AND STAFF

スタッフと患者は、大きな文化的ギャップのある状態で関係を始める。あるグループが医療専門職として働き、別のあるグループがそのサービスを必要としている。この二つのグループは、健康状態という面を除いても、全く異なっている。特に大規模な病院では、患者が高齢であるのに対し、スタッフは若い。八〇歳代の患者でいっぱいのフロアを、二七歳のヘッドナースが管理し、三〇歳のレジデントが、自分の祖父母ほどの年齢の患者の手術をする。スタッフは高学歴で、大学あるいは大学院卒の学位を持っているが、患者の多くは満足に教育を受けておらず、読み書きのできない者さえいる。加えて、医師やナースの大多数が白人である一方、ケアされる患者の側はマイノリティが多くを占める、といった民族の違いもあり、またユダヤ教の医師とカトリックのナースがプロテスタントの患者の治療にあたることもある。[1] 時にはスタッフが、文化による生活様式の違いを認めないこともある。

メキシコ系の老男性患者が、病院のガウンを着て、ベッドに座り、非常にゆっくりと動いている。三人の幼児（三歳前後か）と、その他にもTシャツやソックスを履いた子どもたちなどが、部屋の中や廊下を走り回っている。彼らの親たち（患者の子どもたちなのだろうか？）は座ってそれを見ている。ナースステーションのナースが、「ヒスパニックには家族があっていいわね。こんな所にくすぶって、誰も面会に来ないなんて、淋しいわよね」「でも家族がいるのが常によいとは限らないわ。おかげで患者さんは休まる暇がないじゃない」などと話している。

【フィールド・ノート】

患者とスタッフは、社会階層も違う。医師の多くは裕福で、ナースもまずまず恵まれている（そして安定した職を得ている）。それに対して、患者の大部分は貧困と不運の悪循環に苦しみ、栄養状態が悪く免疫力も低下している。医療保険を持たない患者は、診てくれる医師を見つけるのに苦労する。自家用車があったとしても、ポンコツで診療所までの長い道のりを走れないし、留守番をして子どもの面倒を見てくれる人もいない。さらに、貧困者は犯罪の被害者にもなりやすい。治療を受けずに放置すれば、一つの病気が次の病気を生む。すなわち糖尿病が腎不全を、感染が壊疽を、また絶望のあまりドラッグに浸ることがＡＩＤＳを、というようにである。病院に来る貧困者たちが、汚い身なりや裸足の子どもたちなど、あまりにも多くの問題を抱えて苦しみながら、救急救命室で六時間も待っている様子を見て、中流階級の人々は驚く。患者の多くは、社会にとって厄介者である。神経外科病棟では、患者の三分の一が一度ならずバイク事故を起こしている若い男性で、多くは刺青をしている（「刺青は神経疾患の危険因子なの」と冗談を言うナースもいる）。また、州法により刑事罰を受けている受刑者が、法律で医療費が無料になっているということが、スタッフに新たな嫌悪感を引き起こす（「鼻の整形に来る人もいるのよ！　私たちの税金を使って」と、あるナースは文句を言う）。また、妊娠したティーンエイジャーの、こんな話もある。

新生児病棟のナースが他のスタッフに、その赤ん坊（未熟児）がここへ来た経緯を説明していた。母親の分娩は明らかに、「彼女が椅子から落ちて、スクールナースのところへ行った」ことから誘発されていた。

「スクールナースですって？」と、他のナースたちが笑った。

「ええ。おまけに彼女はクラミジアも持っているの」。ナースたちは、話をしているナースを煽り立て笑い続けた。

【フィールド・ノート】


このように、ほとんどの患者は病院スタッフとは全く違っている。スタッフと患者との文化的・経済的格差を考えれば、スタッフが患者の行動から道徳的判断を下すことが多いというのも、そう驚くことではない。自分自身の面倒も見られず、その結果赤ちゃん（幼児、子ども、患児などではなく、「赤ちゃん」という言葉がここでは最もよく使われる）をもだめにしてしまう無責任な母親に、ナースは腹を立てる。また、ドラッグ乱用や大量飲酒など、子どもに障害を来し、将来子どもが非常に苦しむことになると（ナースには）わかり切っていることをする母親も多い。病気を持つ新生児の母親の多くは、一二歳から一四歳のティーンエイジャーである。自分のバービー人形を持って受診しに来てもおかしくない年齢だ。ベビー・ワトソンの母親は、出産時一四歳で、ベビーが人工呼吸器から外されて死を迎えた時も、まだ一五歳だった。

若くて学歴もあり、白人で裕福であるといったように、ある意味でスタッフに近い患者も少しはいるが、多くの患者は全く違っている。しかし、いずれにしても決定的なのは、彼らは患者だということであり、このこと自体が、あらゆる違いの中で最も大きなものであろう。定義からして患者は違うものなのであり、医療の対象物としての存在がここから始まるのである。

医学からみた疾患の概念
THE MEDICAL CONCEPT OF DISEASE

　スタッフと患者との格差は、単に人口学的あるいは文化的なものだけではない。またそこには、収入、言語、宗教、年齢といった違い以外のものも含まれている。サミュエル・シェムが「患者とは、病気を持つ人のことである」と述べているように、患者は脚を骨折していたり、心臓病あるいは大腸がんを抱えていたりする。明らかに病院が扱うものであるこの事実が、スタッフと患者とを根本的に分け隔てている。互いに議論を交わしながらも、ナースや医師は病気との境界線のこちら側ぎりぎりのところにいて、「向こう側」のベッドにいる患者について語っている。患者は、病院に「入ること（入院）を許された」病人であり、現在の自分は病院のサービスを受ける立場にあることを知っている。患者はユニフォーム（病衣）を着て、病院のベッドで休み、彼らの生活はカルテに事細かに記録され、彼らの身体は必要な検査をいつでも受けられるようにしてある。彼らは病院組織の中で一つの役割を果たしている。患者とスタッフとの間に溝ができるのは、根本的には「患者」という呼称のためである。

　スタッフには、定義的に「我々」は健康で、「彼ら」は病気であると信じる理由がある。彼らは「これは自分には起こり得ないことだ」と信じなければならない。特に、どうにも助けようのない人々が苦しむのを日々見ている時はなおさらである。「入院してきた人が二六歳で、未知の病気で亡くなってしまったりすると、落ち込んでしまう。同じようなことが自分にも起こらないとは言い切れないから」。彼らは、自分たちは病気にならないと確信することで、落ち込まずにいられるのかもしれない。医療関係者の中には、男性が婦人科を、若者が老人科を選び、そしてナースが未熟児に関わる仕事を選ぶというように、自らの個人的な問題とは無縁の分野をあえて選ぶ者さえいる。

患者が背負わされている病気というものの概念、そして患者であることの概念とは何であろうか。基本的に病院は、現実に対して準科学的である。化学や生物学を基盤とし、定量的手段に依拠し、そして事実の生理学的解釈を最優先とするなど、多くの科学的手法を用いている。また同時に、経験的な「臨床判断」の妥当性も認めている。医学は多少非人間的なところがあるもので、ルネ・アンスパックの言うように、スタッフの行為は「人間とは別に生物学的プロセスが存在し、診察結果はそれを行う人と切り離すことができ、計測機器から得た知見は、その診断技法を駆使し解釈した人間とは別個の妥当性を持つという世界観を映し出している[3]」。

このような見地から、患者と関わるためには、自分を切り離すこと（detachment）は理にかなった方法と言える。生物学的に病気が確定されれば、「大腸内視鏡は簡単な検査ですよ」、すなわち自由に曲がる長い管をちょっと直腸から結腸まで挿入して細かい観察をするだけである、と言ってしまうのも、消化器専門医としては職業的に筋が通っている。大腸内視鏡は、ポリープの切除や、初期なら十分治療可能な結腸がんの早期発見に有用である。「簡単な」という言葉は、「小手術とは、自分以外の人に行われる手術のことである[4]」という医療界の古い格言を思い起こさせる。それならば、医学マニュアルがスワン・ガンツ肺動脈カテーテルについての長い説明の中で、患者の体験することについていっさい触れていないのも無理からぬことである。また、ＩＣＵで恐怖に目を見開いている老婦人に対し、医師が二分間ほどの立ち話で、彼女がかかっているＣＯＰＤ（慢性閉塞性肺疾患、例えば肺気腫）について話してしまうのもうなずける。医師は彼女の病気が死に至るものであることを説明し、そして「もし呼吸が止まったら、どうして欲しいですか」と尋ねるのだ。

「先生がいちばんいいと思うことをしてください」

医師はもう一度尋ねる。彼女は、喉に管を入れられ、人工呼吸器につながれることは苦痛を伴うということを知っているし、これを拒否することは死を意味することも知っている。

彼女は再び「先生がいちばんいいと思うことをしてください」と答えた。しかし重症患者でいっぱいの部屋を回る医師にとっては、患者にそう尋ねてしまうのも無理のないことなのだ。【フィールド・ノート】

医学的見地からすれば、このような技術的問題には技術的な解決方法がある、と考えるのが合理的である。[5]だからその他のことで患者が騒ぎ立てるのは、おそらく納得がいかないことであろう。社会学者のルネ・フォックスは、ある実験医学ユニットについての記述の中で、以下のように述べている。

「患者が」ある種の処置を受ける時のストレスは、その処置による身体的苦痛とともに、それを受ける時に彼らが感じる無力感、無抵抗感、強要感といった「感覚」と関連するようである。[6]

感受性と洞察力に優れ、また、彼女自身かつてポリオの患者であったフォックスでさえ、「感覚」という言葉を括弧で括っているように、その言葉自体は、医学的には疑問がある。

しかし患者にとっては、病を科学的に定義すること自体が大きな間違いなのだ。「患者は（医学に過剰適応しているか心気症的でない限り）、医学的に診断された症候群に当てはまる症状として病を体験するわけではない……疾患（disease）を治療することは必ずしも病（illness・症状に対する人間の反応）を癒すことにはならない」[7]。患者は「どうしてここにいるのだろう。なぜ私はがんクリニックに行こうとしているのだろう」と思うかもしれない。「素人にとっては（人体は）神聖なもの」であり、軽々しくいじったり利用したりするものではない。しかしそれは、医師にとっては「（患者自身が思うのとは）異なる種類の対象物」なのだ[8]。

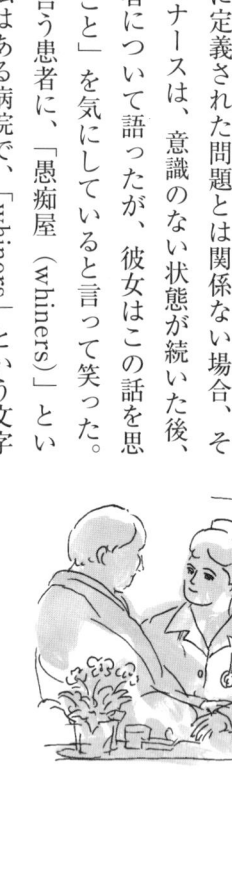

したがって、患者の訴えが医学的に定義された問題とは関係ない場合、その訴えは全く無意味なのである。あるナースは、意識のない状態が続いた後、目が覚めて「足が痛い」と言った患者について語ったが、彼女はこの話を思い出しながら、患者が「つまらないこと」を気にしていると言って笑った。部屋が寒い、針が痛いなどと不満を言う患者に、「愚痴屋（whiners）」というレッテルを貼るスタッフもいる（私はある病院で、「whiners」という文字の上に○と斜線を描いた「whiners〈愚痴屋お断り〉」のバッジを着けているナースを大勢見た）。医学的見地からすれば、ガウンの背中が開いていること、たくさん採血されること、医師たちが集団でしょっちゅう病室に出入りすることなどに対する患者の不満は、取るに足らないことだと見なされがちだ。それらの不満は病気についてではなく、患者に対する病院の扱いについての訴えである。よい扱いを受けている時や、「些細な」物事がうまくいっている時には、患者はスタッフ、医師、ナースを惜しみなく賞賛するだろう（この点に関しては、ザスマンは医学的見地を受け入れているようだ。彼は、ナースが提供するのは小さな親切だけである。患者は病院内では、子どものように、自分の生活をコントロールすることもほとんどできず、また健康な世界に住む者には小さな親切に見えることが、それらから恩恵を受けている者にとっては、極めて重大なことなのである、と述べている[9]）。すなわち、医師が治療していることと患者が苦しんでいることとは、必ずしも同じではないのである。

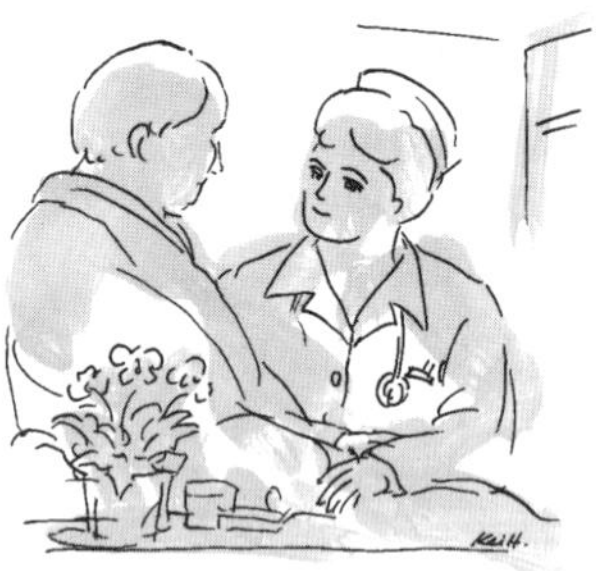

人格を奪われる患者たち

THE PATIENT CREATED AS OBJECT

患者が医学的精査の対象物へと変容を遂げるのは、彼または彼女が病院に移送された時からだが、これは単に物理的な意味だけではない。治療してもらうためには、患者は病気や治療に対する医学界の見方を受け入れなければならない[10]。家を出て病院に入る時、患者は、自分を悩ませる事柄についての決定権を放棄する。これからは専門家が「問題」を診断し、どこが悪いのか――あるいは「本当に」どこも悪くないのか――を判断するのだ[11]。

患者はまず家、仕事、そして生活歴からも切り離される。多くの人にとって、病気は異常なこと、すなわち異変であり、またそれがなければ健康であったはずの日常生活における、非日常的な故障である。患者は「いつもはこんなことはないのに」と感じるかもしれない。家族もまた、愛する人が普段の生活からいなくなってしまったことに悩む。彼らはその苦しみを、(比較的)健康な生活という背景に照らして考える。しかしスタッフは、この背景について漠然としたイメージしか持っていない。ジョーンズ氏の陰部にフォーリー・カテーテルが入っていても、ジャクソンさんの鼻からチューブが入っていても、あるいはすべての患者が一日に五回も六回も針を刺されても、ナースは驚かない。それは「患者である」ことの一部なのだ。ひとたび入院してしまえば、「患者」は病衣を着せられてベッドに寝かされ、ドアの外にカルテが置かれる。他のことはすべて後回しにされる。その時から、「患者」が医師の集団に診察され、注射され、浣腸をされ、カテーテルを入れられ、回診で議論されるのは当たり前のことになってしまう。患者は「症例《ケース》」であり、大勢の中の一人にすぎない。

……このルーチン
苦痛が俺たちを一つの症例に変えてしまったのさ
医者が永遠に治療し続ける一つの症例にね……
……俺たちはか弱き羊の群れのようなもの
身ぐるみ剥がれて青いスモックを着せられて
きちんとした身なりのナースや医師と
仲良くなりたい、入院前の俺という人間を
わかってほしいと思っているのに、
ここでは誰が誰だか、区別がつかないのだ(12)

患者は、詮索され、話題にされる対象となる。身近な例として、病歴の記録、患者に行われたすべての行為を詳述したカルテ、医師やナースのメモ、そして休む間もない診察（一日に何回も行われることがある）などがある。さらに、もっと侵襲的な検査もある。内視鏡検査、気管支鏡検査、結腸鏡、目、耳、鼻の検査、血液検査、エックス線検査、CTスキャン、MRI、そして心臓カテーテルなどがそうである。患者にとっての入院生活は、観察され、聴診器を当てられ、触れられ、つつかれ、刺されることの連続なのだ。このことに注目した研究者もいる。「病棟では、ちょっとした科学プロジェクトが行われており、患者は血圧、体温、呼吸、心電図などのデータによって分類されてしまうのだと、あるレジデントは説明した。……集中治療の場では、患者が見えなくなる――もちろん治療の対象物としては見えるのだが、重要な意味での一人の当事者としては見えていないのだ(13)」。また、同書には、レルマンの次の言葉も引用されている。「消えることがない照明、休むことのない活動、頻繁な緊急事態、そして常にある死の恐怖に、どんなに冷静な患者でも動揺する。なかには状態が悪くて周囲のことに気づかない人や、単に経験を忘れてしまう人もいるが、それ以外の多くの人々にとって、ＩＣＵはあまりにも鮮明に脳裏に焼き付いてしまう悪夢なのだ(14)」。

患者は、例えばプライバシーの権利など、他にも権利を奪われており、また患者であるがために、他の人に比べて道義的意味合いで保護されていない。その例を以下に示す。

ＩＣＵにある椅子に掛けると、四人の病人がいる部屋の中が丸見えである――これはプライバシーの侵害だ。観音開きのドアはいつも開けっ放しで、ナースが出たり入ったりしている。私が病気になったら、もっとプライバシーがほしい――が、彼らにはない。【フィールド・ノート】

クリニカル・ナース・スペシャリストのＴ・Ｒのところを訪れたナースが、周りに大勢の人がいる廊下の真ん中で、ＨＩＶ陽性の知り合いのことを相談し始めた。Ｔ・Ｒはあきれ顔で「みんなにも話してしまいましょうか」と言った。【インタビュー】

もちろん、画一化された治療の対象物となることによって、患者が得るものもある。例えば私はこの調査の間、時に不利な点を背負っているにもかかわらず(15)、犯罪者、麻薬乱用者、他人に不快感を与える人々など社会的に「好ましくない人々」の治療が、個人的に、社会的地位の高い人々に比べて軽んじられているのをほとんど見たことがない(16)。「個人的に」と言ったのは、階級としては、貧困者は完全な保険に加入している人々ほど行き届いたケアを受けられないし、時には医師や病院に完全に拒否される場合もあるからである。同時に、非営利の教育病院で私が話をしたり観察したりした多くのナースは、最も貧困な患者にも、そしておそらく犯罪者にも、完璧なケア、可能な限り最高の専門的ケアを提供することに専念していた。ナースたちは時にそのような仕事を嫌っていたが、しかし同時にそれを行うことにプロフェッショナルとしての大いなるプライドを持っていた。ザスマンがこのことを強調している。「もし現代医学がより非人間的になれば、その許容力もまた、より増すだろう。現代医学は、善良な市民や罪のない被害者だけでなく、疑わしい類いの人々に対しても援助を提供する体制が整っている。麻薬常用者、飲酒者、インスリンを打たない糖尿病患者、透析の予約をすっぽかす腎臓病患者なども、他の場面だったら厳しい非難の的になりそうなほど公平に治療する[17]」。

患者が物として扱われていることを示すよい例は、手術である。手術室では、患者は儀礼的に生身の人間から医療の対象物へと転化され、身の毛のよだつような侵襲もルーチンとなる。全身麻酔をかける前に麻酔医が挨拶をする時（「あなたのお名前は？」「グレイスです」「グレイスさんですね。私は医師のロドリゲスです。手術が終わるまで私はここにいます。では、大きく息を吸ってください」というように）以外は、患者は普通、手術中は意識がない。したがって、患者は実際、生きた肉塊と同様である（脊髄麻酔で患者に意識がある場合は、スタッフの言動に粗相がないように、手術室の入口のドアに「患者の意識あり」という貼紙が出される）。術前準備で手術部位とそうでない部位とを明確に区別することで、非人格化はいっそう強められる。まず、患者の身体は切開される領域（例えば虫垂切除術であれば右下腹部）を除いて布で覆われる。切開される領域はむき出しのままで、毛を剃られ、消毒液で入念に洗われ、最後に食べ残しを覆うのに使うような、薄くて丈夫なプラスチック・フィルムで覆われる。患者の頭部とそれ以外の部分とをカーテンで仕切ることで（麻酔医は、仕切られたカーテンの頭部側に座っている）、「これは人間ではない」という感覚がさらに増す。患者に意識がある場合でも、患者の頭部側では麻酔医との親しげなおしゃべりが展開しているのに、身体のもう一方の端ではすごいこと――例えば足の指の切断など――が起こっていることがある。このように、手術部位が人間の一部であるという感覚はほとんどないのである。

第一章で述べたように、ひとたび患者に麻酔がかけられてしまうと、外科医はまるで料理人が感謝祭の晩餐の七面鳥を扱うかのように、その肉塊を扱う。彼らは切開し、切除し、切断し、皮膚、筋肉、腱などを引きはがす。そして、七面鳥のそれと全く同じで黄色く脂ぎった脂肪にぶつかると、(ごちゃごちゃに詰まった臓器をより分けるために)腹腔に指や手を深く入れ、内部を探る。また何のためらいもなく、へらのようなもので腸をほじくって持ち上げたり、圧したり突いたりする。その「人」すなわち患者は、この時点で我々が見たことのある人間とは似ても似つかず、この肉塊が人間だとはとても思えない。アン・セクストンは「つまるところ、身体は肉の塊である」と述べている[18]。手術は暴力的な処置であり、麻酔が切れた時に患者が痛みを訴えるのも不思議はない。また手術は、それを行っている側はほとんどそう感じていないが、身体の奥深くまで侵襲するものである。その光景は、患者にとって想像するだにおそろしいものだ。

六フィート四インチで、優に二〇〇ポンドはある大男(州刑務所の囚人)が十字形の手術台[両腕は、点滴をするため左右に延ばされ台の上に載せられている]の上に縛りつけられ、眼鏡をかけた無能な麻酔科レジデントに挿管されようとしている。患者は非常に脅えて、明らかに震えている。まるで悪夢にうなされている近所のガキ大将を見ているようだ。 【フィールド・ノート】

病院では、患者は明らかに非人格化され、健康を回復することとは別の目的追求のために利用されることがある。その目的とは、若い医師やナースの教育であったり、医学研究であったりする。今、目の前にいる患者を教育のために利用することが、将来の患者を助けるためだとして正当化され、教育病院のナースたちはしばしば、「医師たちは勉強するためにここにいるのよ」と言う。この言葉は、現在起こっていることから漠然とした未来へと注意を逸らす。すなわち目標は、眼前の患者の役に立つことではなく、将来患者を助けるための医師の訓練なのだ。このように、患者が明らかに利用される場合もある。

インターンがある患者の鎖骨下にカテーテルを入れようとして、気胸を起こしてしまったの。そのインターンにもう一度、今度は反対側で挑戦させたら、そちら側にも気胸を作ってしまったのよ。今、その患者は両側に胸腔ドレーンを入れているわ、インターンの練習台にされたおかげで……。【インタビュー】

〔患者は〕がんで肺に水が溜まった初老の男性で……大きな金属の器具を使って、文字どおりそれを胸腔に突き刺して胸腔ドレーンを入れるというので、私が処置の補助をするよう呼ばれて行ったの。そうしたら、患者にとってはただでさえ楽なことではないのに、彼らは経験のないレジデントにそれを練習させようとしているのよ。【インタビュー】

似たようなことはしばしばある。動脈ライン（動脈に針を入れて血圧を継続的に測るためのもの）の挿入など、技術を要し、患者にとっては痛みを伴う処置をインターンが何度も試みることがある。また、挿管、すなわち人工呼吸器につなぐために気管内チューブを喉に挿入する手技を、亡くなったばかりの遺体で練習することもある。もっとひどいこととして、あるナースが最悪の倫理的問題と語った内科系ＩＣＵ

の例もある。

目と耳から出血していてもう望みのない男性患者に、救命処置が行われたの。医者たちは「五回圧迫してどうなるか見てみよう」とか「この薬が心臓にどう作用するか見てみよう」とか言っていたわ。どちらにしても死ぬ患者に対して、理由もなく救命処置を行ったのよ。あれはただの実験だわ。【インタビュー】

ここでは、患者は明らかに目的遂行のための対象物として扱われている。

患者はまた、臨床試験にも利用されている。ナースは、三〇人の患者のうち研究対象に選んだ五人に治験薬を与えた後で、その薬が実際は有害なものだと知ることがある。それでも新患はどんどん入ってくる。そのため、そういう経験をしたナースは、「なんてことでしょう。あの薬を、また使わなければならないの……あれは患者のためにはならないわ。ただ薬を試しているだけよ。……でも、たとえ効かないとしても、とにかく薬を与えなければならないわ。私はリサーチ・ナースなのだから」と、思うのだと言う。ある歴史家はこのような事態が事実であることを認め、倫理学者の言葉を引用して次のように述べている。「医学をここまで駆り立てた力は、より多くの情報を得たいという研究者の渇望であり、その渇望があまりにも強すぎて、神聖な人体をも冒してしまったのだ。ラムゼイによれば『医療倫理綱領にしてもそれに意見してきた医師たちにしても……独自の勢いと生命力を持つ……科学的研究の貪欲なまでの欲望を食い止められはしない』のだ」(19)。実際、患者が研究プロジェクトの対象者になるためには、「インフォームド・コンセント」が法的に義務づけられている。しかし、「インフォームド・コンセント」の書類に署名した患者は、自分が同意した内容を理解しているだろうか？　その書類には、患者は、手術または研究の危険性と利点について説明を受けたと記してあるが、どこまで説明し、またどの程度楽観的に話すかはスタッフ次第である。[20] 患者は脅えているかもしれないし、おそらく絶望的な状況にあるだろうし、間違いなくナースや医師を頼りきっている。当然、スタッフの気分を害したくないと思うだろう。したがって患者に署名させるのは簡単である。

幅広い経験を持つ医療社会学者のダイアナ・クレインは、研究的治療を継続するための患者に対する圧力に注目し、次のように結論づけた。

> 臨床試験を継続することが、患者にとって心身ともに耐え難い状態になった場合にそれを中止できる、という患者の権利は、実際には踏みにじられている。医師は、研究対象である患者に対してそれまでに注ぎ込んできた時間と費用のすべてが無駄になるため、臨床試験を途中でやめることに難色を示す。[21]

ルネ・フォックスの研究ユニットの記述には、患者の希望は比較的尊重されているとある。[22] しかし、どちらにしても、どのような研究手順においても、患者が明らかに対象物として扱われることはあるようだ。

非人格化への歯止め

LIMITATION ON OBJECTIFICATION

しかしながら、我々は患者の非人格化を誇張すべきではない。ハイテク化されたＩＣＵでさえ、スタッフは患者の個人的背景を知っているし、患者を人間として見た上で、さまざまな判断を下している。ある夜、二人のＩＣＵナース、マギーとケンは、このような環境の中で患者を人間として認識することの難しさについて、互いの意見を語り合っていた。

「自分たちが楽をするために、患者を薬で抑制することは多いね。要するに眠らせるわけだ」とケンが言った。

マギーは、「入院する前の彼らの写真があるといいわね」と言った（彼らに別の生活歴があることを忘れないために）。【フィールド・ノート】

患者が人間であることを思い出すためには、さまざまな努力を要する。先に述べたユニットでは、技術面（例えば点滴など）でも人間的にも優秀だと定評のあるナースが、常に「小さなこと」にもよく気を配っていた。彼女は患者に対して敬意を払ったものの言い方をし、患者が喉の渇きを訴えた時には氷を与え、彼らの傷つきやすい遠慮がちな態度をかばっていた。そのナースが、以下の場面に居合わせていた。

振戦譫妄で暴れる男を鎮静しようと、スタッフは彼を抑制した。患者はそこらじゅうに便をまき散らしたので、シーツを換え、お尻を拭いて陰部に布を引っ掛けた。その布は彼らがもみ合っている間にも何度かずり落ちたが、見えたとか見えないとかの問題以前に、男が丸裸で縛りつけられていることを忘れてはいないということを示すための儀礼的な行為として、その都度誰かが元に戻していた。【フィールド・ノート】

スタッフは、ほとんど意識がない患者でもできるだけ人間として尊重するよう努めている。新生児ユニットでは、一〇週も早く生まれてきた小さな生き物、すなわち未熟児たちのケアを行っているが、多くのベッドは赤ちゃん用のかわいいおもちゃで飾られている。

黄色いクマのプーさん、白い顔のピンクの小羊……、「早くよくなってね」と書かれた風船、各ベッドには病院が掲げた「僕は男の子だよ」「私は女の子よ」という名前とともに書かれたカードもある。母親の姓か父親の姓かわからなかったのだろう、名字が線で消され書き換えられていることはよくある。家族関係があいまいなのはここではよくあることだ。赤ちゃん用のおもちゃがたくさん飾られたベッドもあれば、全くないベッドもある。「ブラームスの子守歌」が流れてプラスチックの輪やボールが回り出すと、人工呼吸器につながれた赤ん坊は活発に手足を動かし始めた。また別の人工呼吸器につながれた、育ち過ぎた胎児という感じの未熟児は、片隅に動物のぬいぐるみが置いてあるベッドで小さく丸まって眠っている。【フィールド・ノート】

新生児室のナースが、医学の対象物を人間として再認識しようと努めているのに対し、透析室ではそのような努力はほとんど必要ない。処置そのものがナースと患者の人間的関係を要するからである。透析技術は決まりきったものだし、慢性患者は同じ病院に週三回、二〇年間も通っている場合もある。それでも毎回、感染予防のために注意深く手順を踏むことが欠かせない。したがってナースは、患者が自分のケアの一つひとつを学べるように、側について指導する。そして患者が在宅透析の方法をすべて習得した時、ナースは患者を褒め、ともに喜ぶ。

ケーキを用意して、ジョン（患者）の透析講座卒業パーティが行われ、「学位」の認定証が授与された。ここでは患者はとても病人には見えず、「おめでとう」と称賛され、スタッフからは「家族の一員」のように歓

待される。彼は「じゃあ、皆さん、また来週！」と言って帰っていった。【フィールド・ノート】

このような場面では、ナースは患者やその家族のことを、友人や仲間のような身近な存在として話し、患者は「対象物」とは程遠い存在だ。

他にもさまざまな方法で、患者の「実生活」が見えてくることがある。末期患者が標準的な「積極的」治療を拒否した時のことである。例えば、患者が外出着を着てフロアを歩き、一般市民の姿に戻った時である。末期患者が標準的な「積極的」治療を拒否した時のことについて、あるナースは次のように語った。

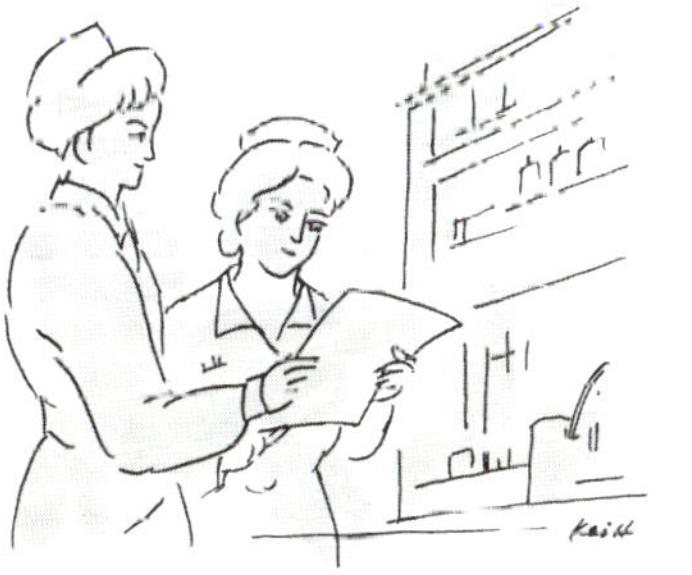

たくさんの管や線につながれて挿管されている患者より、たった今まで普通に息をして、おしゃべりして、意識がはっきりしていた患者が突然死ぬのを見るほうがつらいわ……彼らはその辺りにいそうな人に見えるもの……ごく普通の人が死んでいくのと同じよ。【インタビュー】

また、医師やナース自らが患者となった場合に、彼らは「患者は異質な存在だ」という考えに疑問を持つ。彼らは何が適切な検査で、何が嘘なのかを知り過ぎているので、しばしば問題患者となる。

あるナースが親知らずを抜くために入院してきた。術前担当ナースが病室にやって来て、彼女に術前準備の注射をした。

今は患者であるナースは、「何の注射を打ったんですか」と尋ねた。術前担当ナースは立ったまま「ちょっと眠くなる薬ですよ」と言ってから、「どこかでお会いしたかしら」と言った。患者が「東四階のヘッドナースです」と答えると、ナースは困惑した様子で、注射した薬を教えた。

【インタビュー】

このように、意識的な努力、長期にわたる親密な関係、個人的な知り合いになることなどさまざまな理由によって、スタッフによる患者の非人格化は防ぐことができる。

患者の抵抗

THE PATIENT RESISTS

患者は物として扱われることが多いが、物は物でも反抗する物である。患者は自分のどこが悪いのか、何が原因となっているのか、その問題にはどのように対処すべきか、といったことについて彼らなりの考えをもっており、それらはしばしば病気や治療に関する医学的解釈と拮抗する。スタッフが行おうとする医学的介入に対し、快く協力的な対象物になることを拒む患者には、三つのタイプがある。判断力欠如型、明らかなノンコンプライアンス型、そして自己破滅型である。

判断力欠如型　The Incompetent

患者の中にはまさに「精神的にまともでない」、すなわち現実が認識できない人もいる。

精神錯乱状態の年老いたB夫人は、荷物を全部持って廊下に出て、彼女が言うには「バスを待っている」。

人のナースが、彼女を優しく病室に連れ帰り、「さあ、着きましたよ」と言った。【フィールド・ノート】

年齢的に若過ぎてもまた、何が起こっているか理解できないため、同意をすることもできない。この場合、父権主義《パターナリズム》的な治療をせざるを得ず、当事者たちにとってさえ悩みの種となっている。

［今日］シャントを取るために、新生児（生後三週）の頭に局所麻酔薬を注射する［のを見た］。担当の二人のレジデントは、局所麻酔だけでよいのだろうか、でも全身麻酔は危険だろう、などと議論をしていた。一人が「君ができるなら私もできるよ」と言った。このようなやりとりが何度かなされた。新生児は静脈が非常に細く、点滴を入れるのは非常に難しい。レジデントたちがその準備をしている間に、一人の男性ナースが手をさすりながら優しく話しかけて患児をあやした。

レジデントが局所麻酔をした。針を刺した瞬間、赤ん坊が大きく目を見開き、そして泣き出した時、周囲にいた誰もが心を痛めた。しかしレジデントは、処置のみに集中していた。その時、女性のレジデントが、麻酔の本来の目的は痛みを和らげることであって痛みを強めることではないのに、と言った。赤ん坊は、訳もわからず痛い思いをさせられ抵抗することもできなかった。【フィールド・ノート】

病棟によっては、さまざまな意味で「判断力のない」患者が多い。アルツハイマー病患者のいる老人病棟、新生児ユニット、小児科病棟などはすべて、このような問題に直面する。神経外科ＩＣＵでは、脳が障害されて統制がきかないという理由で、すべての患者が抑制、すなわち身体を縛りつけられている。よく使われる鎮静剤でさえ、患者の判断力を弱めることがある。

ナースが担当の患者について「彼はちょっとおかしいわね」と言うと、別のナースが「当然じゃない？　デメロール（※訳注：麻酔、催眠、鎮痛作用のある薬）を二時間ごとに与えられてるんだもの！」

【フィールド・ノート】

　これらの患者も回復すると、自分を助けてくれたケアに感謝し、そして当時の自分の状態を一種の「判断力の欠如した状態」だったと認めるかもしれない。しかし、もし病人はすべて分別がないのだとすれば、スタッフは自分たちの思いどおりのことをし、患者は抵抗できないことになる。医学部の上級生の議論を以前聞いたことがあるが、危険だが非常に興味深い論理であった。

（一）医学生は、自分たちは――少なくとも医師は――患者にとって何が最善なのかを知っていると思い込んでいる。

（二）彼らは患者に判断力があるかどうかを議論していた。すなわち患者が自分の治療に関する選択・決定をできるかどうかを、彼らが決めていた。

（三）彼らは、時には患者がうつ状態であるという理由で、「判断力がない」と見なしていた。――例えば、がん患者が（成功する見込みの少ない）骨髄移植を拒否しようとすると、医学生は、患者はうつ状態だから治療を拒否する「判断力がない」と言うのである。

（四）このように彼らは患者のうつ状態や「判断力のなさ」を、スタッフの言動（治療への強制や圧力など）とは無関係のものと見なしている。

（五）特にある学生などは、医師が勧めた治療を患者が受け入れない場合、その患者は明らかに判断力がないのだから、どのみち治療は行われるべきだと確信していた。

この最後の見解は、医療現場では珍しくなく、ある意味で議論を終わらせてしまうものである。医療スタッフの意見に同意すれば、患者は判断力があると見なされて治療は続けられ、合理的で科学的な医学の論理を拒否すればしたで、その患者は判断力がないと見なされて、結局スタッフは治療を続けるのだ。(23)

現場では、「お名前は？」「ここはどこですか？」「今日は何曜日ですか？」など、あまりにも簡便な「検査」で患者の判断力が判定されることが多い。患者に判断力があるか否かは、当事者の一方であるスタッフにより判定され、時にはとんでもない方法で行われる。

レジデントのMは、夜一一時に患者の部屋に入って行き、患者を揺さぶって、「起きてください、ジョンソンさん！　朝ですよ！」と大声で言った。

患者が目覚めると、Mは言った。

「ここがどこだかわかりますか？」

【フィールド・ノート】

ジョンソン氏からすれば、一部のスタッフのほうこそ判断力がないと見えるだろう。しかし、医療スタッフがより大きな権限を持っていることから、誰の判断力が問われているのか、またそれは誰によって、どのような方法で判定されるのかは、スタッフが決めることになっている。

ノンコンプライアンス型　The Noncompliant

医師の決めた治療法に従うことができない、あるいは積極的に抵抗する患者も多い。スタッフは彼らを「不服従《ノンコンプライアンス》」と呼ぶ。例えば、喫煙を続ける肺がん患者、水分制限を守れない透析患者、塩味のポテトチップスを食べる高血圧患者、足のケアをしない糖尿病患者などがそうである。さらに、ベッドから抜け出して散歩に行く心臓病患者、静脈点滴ラインを引き抜いてしまう栄養失調の老人、処方された薬をきちんと飲まない患者なども皆、この中に入る。次のような驚くべき例もある。

三二歳男性、糖尿病患者。一日四回の自己注射［インスリン］をすること、食事に気をつけることなどを指示されている。しかし、「彼はどうでもいいみたい」とナースは言う。ペニスにブドウ球菌感染を起こした時、「おちんちんが取れてなくなっちゃうわよ。失明して、いい女も見られなくなるわよ」とナースたちに言われても、彼は何もしようとしなかった。こうすれば具合がよくなるとか、しないと腎不全になるとか、ナースたちは「さまざまな手を使ってみた」が、彼は全く意に介さない。

【フィールド・ノート】

指示された治療法に従わない患者は多い。「大部分の患者が薬を処方どおりに飲まず、また少なくとも二五％は全く飲んでいない」と言われている。[24] 私がインタビューしたナースたちも、五〇％の患者が、何らかの意味で「ノンコンプライアンス」だと言っていた。

これほど多くの人が抵抗しているという事実は、社会学者にあるシグナルを投げかける。もし、数人の患者が「ノンコンプライアンス」であるというのなら、それは彼らの知識不足、自滅行為、スタッフとの人間関係が悪いことなどによると思われる。しかし、五〇％がノンコンプライアンスで、治療を拒否し、アドバイスされたことを守らず、医療スタッフの意図をことごとく覆しているとなると、ただ反抗的ではすまされない何かが起こっていると言える。おそらく、スタッフと患者という二つのグループの頭の中には、全く異なる目標があるのだろう。「急き立てるナースを患者が信用しなかったとしても、必ずしもその患者に理性がないとは言えない」[25]。医療社会学者で自らも慢性患者であるアーヴィン・K・ゾラは、あるエッセイの中でノンコンプライアンスについて次のように力説している。

> 勧められた治療を、患者が「自分のため」とか「自分にとって最も利益になる」と認めると決めてかかることは危険である。「薬を飲む」ことは患者にとって決して「当然のこと」ではない。むしろ患者は、大部分の医療行為は不必要で、押しつけであり、破壊的であり、またそのやり方は無遠慮だと思っている と考えたほうがよい[26]。

前にも述べたが、患者の立場から見れば、スタッフこそ患者の希望に不服従《ノンコンプライアンス》だということになろう。しかし、病院において「ノンコンプライアンス」と言えば、「医学の権威に対する不服従」を意味している。その言葉そのものが、医学の圧倒的優位を示しており、その他の考え方はそれからの逸脱であるということを表している。繰り返すが、スタッフは患者が医療の世界に「順応する」ことを期待しており、患者の反抗は「問題」と見なすのである[27]。

しかし、なかには患者の気持ちに理解を示すナースや医師もたくさんおり、また医学生に必ずそのことを教える医師もいる。

B医師は新任のアテンディングで指導医である。自らの意思に反して救急救命室で気管内挿管されてしまった喘息の若い女性患者についての話し合いで、レジデントが「彼女はこれまで非常に反抗的で、ノンコンプライアンスでした」と述べ、依然としてそうであるとも言った。するとB医師は、「ノンコンプライアンスには、彼らなりの理由があることもあるんだよ」と言った。

【フィールド・ノート】

「ノンコンプライアンス」と言われる患者の中には、敵意をあらわにする者もいる。こうした例はめったにあることではないが、非常に不愉快である。

二日前まで、すごく大変な患者がいたの。はっきり言ってしまえば、ろくでもない男だったわ。どうしようもなくたちが悪かったの。心臓が止まって死んでしまったけどね。

……その男が死んでよかったなんて、誰も認めたくないでしょうけどね。

【インタビュー】

自己破滅型　The Self-Destructive

協力的とはとても言えない患者の中には、あえて自己破滅的になっていて、たまたま運悪く病魔に取り憑かれたとは言えないような人もいる。[28]「被害者を責める」わけではないが、多くの患者は煙草を吸い過ぎ、酒を飲み過ぎ、気分転換にドラッグを使い過ぎていると言わざるを得ない。一部の病気は危険なライフスタイルや習慣が原因となっている（例えば、バイク事故、性病、一部の心疾患や腸の病気など）。そして、なかには自殺行為に等しいことをする人もいる。

三〇〇ポンドもある大女が、恋人に腹を立て、自分にヘアスプレーを噴きかけて火をつけた。そして皮膚の九〇％に熱傷を負って［熱傷ユニットに］収容された。

【フィールド・ノート】

明らかに「自己破滅的」な患者で最も多いのは、喫煙者とアルコール中毒者である。合法・非合法を問わず広い意味でのドラッグユーザーの一部に属する彼らは、ある日気がついたら病院にいるのだ。

四〇歳の男性V・Cは、消化管出血の患者である。腹にはナイフの傷跡、腕には刺青があり、ビールを一日二四本飲む［患者は医師に「一ダースほど」と言ったが、患者の妻は三〇本と言ったので、ナースは平均を取って一ダースとした］。ユニットにいる五〇歳ぐらいの別の男は、あごひげをたくわえ、大きな刺青がある大量飲酒者で、同じく消化管出血を起こしている。また別の、コカインとドラッグを常用していた三一歳の男は、母親の薬ケースからインデラルとダーヴォセット[29]を盗んで過剰服用した。

【フィールド・ノート】

治療を受けたがらず、すぐに自滅的行為に走るこれらの患者は、正しい判断ができず、道徳観が欠如しているのだ、とスタッフが思うのも無理はない。しかし、患者たちは、ただ単に「従わない」のではなく、回復や健康といったものの基本的価値を認めない、パーソンズの言う「病者役割（the sick role）」を受け入れていないのだ[30]。つまり彼らは健康になりたいとは思わないのだ。このことは、少なくともスタッフにとってはやる気をくじかれるものだろう。

レジデントのM医師は、患者（意識はあるが気管内挿管されている）のベッドを囲んで、まるでそこには患者がいないかのように他の医師たちと話している。「我々としては最善を尽くすつもりだけど、死ぬほど飲まれたんじゃ、いつも命を救えるとは限らないよなぁ」。

【フィールド・ノート】

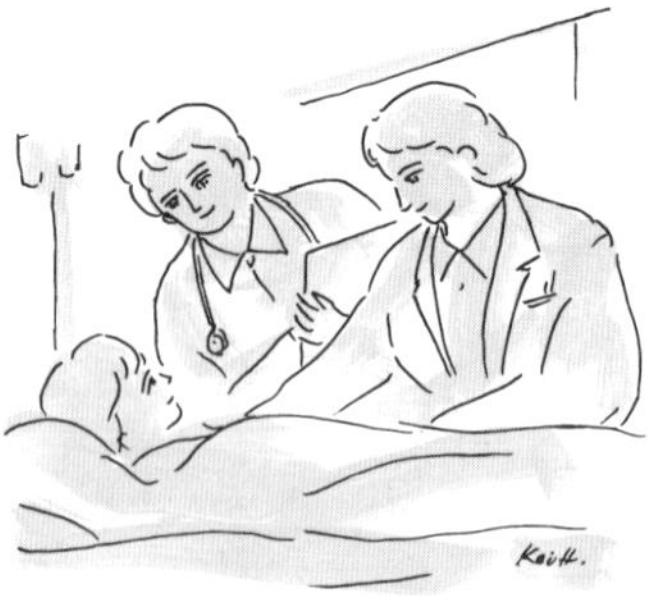

もちろん、この患者の問題は、病気というより自堕落な生活にある。しかし、医学はそれを治療することができない。

私が言いたいのはまさにこのことである。明確に定義された問題、治療可能な病気、医者やナースや病院を信頼し感謝する患者など、医学の扱える対象は限られているのだ。この対象から外れた（慢性で、不治で、扱いにくく、不服従な）患者は、医学の領域を超えている。彼らは医学の価値観に真っ向から挑戦する。[31]

ここにも、異なる目標を持つ関係者集団の衝突が見られる。判断力欠如、ノンコンプライアンス、そして自己破滅はすべて、ナースをはじめとする医療スタッフと患者との間の体系的な見解の相違で決まってしまう。患者の視点がすべて正しいと言うつもりはない。しかし実際、これらの対立において医学を勝利に導いているのは、アプローチの科学的正当性ではなく、患者を支配している医学の権力である。ナースや医師が主導権を握っているため、彼らにとっての正義が勝るのである。

患者をコントロールすること
CONTROLLING THE PATIENT

物のように扱われることを患者は嫌がるため、スタッフは彼らをうまくコントロールしなければならない。コントロールのテクニックとしては、「ちょっと痛いだけですよ」と優しく声をかけることから、自分や他人に危害を加えようとする暴力的な患者を抑制する方法まで、いろいろある（精神科患者の中には自殺したがる者もいるし、神経科患者の中には幻覚を見て窓から飛び降りようとする者もいる）。ナースたちはしばしば、親が子どもを扱うようなやり方で、患者が望むことと患者がすべきこととの間で、一種の取り引きをしなければならない（「今いい子にしていれば、後で散歩に連れていってあげるわよ」というように）。彼女たちは患者に、煙草をやめ、症状を速やかに報告し、薬を飲み、指示された食事制限を守り、退院の許可が出るまでは病院にいて、点滴を抜かないように言い聞かせる。ナースには、このような患者の秩序を守る責任がある。医師は患者の「ノンコンプライアンス」に対して怒りをぶちまけることもできるが、身近にいてジョーンズ夫人に薬を直接飲ませなければならないのはナースなのである。

病院ケアの共通原則は、難しい患者をコントロールし、彼らが自分や他人を傷つけないようにすることである。よく使われる道具としては、患者がベッドから落ちないように監視する「ポジーベルト」[32]や、著しい見当識障害や暴力的な患者に使われる革の抑制帯などがある。患者の苦痛が仕事の流れを妨げ、コントロールが必要となった時には、鎮痛薬も一つの方法である[33]。ＩＣＵでは、患者はヴァースドのような麻酔薬を使ってコントロールされている。「口をきける患者をとてもわずらわしいと思うことがあるのよ……重体でさまざまな処置を行ってきた患者が、ある日突然意識を取り戻して『足が痛い』なんて言ったら……患者はただ鎮静剤で眠り続けて、話なんかしてくれないほうがいい……。ひどい話だけど、こういうことを言うＩＣＵナースは大勢いるわ」［「インタビュー」］。

スタッフはまた、患者に病状についての医学的情報を与えないことで、患者をコントロールすることもできる。ノーザン・ゼネラル・ホスピタルは脊髄損傷の治療における州の中核病院で、多くの患者はバイクかダイビングの事故に遭った若い男性である。彼らは病院にいることに腹を立てており、また大半は身体が麻痺している。そして「あなたは一生歩けません」と医師が言わなくても、ナースはそれを知っており、患者は尋ねる。「何か隠されていることが、彼らにはわかるのよ」[34]。あるナースは患者を避けたり、病室にいる時はしゃべり続け、答えたくない質問から逃げたりするという。その患者への用が済むと、彼女は急いで「何かあったら、私に言ってくださいね」と言ってその場から逃げ出す。しかし彼女は「話そうとしなければ、何かがおかしいと患者は気づくものだわ」と言う。

家族からの質問は特に避けることが難しい。患者の妻が医師を問いつめたり、兄弟が病院の評議員会に不満を訴えたりすることもある。プレストンはそのジレンマをうまく表現している。

ナースは、医師が患者の家族に何を言ったのかを知らないのが一般的だ。医師が家族に嘘をついたり誤解を招く言い方をすることもあれば、家族が医師の発言を誤解することもある。面会者が確認してきた時このような食い違いがあると、ナースは苦境に立たされる[35]。

家族が面会のために廊下で待っている時、実は家族には知らされないうちに患者が亡くなってしまっていることがある。ナースは、家族に患者の死を知らせることは職務上できないため、病室内の患者はすでに遺体となっているのに、その外で家族が待っていることになる。その間、ナースは医師が来て死亡確認をし、家族に宣告してくれるのを待つしかない。ナースは、「部屋に入る前に、先生から話を聞いてください」と言うしかないのだ。

時に医師は、「自分たちの手に負えそうなこと」だけを患者に話す場合がある。つまりスタッフは患者に嘘をつくことがある[36]。医学の専門分化が進んだために、そのような嘘が複数の医師やナースを巻き込む場合もある。

一六歳の少年が、ノーザン・ゼネラル・ホスピタルに入院した。脳腫瘍である。神経外科医、小児科医、そして血液専門医の三人の医師がこの患者を担当した。少年は自分ががんであることを知らなかったが、血液専門医がそれを知らずに、化学療法の話をしてしまった。少年と家族はショックに打ちのめされた。[37]

【インタビュー】

一九六〇年代初頭に比べれば、患者に嘘をつくことはかなり少なくなったと言われており、それを裏付けるデータもある。[38] 一一年間にわたる私の調査の間にも、患者に対する明らかな嘘は少なくなり、またそれを容認する病院スタッフも少なくなった。しかし、情報を歪め、あるいは選択して患者に与えることで、患者の意思決定に影響を及ぼすことは未だにある。[39]

このような方法（抑制、薬物使用、情報の制限）によって患者をコントロールすることは、おそらく容認されているのだろう。多くの患者は本当に無力で、自分自身にとって適切な治療を選べる立場にはない。ICUの部長をしているある医師は、次のように語った。

いったいどうしろというのだ。入ってきた患者は敗血症を起こして、狂ったようにぎゅっと手を握りしめ、息も絶え絶えで、訳のわからないことを口走っている。何かをするのに「インフォームド・コンセント」なんてできるわけないじゃないか？

【フィールド・ノート】

患者がきちんと話をできる状態であっても、患者自身を守るためにコントロールの手段が使われることがある。多くの医師は老人患者を抑制するのを好まない。しかし、老人科のあるナースが次のように話す。

医者たちはいつもいないから、ここで何が起こっているか知らないのよ。患者が起き上がろうとして、ベッドから転落して大腿骨や肋骨を折れば、家族は訴訟を起こすわ！　点滴や管を抜いたり、ベッドから抜け出さないように患者を縛れば、家族は文句を言う——それで抑制を外して、患者が怪我をしたりいなくなったり、外へ出てしまって通りで車に轢かれたりしたら、やっぱり家族は訴訟を起こすの！　どうやっても勝てないのよ。
【フィールド・ノート】

このようなケースではスタッフの考え方も理解できるが、疑問の多いケースもある。強引に治療されること——医学的詮索と手技の単なる対象物として扱われること——への恐怖は、ナースの夢にまで出てくるほどだ。

B・Hは「自分の病棟で縛りつけられて、ナースに寄ってたかっていろいろな処置をされたり、挿管されている夢を見た」と言った。また、妹がここへ入院した夢も見たという。「妹の救命処置で、私はバッグを揉んでいて「アンビュー・バッグを使って人工呼吸を行うこと」、彼女の肺を破裂させてしまうの」。
【フィールド・ノート】

Y・Jが繰り返し見る「悪夢」はこうだ。
目が覚めると神経外科ユニットにいて、身体は麻痺しており、喉には気管内チューブ、鼻からは胃チューブが入っており、胸には除細動時のやけどがある。B医師［とりわけ評判の悪い神経外科の女医］が側に立って、「指を二本出してみてください！［患者の見当識と身体運動機能の検査の一つ］」と、明るく言うのだ。

Y・Jは「悲鳴をあげて、飛び起きたわ」と言った。

【フィールド・ノート】

患者の権利

PATIENTS' RIGHTS

この時点で疑念や幻滅を感じた読者は、「患者にも人権というものがあるのではないか。病院はそれを認識していないのか」という疑問を抱くかもしれない。

確かに近年、多くの病院が「患者の権利章典」を採択して（さらに高々と掲げて）いる。しかし、患者にはそのような権利が認められているだけであって、実際に行使されてはいないということを忘れてはならない。ここでも組織が支配力を持っている。実際、「患者の権利章典」という考えそのものが、体制に染みついたパターナリズムを露呈している[40]。

第一に、病院によって提唱された「患者の権利章典」は、病院によって破られている。すなわち、それは単なる善意のポーズとして掲げられているだけで、法的拘束力を持つものではないからだ。むしろ、そのようなポーズによって、弱者である患者たちは、権力者に対して、より大きな負い目を感じている。

第二に、法律における和解判決のように、患者の権利章典には、どことなく罪悪感が漂っている。まるで、例えば同意をしていない患者に対する手術を「これまでも行っていないが、これからも行いません」とわざわざ言っているかのようだ。

第三に、このようにお情けで与えられた患者の権利は、いたずらに患者の無力感を強め、何事かが起こり得ることを暗示するものにすぎない。

患者が、医学的判断の善し悪しを決める法的な権限を手にしても、大抵は下された判断をそのまま認め受け入れていることは興味深い。私が話をした何人かの医師によれば、それは患者の「不合理性」を表しているのだという。しかし、おそらく患者は医学的判断の内容についてではなく、決定権を持つことについて主張したいのだろう。

このように、一見「患者の権利」への努力と見えるものまでが、巧妙に医学の立場を強化するものとなっている。一九九〇年に、死を望む患者の自殺を幇助する装置を作ったジャック・キボキアン医師のケースを考えてみるとよい。それが医師として（あるいはさらに人間として）正しい行為なのかどうかをめぐって、国民の間で活発な議論が行われた。ここで注意すべきは、金属のフレームにいくつもの注射薬ボトルが取り付けられ、「患者」がボタンを押してスイッチを入れるというキボキアン医師の装置は、見るからに医療機器だということである。自殺方法としては、従来のピストルや密閉された車庫での一酸化炭素によるものとは明らかに異なる。そしてその機器は、免許を持った医師——有名になったケースではキボキアン医師——により、その患者のために設計され、作成されたものであることだ。患者に自らの死期を決める権利を与えるために作られたキボキアンの装置は、実際は死に対する医学側の見解と決定権を強化しているのではないだろうか。すなわち、医学は自殺さえも管理できるというわけである。医者選びには気をつけなければならない[41]。

さらに、病院には独自の優先順位と慣習があり、なかには患者のそれと真っ向から対立するものもある。何千人もの従業員を抱え、長年にわたる優れた医学の伝統を誇り、若きエリート医師たちの研修施設でもある病院では、患者の意見が尊重されることなどまず期待できない。患者たちはまるで組立工程を流れる車のように処理すべき物——確かに貴重な物ではあるが——として扱われる。そこには入院受付をする者もいれば、食事を決める者、配膳をする者、病気を治療する者、そしておそらくは悲しみを癒してくれる者もいる。徹底した分業により、患者は、スタッフの一人ひとりが特定の作業を患者に対して行う「生産工程」に乗せられている。これは、医師やナース個人の意欲や信条とは全く別のものだ。

患者の権利章典に謳われている改革の努力も、強者であるスタッフが、患者は一種の物であるという考えを押し付けることができるという、根本的な問題に取り組んでいない。ましてやＩＣＵに収容されるほど重症な患者の場合、問題の捉え方は常識とは程遠いものになるであろう。患者は「ちょっと歩くとすぐ疲れてしまうんです」と言うが、専門家の診断による「本当の」問題は、血液ガスやpHの異常、あるいは心拍出量の低下、ということになる。したがって、このような生理学的事実が医学的な問題として認識され、患者の「人間的な」苦痛はただの「促進因子」となってしまう。医師たちは、教育訓練によって身体の状態を生物学的レベルで捉えることを学ぶ。それこそが彼らにとって、病気が存在する次元であり、治療が行われるべき領域なのである。

結論
CONCLUSION

病院という組織は、物理的対象である患者に対して成し得ることのすべてをやらなければと思っているようである。おそらくそれは、医師たちがあらゆる不測の事態によって起こり得る医療過誤訴訟を防ごうとする「防衛的医療」に由来している。さらに、高価な機器の購入を正当化するために、それを頻繁に使用するという面も一部にはあるだろう。「あらゆる情報」を得ようと総力を傾ける理由はいくつもあり、それは患者に関する情報を際限なく探り出そうとする行動となって現れる。それは検査、診察、エックス線、ＭＲＩ、ＣＴスキャン、カテーテルであったり、体温、血圧、尿や便の排泄量、食物や水分の摂取量などが記録されるモニターであったり、年一回の検診、月一回の乳房自己検診、聴力や視力の検査、がんの兆候がないかどうか舌の表裏をみる歯科医のチェック、血液検査、コレステロール検査、ルーチンの胸部エックス線、六カ月ごとの歯科エックス線であったりする。お決まりの身長、体重の記録などは言うまでもないだろう。これらすべての検査は、何か診断の付く病気を探して、あるいは、おそらく何かが見つかることを期待して「ちょっと見てみる」ということの連続で、果てしなく次第に増長していくようにさえ見える。記録のコンピュータ化は、ただこの作業を速めただけだ。一連の検査のねらいは、何もかも調べて、記録して、分類するという、患者の完璧な「全身チェック」ではないだろうか。

この方面において先を行く精神科領域では、トータルな観察とは、患者のすべての行動、すべての考え、一瞬の夢さえも分析者の興味ある材料となることを意味する。つまり精神科病棟では、スタッフは常に患者を観察し、一挙手一投足をじろじろと見る（これでは病棟にいる患者たちが被害妄想を持つのも無理はない！）だけではなく、座って何時間でも何日でも彼らについて語り合っている[42]。例えば、うつ病、慢性薬物乱用、自殺企図など、深刻な問題を抱えた青年患者を収容しているある精神科の急性期病棟では、ナースの仕事はまず、患者の部屋を順に回って、一人ひとりに挨拶をすることから始まる。そして患者の睡眠時間を記録する（例えば「6・1/2／／8」は、夜間六時間半、一日合計では八時間、を意味する）。ナースは、「眠っている患者を見つけるため」に、約三〇分おきに病室を巡回する。昼寝は認められていないのだ。勤務交代時のミーティングでは、ナース、看護助手、付添婦、インターン、レジデント、医学生などでごった返す部屋で、患者の食事摂取量（八〇％とか一〇％とか）、排泄状況（「ジミーは排便が二回で、一回は軟便だった」など）、行動（今日は誰が「反抗的な態度」を見せているかなど）についての報告がなされる。私生活のプライバシーという感覚がいささかもないこのようなミーティングに、すべてのスタッフが参加を許されている。

そして患者を詮索することで、ある意味で、以前にはなかった病気を作り出したり、少なくとも発見することがある。よくよく調べれば、誰だって医学的に「異常な」こと（軟便一回など）や、正常範囲外のこと、あるいは標準からかけ離れていることが、一つくらいはあるものだ。医師がコレステロールを調べ始めれば、コレステロールが「高い」と言われる人が出るし、ナースが患者の睡眠時間を記録すれば、なかには「寝過ぎ」と言われる人もいるだろう。ドアのない病室に神経外科の患者が入院すれば、あるナースが記録したように「彼らはいつもマスターベーションをしている」となってしまう（ナースが彼らに「何してるの？」と聞くと「いや、別に」と答えるのだが）。日常的な行為だが一般の人々は人前では見せないようなことが、ここでは記録されてしまう。そして、あらゆる検査をしても差し当たって問題がないとなると、ほくろがこうなることもあるとか、こぶがああなるかもしれないとか将来のことに目が向けられ、「〜の危険あり」という概念が生まれ、医学における正常からの逸脱として分類される。つまり現在は何も問題はないが、いつか問題が起こるかもしれない、だから治療が必要だ——少なくとも経過観察が必要だ、ということになるのだ。

患者と医師の初めての出会いは、ほとんどの場合、「今から先生が診察をなさいます」というナースの言葉で始まる。思うにこの言葉は、我々が思っていた以上に多くの真実を含んでいる[43]。広くかつ深い意味で、診ることが理解することへの重要な鍵であり、一連の診察、検査、そして記録さえもが、患者を医学的詮索の対象物という立場に閉じ込めてしまう世界、そういう世界に入ることによって、病む者は患者となっていく[44]。したがって医学的観察は、その中で権力の行使が繰り返し行われる儀式となり、ある意味で現代の刑務所（およびすべての訓練施設）に関するミシェル・フーコーの次のような表現を思い出させる。「終わりのない尋問、細部にわたる分析的な観察、限りなく続く取り調べ……開きっぱなしのファイル……残酷なまでに好奇心むき出しの検査[45]」。ここでは、診察・検査という儀礼が対象物、少なくとも治療の対象物、すなわち患者を作り出す。これまで見てきたように、患者は病気であると定義された人となり、必要であればどんな検査をしてもよいとされ、神聖なる生命としてではなく、精巧な生物体としての扱いを受ける。

　このプロセスにおいて、ナースは重要な役割を果たしている。物理的に患者に近く、また患者と顔を合わせ、話を聞き、患者に触れる。ナースはこの接触を自分たちの最も重要な存在意義の一つだと言う。すなわち彼女たちは、ベッドサイドにおいて医師の「眼」であり「耳」なのである。彼女たちは常に患者を見て状態を評価し、観察し、そして常に何が起こったかを記録する。患者の非人格化は、狡猾な医師やナースの個人的な判断でも、高圧的な病院の公式の方針でもない。それらよりも、はるかに根深いものである。この章の締めくくりにあえて言うが、診ることとそれに伴う非人格化こそ、医療システムの核心部分なのではないだろうか。このように患者をある種の対象物――抵抗を示し、そしてコントロールされるべき対象物――と見なすことこそ、医学というものの本質的特徴なのではないだろうか。スタッフが圧倒的な権限を持っていることが非人格化を可能にしており、患者が抵抗し続けるとスタッフ側に倫理的問題が発生する。それは判断能力に欠けていたり不服従であったり、あるいは自己破滅的な患者を倫理的にどう扱うか、スタッフは頭を悩ませるからである。

　前章で、倫理的問題は異なる集団間の利害の衝突のイデオロギー的発現であることが多いと述べた。本章では、権限を持つ病院スタッフが、患者を単なる生物の一種として扱おうとする一方、患者はもっときちんとした扱いを主張するといった類いの衝突を見てきた。患者の本質と彼らの抱える問題をめぐる議論は、服従《コンプライアンス》、判断能力《コンピテンス》、そして統制《コントロール》などの倫理的問題を生む。これから見ていくように、患者の本質、そして患者に対する扱いをめぐる衝突が最も多いのは、死にゆく人を扱う場をおいて他にないであろう。

（1）ザスマンも、著書の中でこのことを取り上げている。前掲書：序章（10）Robert Zussman : Intensive Care, pp.65-66.
（2）Samuel Shem : The House of God（前掲書：第一章（18））の中で、このフレーズは"Laws of the House of God"として、何度も登場する。
（3）Renée R. Anspach : Notes on the Sociology of Medical Discourse; The Language of Case Presentation, Journal of Health and Social Behavior, 29(4), 1988, p.373.
（4）前掲書：第四章（22）David J. Rothman : Strangers at the Bedside, p.80.
（5）前掲書：序章（12）Andrew Jameton : Nursing Practice, p.254.
（6）前掲書：第二章（3）Renée C. Fox : Experiment Perilous, p.121.
（7）前掲書：第三章（1）Patricia Benner & Judith Wrubel : The Primacy of Caring, p.8.
（8）前掲書：序章（13）Everett C. Hughes : Men and Their Work, p.35.
（9）前掲書：序章（10）Robert Zussman : Intensive Care, chap.5. を参照されたい。
（10）このようなことになった経緯については、Rothman : Strangers at the Bedside（前掲書：第四章（22））を参照のこと。
（11）S. Kay Toombs : Disability and the Self : A Matter of Embodiment（一九九〇年一〇月：未発表論文）に優れた説明がある。
（12）Randall Jarrell : The X-Ray Waiting Room in the Hospital, The Complete Poems, Farrar, Straus & Giroux, New York, 1969, p.297.
（13）前掲書：序章（10）Robert Zussman : Intensive Care, p.32.
（14）Arnold S. Relman の言葉。前掲書：序章（10）Robert Zussman : Intensive Care, p.21 に引用されている。
（15）前掲書：第一章（5）David Sudnow : Passing On : The Social Organization of Dying. を参照されたい。
（16）クレインも同意している。Diana Crane : The Sanctity of Social Life,（前掲書：序章（12））p.96 & chap.3を参照のこと。
（17）前掲書：序章（10）Robert Zussman : Intensive Care, p.30.
（18）前掲書：第一章（12）Anne Sexton : All My Pretty Ones, p.13.
（19）前掲書：第四章（22）David J. Rothman : Strangers at the Bedside, p.96.

(20) Charles Bosk：All God's Mistakes；Genetic Counseling in a Pediatric Hospital, University of Chicago Press, Chicago, 1992. およびRenée Anspach：Deciding Who Lives（前掲書：第四章（4））の二書に、優れた論考がなされている。

(21) 前掲書：序章（12）Diana Crane：The Sanctity of Social Life, p.184.

(22) フォックスの『Experiment Perilous』（前掲書：第二章（3））と、クレインの『The Sanctity of Social Life』（前掲書：序章（12））の第八章とを比較してみるとよい。

(23) ジェイムトンはこの議論を認め、次のように批判している。「専門職の一部には、治療を拒否する患者を無能力(incompetent)であるとするために、能力(competence)という概念を選択的に用いる傾向がある……もし能力が事実上自分に同意することを意味し、無能力が自分に反対することを意味するとすれば、それは完全な、あるいは強力なパターナリズムである」。前掲書：序章（12）Andrew Jameton：Nursing Practice, p.26.

(24) 同右書　p.179.

(25) 同右書　p.211.

(26) 前掲書：第三章（21）Irving Zola：Socio-Medical Inquiries, pp.216-217.

(27) 同右書　p.218.

(28) 前掲書：序章（10）Robert Zussman：Intensive Care, p40.

(29) ※訳注　インデラル（Inderal）は降圧薬。一般名：塩酸プロプラノロール。ダーヴォセット（Darvocet）は鎮痛・解熱薬。一般名：アセトアミノフェン。

(30) Talcott Parsons：The Social System, Free Press, New York, 1951. chap.10.（邦訳　佐藤勉訳：社会体系論、青木書店、一九七四年）

(31) 神経外科系ユニットのあるナースが、移植のために臓器が「採取」（訳注：原文は「収穫」の意味もある"harvested"）される予定の患者の話をしてくれた。患者が脳死になるまでは臓器摘出を待たなければならない。しかしもちろん身体の他の部分の保存もきちんとしなければならない。これは厄介なことだ。そのナースはあっさりと、「死んだ後も生かしておくって、難しいわよ」と言った［フィールド・ノート］。

(32) ※訳注　ポジーベルト（Posey belts）：Poseyは社名。患者を縛るものではなく、センサーを患者に装着しておく（動くとナースコールが鳴る）ことで患者の動きを監視するシステム。

(33) Barney Glaser and Anselm Strauss：Awareness of Dying, Aldine Publishing Co. New York, 1965. p.208.（邦訳　木下康仁訳：「死のアウェアネス理論」と看護、医学書院、一九八八年）

(34) このことはナースにとって特別な精神的負担となる。「医師は真実を隠すことによって、患者に告知した後の痛々しい場面を避けることができるが、ナースに負担がかかることになる。ナースは、何も知らない患者と多くの時間を過ごさねばならず、患者に知られないように常に警戒しなければならないからだ」。同右書　p.45.

(35) Ronald Philip Preston　The Dilemmas of Care : Social and Nursing Adaptions to the Deformed, the Disabled, and the Aged, Elsevier, New York, 1979, p.148.

(36) Sissela Bok： Lying, Vintage, New York, 1979, chap.15.

(37) 詳しくは、前掲書：第四章（33）Glaser and Strauss, p.31 を参照されたい。

(38) 「一九六〇年代初頭には、ほとんどの医師（ある調査では九〇％）が、がんが見つかっても、患者には話さないのが自分の通常の方針だと答えていた。一九七〇年代の終わりには、同じ割合の医師が、診断名を患者に告げると答えた」。前掲書：第四章（22）David J. Rothman：Strangers at the Bedside, p.147.

(39) 前掲書：第五章（20）Busk：All God's Mistakes に良い例が挙げられている。

(40) 前掲書：第四章（22）David J. Rothman：Strangers at the Bedside, p.146 および Jameton : Intensive Care, pp. 202-203 を参照されたい。

(41) Lisa Belkin：Doctor Tells of First Death Using Suicide Device, New York Times, June6, 1990.

(42) Erving Goffman：Asylums：Essays on the Social Situation of Mental Patients and Other Inmates, Doubleday, New York, 1961.（邦訳　石黒毅訳　アサイラム―施設被収容者の日常世界、誠信書房、一九八四年）

(43) この考えは、ダン・ライアン Jr.の発言がきっかけとなった。

(44) 医学的観察に関する代表的な研究としては、Stanley Reiser：Medicine and the Reign of Technology, Cambridge University Press, Cambridge, 1978.（邦訳　春日倫子訳：診断術の歴史―医療とテクノロジー支配、平凡社、一九九五年）がある。

(45) Michel Foucault：Discipline and Punish： The Birth of the Prison, Vintage Books, New York, 1979, p.227.

第六章 組織的行為としての死

Death as an Organizational Act

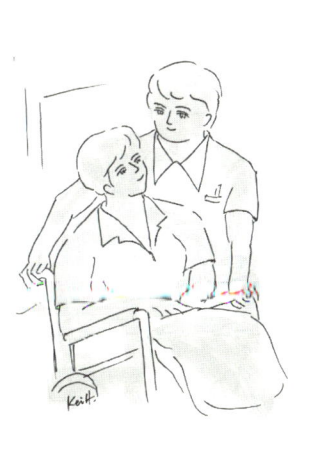

死に対する扱いにさえ、病院のルーチンがある。ナースの中には、患者の死をうまく処理できずに悩んでしまう者もいる。それでも組織はいつもと変わらず存続する。患者やナースの出入りはあっても、業務は続行し、患者は患者であり、諸々の手順は守られ、システムそのものも存続する。死んでいく患者も、悩むナースも、このパターンを狂わせることはない。病院側の口調は「すべて異常なし」という現実を裏書きしている。死にゆく患者を扱うにあたっても、「日常的なことについて話すのが「スタッフと終末期患者間の」慣わしになっている……両者が固持しようとしている「患者は死にかけてなどいないという」嘘がばれそうなことが起こったり、そういった話が出てしまった場合でも、両者は何もまずいことは起こっていないふりをしなければならない」と、グレイザーとストラウスは述べている(1)。

本章では、病院が死にゆく患者をどのように扱っているかを見ていくが、そうした患者の扱いに関する責任が、しばしばさまざまな人々に分散されているということがわかるであろう。

ＭＩＣＵのラウンドで、脳死状態ではないものの、かなり危険な状況にあるスミス氏を見た。彼は七七歳で、ほとんど無反応だが、昨日は咳嗽反射があった。彼はノー・コード、すなわち抗生物質も、検査も、心肺蘇生も、昇圧剤も使用しないことになっている（カルテにある元の指示には「この患者はノー・コードで以下の処置は行わない：心肺蘇生、昇圧剤、抗不整脈剤、電気ショック（cardioversion）」とある）。

［担当の］フェローは、スミス氏に関する報告を早々に止め、「これは倫理の問題だ」と言って、インターンに次の患者に進むよう促した。この場合の「倫理の問題」とは、「医学的問題ではない、我々が議論することではない、我々の手には負えない」といった意味であり、そのフェローが、これを「深刻な道徳的問題」と捉えているのではないことは明らかであった。

【フィールド・ノート】

ここでは、責任が個人から形式的に組織された集合体へと移行している。このような発言から、新しいレベルの道徳的行為者、すなわち組織そのものの存在が浮かび上がる。

組織そのものが行為を行うということに、驚いてはならない。ルーチン化、役割の受容、患者を物として見ることなど、本書でこれまで取り上げてきた話題は、すべて病院の「組織化」の一面にすぎない。そのような組織内では、倫理的問題は個人の道義的ジレンマではなく、組織そのもののジレンマである。このように組織という新しい行為者が出現したため(2)、道徳性は個人的選択のレベルから組織内の衝突や選択のレベルへと置き換えられる。行為者としての組織が増長するにつれ、個人の道徳性は衰退する。それは人々が「気にしなくなる」からではなく、気にしたところで何も変わらないからである。すでに述べたように、倫理的意思決定は、ある意味で権限を持つ人々だけの特権である。つまり、巨大な組織に支配されている社会では、倫理は組織のためにあるということを意味する。しかし、責任を本当に組織に移行することなどできるのだろうか？　人にはそれぞれ感情があり、彼らは「私は自分の仕事をしているだけ」という一言では片付けられない、深刻な問題に直面している。死にゆく患者をケアするナースの場合、いくつかの理由から責任の移行が特に難しい。死は不可逆的である。患者が示す他の病状には「治療」があっても、死にはそれが存在しない。さらに、死は万人に共通のものである。他の症状と異なり、死は誰にでも訪れるため、ナースは患者を「自分とは違う」他人として切り離して考えることが非常に難しい。スタッフは大抵の場合、「こんなことは私には起こり得ない」と信じているが、死は当然のことながら誰の身にも起こる。死にゆく患者を扱うには、自分自身の死という事実と向き合わねばならない、と言うナースもいる。このように死と向き合うに当たっては、「ナース」という役割を隠れ蓑にすることは容易ではなく、公式化されたパターンは行動の規範にはなりそうもない。死にゆく患者は、医学的介入についての約束事項を破り、医学的治療モデルに闘いを挑んでくる。

それでもなお、死（death）あるいは、少なくとも「死につつあること（dying）」はあいまいなもので、それをうまく扱うには組織という背景が必要になる。「考えようによっては、すべての人間は、生まれてきた瞬間から、日一日と死に近づいているとも言えるが、人が死に向かっているというのは概念としては単純なものではない[3]」。生物学的レベルにおいてさえ、「死んだ状態（dead）」とは決して全か無かという概念ではない。その人間はまだ生きているのに、片足、腎臓一個、あるいは片肺など身体の部分だけが死ぬということもある。心臓を摘出（そして移植）されても、人間は生きていける。病院では、明らかに死んだ脚が、生きた身体に繋がっているのを見かける――異様な光景なのは確かだが、珍しいことではない。

死にゆく患者は、しばしば何か他のものとして扱われる。すなわち、治療が「無駄な努力」である時でさえも、患者は依然として治療対象物として扱われる（前述した重症で望みのない男性の例を思い出してみるとよい。アテンディングは「もし彼が急変したら、救命処置をしよう！」と言った）。病院では、死によって日常業務が中断されることはない。死にゆく患者は、避けられたり敬遠されるか、あるいは次の新生児の例のように、意図的に普通に扱われる。「どう対処したかというと、考えすぎないようにしたのよ。目の前の仕事だけを見るようにしたの。バイタルサインを測り、チューブを交換し、吸引をし……薬を与え……とにかく作業のことだけ考えたわ」［インタビュー］。しかし大部分において、常態は保たれている。「どう考えても死んでいる女性患者がいたの。……家族があらゆることをしてほしいと望んでいたので、私たちはそうしたわ。実質二週間も、遺体のケアをしたのよ」［インタビュー］。死んだ状態でも、患者はシステムの中に留まっていたのだ。

死にゆく患者の扱い方はいろいろある。ここでは、死が間近に迫った重症患者の例を挙げる。そのような状態の患者の多くは、ひどく苦しんでおり、治療を中止してほしいと訴える者も少なくない。「これを表現するのに要望という言葉では弱すぎる。実際、多くの患者は死なせてくれと懇願、嘆願する」(4)。

……六五歳の胃がんの男性がいたんだけど、本当にむちゃくちゃだったわ。一時間ごとに冷たい生理食塩水で胃洗浄をして、その後マーロックスを入れるの。内部で出血してたから……私が処置をしに病室に入って、彼の胃に冷たい生理食塩水を注入し始めた途端に、彼はうめき声をあげて、苦痛に顔をゆがめて、やめてくれと懇願したわ。

【インタビュー】

あの男性のことは忘れられないわ……入院してきた時カリウムが七・五もある高カリウム血症で、とても危険な状態だったの……だから彼には、高カリウム血症の治療によく使われる［ケイキサレートという］浣腸が必要だった。彼はひどい苦しみようだし、私は情にもろく感じやすいほうで、人が苦しむのを見ていられなかった。私は「マシュー、過剰なカリウムを出してしまうため」これからカレックス[原文まま]浣腸を一〇回、立て続けにしなければならないの……」というようなことを言ったの。それは心身ともに疲れる処置で……彼は私に「シンディ、どうか私を殺してくれ。どうかこの拷問をやめてくれ」と言ったわ。【インタビュー】

去年、私がここで働き始めたばかりの頃、若い女性患者がいたの。彼女は二六歳で、卵巣がんだったわ。それはひどい状態だったのに、医師たちはまだまだいろいろな手を打とうとしていたの。彼女はがんだらけだったのよ……ある時、医師たちは、血圧がなくなった彼女に、さまざまな薬剤を与えて大掛かりな蘇生処置をし始めたの。私たちはあきれて出ていってしまったから、その時病室にいたのは、インターンとレジデントばかりだったわ。私たちにはどうすることもできなかったのよ。彼女は人間には見えなかった。亡くなった時、彼女はブクブクに膨れて変形して、とても人間には見えなかったわ。【インタビュー】

死は不幸なことかもしれないが、死を遅らせるための治療も時に不幸なことである。重症で回復の見込みのない老人のケアを初めてした時の経験を語ってくれたあるナースは、「あの経験から、死そのものよりもつらいことがあって、それをするのが自分の仕事なのだと思うようになった」と言った。患者はしばしば意識さえなく、医学的な意味で生命が続いているにすぎない。「血圧を維持する薬を使い、心臓を動かし続ける薬を使い、息をさせるために人工呼吸器を使う……。患者が本当にまだ生きているのか……死体に人工的に血圧を作りだしているだけなのか、実のところわからない」[インタビュー]。血圧を維持するための昇圧剤の使用、患者自身の呼吸機能を代替する人工呼吸器の使用、心臓マッサージなどの積極的治療は、臨床的定義においては患者を生かし続けるのだが……。

医学の力で呼吸をさせることも、長く生かし続けることもできる。でも、本当はやっぱり死んでるのよ、そうじゃない？

【インタビュー】

このような患者の治療としては、心肺蘇生のような救命のための積極的治療から、最小限のサポート的ケアや投薬だけが行われる場合まである。また極めて稀であり、かつ私の知る限りアメリカの病院ではおおっぴらには認められていないが、「積極的」安楽死という方法もある。本章では、これらの選択肢を順に説明していく。多くの場合、治療の責任がスタッフの間で分散されていることによって、実効力を持つ道徳的行為者として「スタッフ」あるいは「病院」のイメージが強化されていることがわかるであろう。

どこまで治療するのか

THE RANGE OF TREATMENTS

フル・コード　Full Code

ノーザン・ゼネラル・ホスピタルでは、一日に何度か、館内放送で「コード五」、続いて病棟名がアナウンスされる。「コード五、二階西」というふうにである。これは、その病棟で患者が心停止や、呼吸停止や、心不全を起こしたということを意味する。心不全とは、必ずしも心臓が停止するわけではなく、心室細動を起こすケースが約八五％である。スポーツ選手の筋肉のように疲弊しており、つぶれこそしていないがピクピクと小刻みに痙攣し始める状態である。蘇生処置は、この細動を止め、強く規則的な拍動を取り戻すために行われる。「コード」の召集がなされると（大抵の場合、ナースが心停止している患者を発見してから）、医師やナースの集団がその病棟に集まってくる。「コード・カート」と呼ばれる、薬品や金属やゴムの器具がいっぱい詰め込まれたカートが、患者の病室に運び込まれる。医師、ナース、看護助手、そして好奇心旺盛な医学生たちが、病室に詰めかける（日中の場合「病院内の半分のスタッフが押し寄せる」と、あるナースは言う）。心臓マッサージなどの処置がしっかりできるように、「アレスト・ボード」という赤い板が患者の身体の下に挿し込まれた後、医療チームは処置を開始する[5]。

一人のスタッフ（通常は呼吸療法士）が、患者の口から気管を通して肺まで管を挿入し、口から出ている端に「アンビュー・バッグ」というゴムの袋を取り付け、バッグを圧して肺に空気を送り込む。医師は頸の付け根の鎖骨下静脈を切開し、点滴チューブを挿入する。鎖骨下静脈は直接心臓に続いており、それを通してさまざまな薬剤が注入される。酸素不足によって酸性に傾いた血液を元に戻す重炭酸ナトリウム、脳からの電気的刺激に対する心臓の反応を抑制して、回数は少ないが、より強い心筋の収縮を起こさせるリドカイン、心臓の収縮力を高めるエピネフリン（アドレナリン）などである。その間、心臓の自然の収縮力を取り戻すために、他の一人が患者の胸骨をリズミカルに圧す。心臓マッサージが奏功しなければ、グリースを塗った二枚の電極パドルを、一つは胸骨上に、もう一つは腋下または背中に当てて、除細動が行われる。強い電流（通常四〇〇ワット秒程度）が身体に流され、うまくいけばそれによって心筋の電気的混乱状態が解消され、正常な収縮が回復する。蘇生処置は通常一五～三〇分程度だが、時に何時間も続くこともある。

処置される患者にとってコードは、あるナースの言葉を借りると「決して気持ち良いものではなく」、その身体的苦痛は計り知れない。

何が起こっているかわからないように、できれば患者はコードになる前に、意識を失っていたほうがいいわ……以前ある男性がVT［心室頻拍］を起こしたんだけど、意識を失わせるわけにもいかなくて、意識のあるまま電気ショックを行って、彼の胸の皮膚はひどいやけどのようになったの。意識がなくなっていく患者に向かって、医師は「悪いけど、やらなきゃならないんだ」と言って、患者の胸にパンチを食らわせたわ。

【インタビュー】

たまに誰かが異議を唱えることもあるが、大抵の医師は積極的な治療を好み、そして決定権を持つのも医師である。[6] そして実際には、蘇生に成功した患者のうち、退院に至る者は一五％程度だと言われている。[7] CPRが最も成功しやすいのは、心臓発作は初めてで、しかもそれ以外には異常がない人の場合のようである。しかしコードは通常、途中でやめることは考えずに続けられ、成功率のことなど頭にない。絶望的なケースであっても、多くの慣習や論理が、スタッフをフル・コードへと駆り立てる。

（一）「ただ座って、コードの間何をするか考えていても、実際には何もすることができない……やらなければならないことがたくさんある時、人は機械的になる」。コードとは、死に物狂いで刺激的なものである。優秀なナースでも、生命の価値についての哲学的な問いに悩むこともなく、ただただ技術的な問題で頭がいっぱいになってしまう。ある人が言っていたが、ナースは「注射、医療機器、医師を呼ぶこと……など、技術的なことにかかりきり」になってしまい、決断をする時間などない。

（二）多くの人にとって、生命は絶対的な価値を持つ。それは神聖なもので、それに反する決定をするのは「己が神たらんとする者」のみである。ノーザン・ゼネラル・ホスピタルのナースの多くは信心深く、患者の生命を諦めることなど決してない、と私に直接語った者も多い。そんな質問は、彼女たちにとって意味をなさないのだ。

(二)ナースの中には、医療技術は利用すべきだと言う者もいる。機械があるのだから使わなければ、という理屈だ。しかし、なかにはこの考え方に反対するナースもいる。あるナースは「確かにさまざまな医療技術があるけど、それを必ず使わなければならないってことじゃないと思うわ」と言う。しかしやはり、積極的治療を行うことが、現代医学の風潮のようでもある。

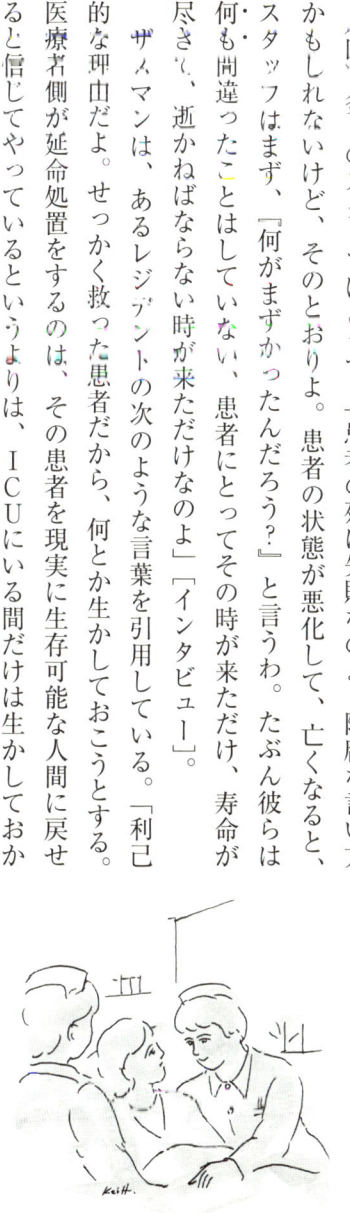

(四)多くのスタッフにとって、「患者の死は失敗なのよ。陳腐な言い方かもしれないけど、そのとおりよ。患者の状態が悪化して、亡くなると、スタッフはまず、『何がまずかったんだろう?』と言うわ。たぶん彼らは何も間違ったことはしていない、患者にとってその時が来ただけ、寿命が尽きて、逝かねばならない時が来ただけなのよ」[インタビュー]。

ザイマンは、あるレジデントの次のような言葉を引用している。「利己的な理由だよ。せっかく救った患者だから、何とか生かしておこうとする。医療者側が延命処置をするのは、その患者を現実に生存可能な人間に戻せると信じてやっているというよりは、ICUにいる間だけは生かしておかなければならないという信念でやっているんじゃないかと思うよ。腕に自

信のある医師が競い合っているような病院では、こういう考え方をする人も多いんだ」[8]。

特に新入りのインターンたちは、「自分の患者が初めて亡くなった時は、病気になりそうになる」ほど悩むようである。経験を積んだ医師でも、明らかに死亡している患者を何とか生き返らせようとして諦められないことがある。ある時、患者が心停止を起こし、アテンディングがポケベルで呼ばれたが、すぐには来ず、救命チームもなぜか現れなかった（「来なかったって?」「そう、誰も」）。ようやく医師が到着した時には、患者はすでに臨床的な死を迎えてから三〇分も経っていた——もう何をしても望みの薄いケースだ。なのに医師は頑としてコードの召集をし、（望みのない）蘇生処置を始めた［インタビュー］。

（五）家族の目の前で、患者の心臓が止まることもある。親族の見ている前で、患者が亡くなるのを黙って見ていることは、スタッフにとってばつが悪い。もちろん家族の側も何をすべきなのかわからない状態になる。

呼吸に問題のある、一九か二〇歳くらいの若い男性患者に、母親が付き添っていたの。私がちょっと座っていたら……母親の叫び声が聞こえてきたの。病室に駆けつけると彼は心停止を起こしていたので、電話で医師を呼んだわ。

［救命チームが到着するまでの間］私はその患者の蘇生をしたわ……五分くらいだったと思う。その間ずっと、私は彼の胸の上に乗って……母親は私たちに向かって、どうかお願い、息子を助けて、と叫んでいるの。それは、彼はもう二度と歩くこともできないし、もう十分に苦しんだし、どうして今さら彼を蘇生しようとするのか、という意味だった……私は母親に、それは私の決めることではないと説明しようとしたわ。そして

「部屋から出ていただけないでしょうか」と言ったけど、彼女は出ていこうとしなかった。そこへ医師が来て……蘇生は成功して、彼は以前と全く同じ状態に戻ったわ。

母親は「どうして死なせてくれなかったの？　残酷だわ。ひどすぎるわ。息子がこれまでどんなに苦しんできたか、わかってないのね」とか言って、三〇分ほど泣き叫んでいたわ。ところがそこへ夫が入ってくると、彼女は振り向いて……「この人たち、もう少しでこの子を死なせるところだったのよ！」って言ったのよ。

【インタビュー】

このようなアンビバレンスがあるから、最良の策は「全力をあげて患者の命を救うこと」なのである。

（六）コードは、若い医師やナース、そして医学生にとっては学習の場でもある。特に、気管内チューブを肺まで挿入するという難しい手技を経験できる貴重な機会である。「練習したい」と言うと怒るナースもいるが、それによって将来誰かの命が救われるのだ。一部のスタッフにとって、練習のチャンスであるというのは、蘇生処置を行う理由として十分なものである。「家族が現れて『もう何もしないでください』と言わない限り、彼らは寄ってたかって心肺蘇生を試みるわ。誰もが、おばあさんに除細動をやってみたいと思ってるのよ」［インタビュー］。

（七）最後に、治療の継続は、しばしば法的観点からも正当化される。法規制にあいまいな部分がある時や、病院弁護士が判断に迷っている時、そして訴訟を恐れている人間がいる時などには、患者も、家族も、スタッフもやめたいと思っているにもかかわらず治療が続けられる。法的なトラブルを恐れるあまり、多くの無意味な決定がなされる。

これらのすべての論理が「患者を救え」という使命を支えている。彼らは蘇生の問題を、ナースの直接的責任の外に置いている。その根拠はしばしば、互いに援護し合う一言に現れる。

［ある患者が］広範な心筋梗塞を起こしたので、私たちは彼を救急部、そしてICUへと運んだの。いったんそこに入ってしまったら、誰も手を止めて「彼を静かに死なせてあげよう」なんて言えないわ。

彼はもう死ぬ運命にあって、私たちもそのことをわかってるの。楽にしてあげて、家族に側にいてもらって、安らかに逝かせてあげるほうが、彼にとってよいのもわかっている。でも、彼は機械につながれて、アラームが鳴れば私たちは対処しなければならないの。心臓が止まれば、また動かさなければならない……私の主義には反するけど、それが仕事だから。【インタビュー】

確かに患者を助けることができれば、報われることもある。しかし、参加したナースたちにとって、それはせいぜい医師の武勇伝でしかない。

心臓マッサージをして人を助けることがどんなことか、とても語り尽くせないわ。［医師が］家族控室に行って、「ご主人は助かりました。一命を取り留めました」って言うの。

助かる見込みのない、若い男性が運ばれてきた時、まさにそうだった。すでに心停止していたの。でも心臓を圧して、圧して、圧して——私がやったの——彼は生き返ったわ。そして家族控室に行って言ったわ。「マイケルは助かりました」ってね。【インタビュー】

心停止を起こした患者はほとんど自動的に蘇生処置をされる。患者を黙って逝かせようなどとは誰も考えない。これはおそらくよいことなのだろう。考えることは貴重な時間を浪費し、まさにナースや医師の使命である人命救助に集中できなくなってしまう。

スロー・コード　Slow Code

フル・コードでは、積極的な処置・技術を駆使し、患者を助けるためにあらゆる努力がなされる。しかし「積極的」というのは相対的表現で、コードの中にも積極性の高いものから低いものまである。電話機のダイヤルを回すのが少し遅いこともあるし、救命チームの熱意が少しだけ低下していることもあるし、処置を一時間続けずに一五分でやめてしまうこともあるかもしれない。医師が、DNR指示を出すという法的・倫理的責任を回避したがり、末期患者の問題をナースに押しつけようとする場合もある。

［回復の見込みのない重症患者の］担当の若いスタッフ・ナースが言うには、「DNR指示がきちんと文書に書かれていることなんてまずないわ。インターンは［ドアから出て行きながら］肩をすくめて、『もしジョーンズ氏の呼吸が止まったら、ばかなことはしないでくれよ』と言うだけよ」。

【インタビュー】

これなら医師は潔白というわけだ。誰も「コード召集をするな」とは言っていないのだから。患者が死亡することが多いユニットには、「ありとあらゆる薬が使われ」、さまざまなモニターや医療機器につながれ、高齢で、手の施しようがなく、しかも「DNR指示について誰も責任を取りたがらない」患者たちがいる。誰もが思っていることは明らかだろう。家族は苦痛を止めてほしいと思っているし、医師も、ナースもそうだ――でも、誰も勇気を出して「もうやめましょう」と言おうとはしない。そこでスタッフは「スロー・コード」と呼ばれるものを作り出した。それは基本的に「助けを呼ぶのに急がない。ゆっくりと電話をかけに行く」といったものである［インタビュー］。こういうことをしたくないと言うナースもいるが、そういう人たちに対応する方策も編み出されている。大抵の場合、何らかの合意ができるようである。

誰かが「この患者には蘇生が必要だ」と言ってきた、でも彼は脳に損傷を受けているとか、今までに九九回も心停止を起こしているとかいうことが、十分わかっていたとするわね。家族も、患者自身も傷ついていて、ただ静かに逝かせてあげるのがいちばんなの。そんな時は、前にも言ったように、［スタッフは］スロー・コードというちょっとした工夫をするのよ。電話のところまで行くのに時間をかけたりね……違法行為もはなはだしいってことはわかってるんだけど、そうするのよ。【インタビュー】

しかし、この方法が使えない時もある。同じナースが次のようにも述べている。

それでも、患者にいよいよ心室細動のような致死的な兆候が出た時には、除細動をしないわけにはいかないわね……除細動もしないで死なせてしまったら、スタッフの立場がまずくなるもの。【インタビュー】

責任の所在があやふやな場合の倫理的問題への対処法として、スロー・コードは非常に興味深いものである。スロー・コードが成立しているのは、少なくとも三つの事情による。

第一は、スロー・コードは、法的に責任のある医師からナースへと問題を転嫁するものだということだ。

ほとんどの場合、実際に「行動する」のはナースである。常に病棟にいて、患者の心停止を発見するのは彼女たちであることから、スロー・コードを行うのもナースである可能性が高い。「助けを呼ばない」という戦術が最もとりやすいのは、夜勤帯や、個室、未熟児病棟（新生児面会時間を除く）のような入室制限のある場所、そして個人開業の場合などである。[9] ナースだけに可能であるという意味で、スロー・コードは病院内でのナースの真の権限を映し出している。もっとも、そうは認識されていないかもしれないが。たとえ医師が患者を静かに死なせることに断固反対したとしても、ナースはスロー・コードを用いることによってそれを巧みにかわすことができる。

第二に、スロー・コードは暗黙の了解に基づくものだということである。その存在意義はまさに、正式に承認されたものではないながらも、徐々にスタッフに是認されていくというところにある。スロー・コードは、病院職員の間では公然の秘密である――つまり、誰もが知っているが、誰も口に出そうとはしない。ナースたちは皆「スロー・コード」という言葉を知っているが、その件で同僚と話し合うべきかどうかについては、考え方は人それぞれである。いくつかの病棟では、実際に行われていても、話し合われたことは一度もなかったようである。皆が口をつぐむことで、少なくとも表向きにはスロー・コードなど行われていないという見解が保たれている。したがって、スロー・コードをなくすことは非常に難しい。[10]

第三に、スロー・コードはあいまいな要素を備えている。何かが行われたかどうか（どのくらい素早く電話をかけに行ったか、など）や、それを誰が行ったか、などは断定しにくい。行為はどのようにでも解釈することができ、このあいまいさのために、誰がやったのでもないのに事が起こることがある。おそらく一つの出来事にすぎないのだろうが、それは組織的に引き起こされた出来事である。

スロー・コードが成立するのは、救命の各ステップが動作を伴うものであり、どんな動作も全く熱意な

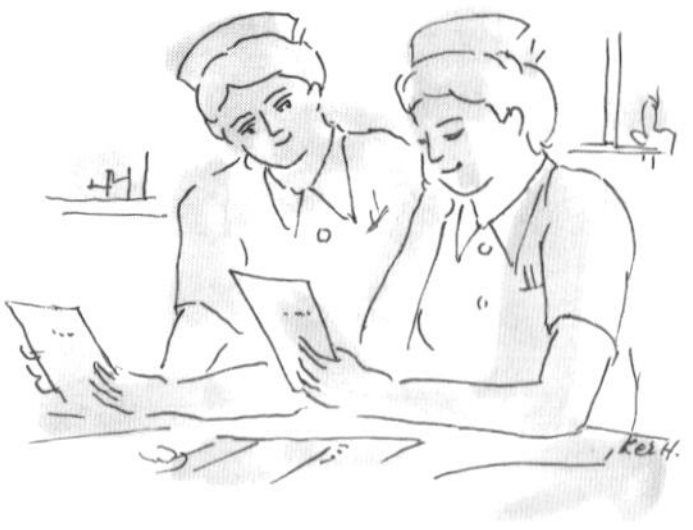

く行われることがあり得るためである。患者の心停止から積極的救命処置の実行までの各ステップにおいて、ナースや医師は動作をゆっくりとしたり動きを止めることもできる。まずは、患者を見ないようにする。誰もコードを召集しようとしない。やがてゆっくりとコード召集を始める。医師が到着しても適当にやっている、といった具合である。ある時点で患者を静かに逝かせようという決断がなされているわけではない。したがって責任の所在も明確ではない。哲学者のアンドリュー・ジェイムトンが「スロー・コードは、倫理的にも手続き的にも、とてもオープンに話し合ったりカルテに記録したりできるようなものではない。治療目標が不明確であったり、スタッフ間のコミュニケーションが不足していたり、回復の見込みがないことを認めたくなかったり、あるいは法に触れないためや家族への体面上、全力を尽くしているという茶番を演じようとするために、スロー・コードは行われる[11]」と述べているように、これはおそらく、倫理的に問題があるだろう。にもかかわらず、スロー・コードは行われる。

　病院では、はっきりした行動をしないことで選択が行われることがある。患者を人工呼吸器につないだままにすることは「決断」ではない。また、手術が延期されて患者が死亡した場合、おそらく「判断ミス」にはなるだろうが、安楽死とは言えない。重度の奇形児を出産した女性が、必要な医療処置の同意書に署名するのが遅れたために、患児が死んでしまうこともある。ある意味でスロー・コードが原型となっているこれらの例のすべてにおいて、速やかに行動を起こさないことによって結論が出されている。誰かがはっきりと決断を下したわけではないので、患者の死の責任をどこか他へ転嫁することができる。

しかしそのような習慣も、時代とともに変化する。私が病院の調査を始めた一九七九年から、本書のためのフィールド・ワークを終えた一九九〇年までの間に、スロー・コードが行われることは明らかに少なくなったという印象がある。これはおそらく、DNRのガイドラインが全米で認められたためであろう。そのガイドラインでは、医師がDNR指示を出すことがはっきりと認められ、決定に関する責任の所在が明確になり、正式に認められた手順に従ってことを進めることができ、すべての関係者は法的に保護されるようになった。そのため、倫理委員会や意思決定基準や議論のための明確な用語の整備とともに、正式な倫理体系が導入されたことにより、大いなる状況の変化がもたらされ、スロー・コードという極端な例をはじめとする、ごまかしをする必要がなくなったのである。医師たちがDNR指示にサインをすることが許され、またその意志を持つようになるにつれ、スロー・コードへの誘因は急激に衰退した。

治療の中止　Stopping Treatments

重症患者を延命させるために、スタッフはさまざまな医療処置を行う。そうした行為を制限したり中止したりすれば、患者はすぐにでも死亡してしまうかもしれない。ところがそれは大した問題ではないとザスマンは指摘している。「医療行為が実際に制限された患者の死亡率は、治療の制限について検討した後、結局は制限されなかった患者のそれよりもわずかに高いにすぎず（大都市近郊では前者九一%、後者八六%、地方ではそれぞれ七八%と七一%）、統計学的な有意差はない」[12]。つまり医療処置を「無意味だ」として中止することはあり得る。

「治療の中止」にはさまざまな意味がある。末期がん患者はだめ押しの一クールの化学療法を断るかもしれないし、もっと意味のないものとしては、四肢切断手術を断ることもあろう。また、回復の見込みのない患者に対して、ナースが薬を与えるのをやめることもある。

……患者はもう死にかかっているのだから、これをしなかったとしても誰も気づかないでしょう。カルテに嘘を書くこともできるわ……とても簡単に……実際は投与していないのに、薬を投与したと書くのよ。【インタビュー】

易感染性（白血病やＡＩＤＳなどで非常に感染症を起こしやすくなっている）患者は、しばしば肺炎や敗血症になり、あっという間に死亡してしまうため、抗生物質の投与が止められることもある。また、人工透析をやめれば尿毒症、そして死へとつながる。(13) これらは、遠回しなかたちで「死なせる」行為である。このような行為に対して不満を漏らす者もいる。あるナースは「積極的安楽死か消極的安楽死かの問題よ。もしその二つの間に違いがあるとすればね」と言う。抗生物質を中止すれば、患者は死ぬまでに時間がかかるだけであり、それならなぜ、もっと楽に死ねるようにモルヒネをあげないのかと彼女は訴える。

正式な指示としてのＤＮＲ "Do Not Resuscitate": The Formal Order

「ＤＮＲ」（蘇生不要）とは、もし患者の心臓が止まっても蘇生処置は行わないことを意味し、カルテに書かれる正式な指示であり、一般的に行われている。大きな病院では、「ＤＮＲ」あるいは「ノー・コード」の患者が常に大勢（例えば十数人など）いる。ＤＮＲ指示は、心肺蘇生術が使われるようになった時から行われていたが、一九八〇年代に大きな方針転換を迫られることとなった。八〇年代初頭、ＤＮＲ指示の法的根拠があやしくなり、多くの医師が法的トラブルを恐れてＤＮＲ指示を出さなくなり、正式な指示を書かずに死を認める方法として「スロー・コード」がより広く行われるようになった。しかし、一九八〇年代末に、JCAHO：医療施設認定合同委員会（Joint Commission on Accreditation of Healthcare Organizations）が、アメリカ国内のすべての病院に、公式な方針を持つことを義務づけたことにより、DNR（あるいはノー・コード）の決定が、組織内で正当性を認められるようになった。かつてベッドサイドのスタッフの個人的な決定であったものが、組織の決定として正式に認められるようになった[14]。この展開は、ナースにはありがたいことであった。

看護スタッフは、DNRにすべき時ははっきり言うわ。だっていちばん患者の側にいるのは私たちだし、さんざん苦労した結果どうなるか、見てきているもの。まじめな話、九回も一〇回も蘇生されると、除細動器で灼かれて、胸が生肉みたいだし、心臓マッサージで肋骨が折れて、胸骨からはずれて胸が真っ平らになって……地獄での運も尽きたって感じよ。目の前の患者はすでに死んでいて、胸はぺしゃんこに潰れ、脳はヘルニアを起こし、自発呼吸はなく、脳波も平坦なわけ。八時間も彼のケアをしていれば、もう生きてはいないってわかっているのに。彼や、彼の家族が気の毒で……蘇生処置を始めて一時間経っても、心臓は動かないし、瞳孔は開いたまま反応もないし、自発呼吸もないし、血液ガスのデータもめちゃめちゃだし……くるりとレジデントのほうを向いて「もういいんじゃないですか。終わりにしませんか」って言ってあげる人がいたほうがいいのよ。【インタビュー】

このように、ナースは悪あがきを終わらせるために、正式なDNR指示を要求する。あるナースによると、書面に書かれた指示、あるいは少なくとも「口頭の明らかな指示」があれば、患者をそのまま逝かせるべきかそうでないかは、「悩みの種ではなくなる」と言う。倫理的問題は医学的問題へと転化され、医学は医師たちの領域だからである。

一方でDNR指示を実行するということは、目の前の患者の心臓が停止しても何もせずにいることであり、ナースにとって最も難しいことである。法的責任や役割責任は別のところにあるものの、組織において実際に「ノー・コード」を実行するのはナースなのだ。ナースは、患者が喉をゴボゴボいわせて、自分の痰や唾液で窒息するのを、ただ座って眺めていなければならない。

公式には、DNR指示にサインをするのは医師の責任である。しかしナースたちによると、この責任を回避しようとする医師が多いと言う。

医師は自分では指示を出さないわ。「DNR」って書こうとしないのよ。だから「口頭指示によるDNR」って、私たちが書くのよ。この患者はDNRにしますか?って聞いて、「はい」という答えが返ってくれば、私たちはカルテにそう書くの。医師たちは基本的に、自分の手を汚したくないのよ。【インタビュー】

ナースによると、医師たちは病棟にほとんど顔を見せなかったり、忙しすぎたり、あるいはDNRが妥当だと思うなどとほのめかすものの、それを書面に書こうとはしないという。書面に書かれた指示があれば、責任は医師にあることが明確になり、「そのほうが私たちはやりやすい」とナースたちは言う。しかし医師の側——特にインターンやレジデントなどの若い医師——は、DNRを嫌い、患者に「杭を打ちこむこと」(患者を死なせること)に抵抗を示す。そして彼らは「逝かせてやってください」と家族に言わせようとする。概して、DNRに関係する人々は、このおそろしい決定を下す責任から逃れようとしている。

家族は「専門家」である医師に決定を委ねようとし、スタッフは家族が決めるべきだと主張する。法律上の責任は医師にあるものの、実際には意思決定は組織的に行われている。つまり、スタッフの間で責任を分かち合う傾向がある。あるナースは次のように言う。

「この患者をDNRにすると言ったのは私です」と、責任を持って言える人がいないのよ……DNRの半分くらいは、それが誰からの指示だかわからないの。わかっているのは、ただそれが一致した意見だということだけ。DNRは総意に基づく指示、集団による指示なのよ。【インタビュー】

倫理的に難しい選択を「組織的に」行うための、正式な手順が整っている病院もある。私が調査した二つの大規模な教育病院では、倫理的問題の専門家として知られる医師やナース、管理者がいた。彼らはその分野の雑誌の編集者であり、保健医療における倫理的問題に関する著者として広く知られており、この手の問題に関して彼らの発言は影響力を持っていた。このような院内専門家は、時に論争相手側を擁護することもあるが、患者の生命を終わらせる行為についてしばしばアドバイスを求められる。ノーザン・ゼネラル・ホスピタルでは、どうしたらよいかわからない医師のための正式な相談機関として、倫理委員会が設置されていたし、サウスウエスタン・リージョナル・ホスピタルにも、「倫理コンサルテーション」システムがあった。ガイドラインには、家族の希望が尊重されるべき、患者の自律性が常に保たれるべき、など、意思決定に当たり留意することが大まかに定められていた。ガイドラインは、問題意識のあるスタッフへのサポートにもなる。また、倫理委員会やガイドラインは、議論の対象となったジレンマに直面したスタッフ個人の心理的負担を軽減するものでもある。人々は「神のごとく振る舞う」ことを恐れており、自分たちが神ではないことを思い出させてくれるのがガイドラインなのである。問題の件に関与する人間は他にもおり、可能性は無限にあるわけではない。倫理的ジレンマのように唯一の正答があるわけではない場合、ガイドラインがあることによって、自分たちは少なくとも好ましい選択をしたのだ、自分たちの決定は個人ではなく集団によるものなのだ、と信じることができる。

人工呼吸器を外すこと　Withdrawal of Ventilator Support

ＤＮＲ指示は、呼吸と心拍が停止した場合、その患者を蘇生しないことを意味する。しかし、なかには蘇生されて、肺に空気を送り込む人工呼吸器（「ベンチレータ」とも「レスピレータ」とも呼ばれる）によってのみ生きている患者もいる。真に生きるためには、患者の肺が本来の機能を取り戻せるように、いつか人工呼吸器から「離脱」させなければならない。通常、それは数日以内に行われる。しかし、なかにはもっと長い期間かかる重症患者もおり、そうなると離脱はさらに難しくなる。肺は弾力性を失い、身体は酸素濃度の高い空気を送り込まれることに慣れてしまい、患者は「人工呼吸器に依存」する状態になってしまう。あるいは、疾患（例えば肺気腫など）により肺が極度に弱り、自力で呼吸することができなくなってしまう場合もある。そのような患者もまた、人工呼吸器に頼らざるを得ない。

グレイザーとストラウスによれば、「もちろん実際にコードを引き抜くわけではないが、この段階で、多くのナースは患者を死なせたほうがよいと考える[15]」という。徐々に、あるいは瞬間的に、人工呼吸器を外して、患者を死に至らしめることができる。人工呼吸器はさまざまな調整が可能で（例えば酸素濃度、換気量、気道内圧など）、調整は患者の状態に影響する。患者が死に向かうように調節することもでき、しかも自然経過に対しては何ら積極的介入をしないというやり方もある。きわめて人工的で、侵襲的とも言える補助換気装置を止めることは、積極的な「安楽死」とは違う。

人工呼吸器をいきなり切ってしまうということはなく、徐々に緩めるのよ。私たちがよくやったのは、酸素を「吹き流し」[16]にするの。そうすれば三〇分くらいは自分で呼吸をして、その後亡くなるわ。

【インタビュー】

このような一連の手順は特定の一人が行うわけではなく、複数の人々が関与する。あるナースの話によると、医師が呼吸療法士に患者の人工呼吸器の設定値を少し下げるように言い、数日後さらに下げる、という具合にして、ある日患者は亡くなるのだそうだ。呼吸療法士は、患者のことを最もよく知っている医師がそう言うのだから、患者の状態は改善しているのだろうと考える（しかし別のナースは、そんなことはあり得ない、呼吸療法士は知っていたはずだ、と言う）。医師は、確かにその決定を下したが、その結末に立ち会うことはない[17]。このようなかたちでの離脱は、患者を治療開始前の状態に戻して、事を終わらせようとするものである。「あとは神様におまかせ」という感じであろうか。

もう少しはっきりしたかたちは、実際に患者の人工呼吸器の接続を外してしまうやり方である。一般の人々はこのことを「プラグを引き抜く」と言う。手順としては、患者は通常「抜管」すなわち気管内チューブを抜かれ人工呼吸器が外される。この場合、死はほとんど避けられないものとされ、患者を逝かせるために決定が下されたことは明らかなので、責任の所在もより明確である。その一例として、ある新生児の話が私のインタビュー記録の中にあるので、少し長くなるがそれを引用しよう。

ベビーDは、この新生児ユニットに入って五カ月になる。両親は一四歳の少女と一九歳の青年である。赤ん坊は刺激に反応し、こちらを見つめたりもするが、肺が完全にぼろぼろで、人工呼吸器なしには生きていける望みはなかった。

赤ん坊を自然に逝かせようという両親の決断に対し、母方の両親は賛成したが、父方の両親は「奇跡を信じたい」（看護記録による）と言った。最終的に「決めるのはあなた方です。しっかりと受け止めなければなりません」と言われた赤ん坊の両親は、ついに赤ん坊を逝かせるという決断をした。彼らはより頻繁に面会に行くようになり、赤ん坊を抱き、話しかけ、［ヘッドナースに］いろいろ質問をしたりもした。

［人工呼吸器を外す日の］前夜、ヘッドナースと両親は一晩中眠れなかった。医師も同じだった。皆、そのことを考えていた。当日の朝、彼らは病室にやって来た。午前八時の予定だったが、ユニット内に他の人たちがいるからなどと言って医師がぐずぐず遅らせたため、結局午後二時まで待たなければならなかった（あるナースは「あれはひどかったわ」と言っていた）。

その行為は、ヘッドナースと（女性）医師により行われた。人工呼吸器を外すと、赤ん坊は驚いて目を大きく見開き、一分間ほど不規則な痙攣を起こした。それまで手足を縛られていたが、それはほどかれた。モルヒネの筋注［筋肉内注射］が行われた。赤ん坊の静脈はほとんど潰れていて静脈に針を入れることができなかったため、効果では劣る筋注でモルヒネを投与しなければならなかった。しっかりと抱きかかえるヘッドナースの腕の中で、赤ん坊は再び痙攣を起こし、やがてあえぎ始めた。一五分ほどかかったが、これはかなり早いほうだ。

【インタビュー】

同様のケースを扱った別のナースが、その時の気持ちを話してくれた。

ある患者の人工呼吸器を外すことになって、呼吸療法士と私でそれを行ったの。患者はすぐに死んだわ……あんなことを、あんなに淡々としたのは初めて……まるで自分が神か何かになったように、生死を決める力を持っているように思ったの。でも、そんな権利は絶対ないのよね。医師たちには腹が立ったわ。私にこんなことをさせるなんて。

【インタビュー】

このナースは、本来は医師が人工呼吸器を外すべきなのに、自分にその責任が押しつけられたことを怒っている。直接手を下す役割を自分がしなければならなかったことも、彼女には苦痛であった。

私は悩んだわ。なぜ私がしなければならないのかって……他の人たちは皆、こういうことにはとても慎重でうまく立ち回っていたわ。

【インタビュー】

特定の一人が、それをしなければいけないということではない、とそのナースは感じていた。組織には、個人、特に法的責任のない人たちを保護しつつ、生命維持を中止するためのテクニックがあり、それは組織あるいは集団による行為であるべきだ。

実際、一九七〇年代末の、かの有名なカレン・アン・クインランのケースを機に、表立ってではないが社会全体が決定に参加するようになった。クインランは、アルコールや、おそらく他の薬の影響もあって、不可逆的な昏睡状態に陥ってしまった若い女性である。両親は、娘がもう回復しないと知ると、カレンの命をつないでいる人工呼吸器を外すよう希望した。法的問題に発展することを恐れた医師や病院の意向に反して、両親は「プラグを引き抜く」ことを要求した。そしてニュージャージー州最高裁判所は、人工呼吸器を外すことを認める判決を下した。裁判所の判断は以下のようなものであった。

カレンが現在の昏睡状態から抜け出て、認識力を持った人間らしい生活に戻る現実的可能性がないのならば、生命維持装置の続行を中止することは許され、かつその行為は民事的にも刑事的にも責任を問われることはない……ただし、医療分野において同様の決定をするに当たって、法的な確認手続が必須であることを意味しない。

この判決は、後のナンシー・クルーザン裁判への連邦最高裁判所の判決（一九九〇年）とともに、アメリカのDNR政策を刷新するものとなった[18]。

ノーザン・ゼネラル・ホスピタルのあるナースは以下のように話してくれた。

カレン・アン・クインラン裁判の前にも、人工呼吸器を切ることは時々あったけど、今はもっと多くなったわね。個人的なかかりつけ医を部屋に呼んで、やってもらうことが多いみたい……［医者を］二五年もやっていれば、「この患者はもう回復することはないだろう」と言うこともできるわ。そして引き抜くの……チューブ類を取り去って、人工呼吸器を切るの。【インタビュー】

人工呼吸器を外すことは最近始まったことではなく、変わったのはそのことが世間的にも法的にも認められるようになったことである。ペギー・アンダーソンは著書『Nurse』の中で以下のように述べている。

この［クインランの］ケースは異例の事件である……延命手段がもはや適切でないと判断された時には、患者を死なせる決断は毎日のように下されている(19)。

このような延命の中止は極めて一般的に行われていたが、クインランのケースで特筆すべきことは、それが法廷に持ち込まれ、世間に広く知られることとなった点である。さらに、この判決は多くの医療関係者にとって次のような意味で判断のよりどころとなった。第一に、この種の問題に法律家が介入する場合もあり、厄介なことになる場合も考えられること、そして第二に、生命維持装置の停止を裁判所が認めることもあるということである。クインランのケースは医療現場における倫理的判断に裁判所が正式に介入できることを印象づけ、またこのケースが有名になったことにより、医療関係者たちは自分たちの決定はもはや個人的なものではないと思うようになった。この意味で、クインランは生死に関わる決定の、全く新しい土壌を作り出したと言える。

人工呼吸器を調節もしくは外すことは、生命維持を中止して患者を死なせる方法の一手段である。本章の中ですでに述べたように、血液透析が中止されたために患者が尿毒症で死亡したり、抗生物質のような必要な薬が止められたため、肺炎などの感染症で死期が早められたりする場合もある。これらの場合には、誰も患者を死なせるという決断を実際に下してはいない。彼らはただ「積極的・消極的安楽死の手順」に従っただけである。その「手順」が生命維持治療から手を引くことと、積極的殺人行為とを区別している。消極的方法では患者がだらだらと生き続けることもあるため、積極的安楽死の

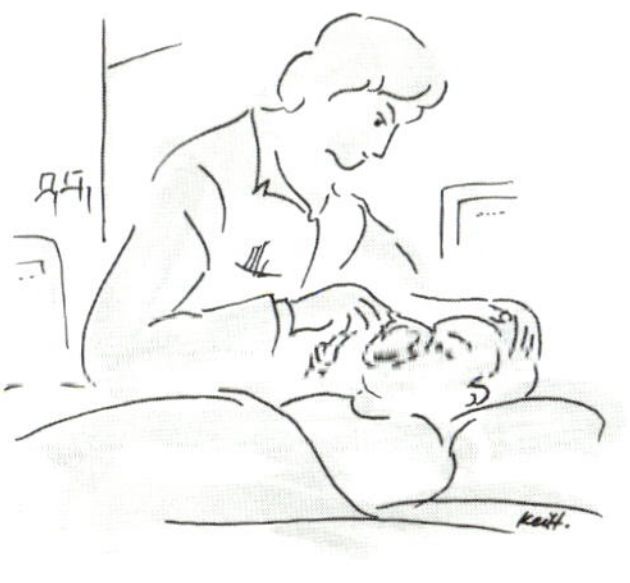

ほうがよいという人々もいる。しかし生命維持治療から手を引くだけのほうが明らかに利点がある。クインランのケースのように、そのほうが法的には容認されやすいし、さらに、大勢の人々に責任を分散させることができる。誰か一人が患者を死なせるわけではないからだ。

自由裁量に任された薬の投与　Discretionary Use of Medications

死を管理するテクニックにはもう一つあり、それは明らかに患者ケアと生命維持との間でのジレンマを生み出すものである。そのテクニックとは、御しがたい痛みに対して薬、特に麻薬鎮痛剤を大量に使用することである。大抵の場合、それらの薬を投与するのはナースである。医師はしばしば「硫酸モルヒネ一〇mgを二時間、PRN[20]」、すなわち二時間ごとに必要なだけ、といったような指示を書く。この「PRN」すなわち必要な時に、というのが重要である。もし患者の痛みがなかなか抑えられず、最大量を何度も投与しなければならない時はどうするのか？　麻薬鎮痛剤を大量に投与し続ける（病院スラングでは「スノウイング[21]」と呼ばれる）と、中枢神経系が抑制され、呼吸が弱まり、死につながることもある[22]。したがってナースは、患者を痛みから解放したいという気持ちと、その治療によって患者を殺してしまうのではないかという恐れとの間で葛藤を覚える。

がんの末期状態の患者が二、三人いて、一日中、二～三時間ごとに硫酸モルヒネを筋注することになっていたの。

私は彼らにモルヒネの注射をするのが怖かったわ。モルヒネは呼吸を抑制するから。この注射は彼らのためになっているのかしら？　と考えてしまったわ。

もし注射をしなければ、彼らはより長く生き長らえるけれど、ひどい痛みに苦しむと思うの。そしてもし注射をすれば、死という結末は早まることになるわ。私に全能の神であれというの？　【インタビュー】

あるいは、

クローン病でもう末期の一七歳の男の子がいて……モルヒネ一〇mgを一時間ごとに投与することになっていたの。ところがモルヒネの一アンプルは一五mg入りなのよ。彼の痛みを抑えるためにはもっと量が必要だとわかっていても、アンプルの残りを捨てるべきかしら？　……結局私は彼に一五mg投与したの。明らかに違法よ。私は彼が死ぬ手助けをしていたのよ。　【インタビュー】

そのような患者を「スノウ」するナースにとって、ケアに集中することは不安を和らげる。

私たちは患者を本当に楽にしてあげているわ。それでもやはりまだ、いろいろ悩んでしまう。そんな時は「自分はこの人を殺そうとしている」と思わずに、「もっと楽にしてあげている」と思うことにしてるの。　【インタビュー】

あるいは、患者の病状に意識を向けることもある。例えば、がんと診断されていれば、薬を無制限に使うことも正当化される。たとえそれが心停止を起こし得る薬量だとしても、投与は許されるようにナースには思える。がんという診断は、薬を極量まで使う根拠であるとともに言い訳にもなる。

対処法は、単に心理的なものだけではない。ナースたちの間で、責任を分かち合うのだ。

その患者は状態が悪く、今にも死にそうだったので、ナースたちは多少団結を強めたの……患者に（モルヒネの）注射をし続けていたんだけど、それを交代でやったの……誰も自分が最後の注射を打っていると感じずに済むようにね。

【インタビュー】

責任が集団の中で分散されると、個々のナースの責任は軽くなる。こうすると、もし患者の死が「私の注射の後かもしれない」という不安が現実となった時にも、その行為は集団でなされたことと見なされる。しかし時には交替制が取られず、何が起こり、誰がそれを行ったのかがナースたちにわかることがある。

（ナースの）R・Kは、ある老人患者に、鎮痛のために大量のモルヒネを投与したことがあると話してくれた。患者が「尊厳死」を望んでいることを、彼自身も家族もはっきりと認識していた。彼女は「事実上私は彼を殺そうとしていたわけだけど、でも悪いことをしたとは思わないわ」と、実に率直に語った。

【フィールド・ノート】

これまで述べてきたものより、もっと積極的なかたちの安楽死もある。すなわちヴァリウム[23]や塩化カリウムの注射や、食物や水分の制限がそれであり[24]、これらの行為は明らかに倫理的、心理的な問題を投げかける。致死的な注射をするという行為はごまかしようのない明白なものであり、それを行う人も一人に限定される。組織がそれを行うことは考えられず、したがって責任は明らかに行為者個人にある。ナースたちがこのような行為について話し合うのを聞いたことがあるが、医師の指示や家族の希望のせいにしたり、ガイドラインを持ち出す者は一人もいなかった。この手の問題に、ガイドラインは役立たないようである。

残念なことに、法的に訴追される危険性があるために、人々は積極的安楽死について知っていることを語ろうとしない。新聞記者なら誰でも知っていることだが、訴追者が情報の出所を追求し始めた途端、情報提供者は口をつぐんでしまう。だから、積極的安楽死を告白した手記の著者はほとんどが匿名であり[25]、本として出版される場合も仮名である[26]。ごくまれに安楽死の公開が試みられると、一般の人々は驚き、警戒心を抱く。病院関係者にとって安楽死は新しくも珍しくもないことであるのに対し、一般人の多くはどのようなかたちであれ安楽死というものは前例がなく珍しいことだと思いがちである。一九九一年、アラバマ州立大学で教鞭をとる著名な医療倫理学者、ジェイムズ・レイチェルズは、チャタヌーガにあるテネシー州立大学での講義の中で、合衆国の歴史の中で、安楽死の裁判で医師が殺人罪に問われたのは、これまでに三度だけだと述べた。一九五〇年（空気を血管内に注入したことによる）、一九七四年（塩化カリウムによる）、そして一九八八年（方法不明）である。もう一つ、一九九〇年に始まったジャック・キボキアン医師による「医師の幇助による自殺」をこれに加えることもできるであろう。なかにはナースの関与が表面化し、世間の注目の的となったケースもあるが、有罪判決が下されたことはほとんどない。にもかかわらず、積極的安楽死はめったに行われない。それは消極的安楽死という手軽な方法があるからであろう。これまで見てきたように、消極的安楽死は法的な解釈があいまいであり（例えばスロー・コードは合法であろうか？）、また責任が多くの人々の間で分散されているからだ。

それでも、積極的安楽死について進んで話してくれる人もいる。一九七九年の私のフィールドノートには、以下の記録がある。この話をしてくれたナースは、私のよく知らない人で、彼女の姓はわからない。

このメモは法的な理由により私の博士論文のデータからは削除され、論文執筆後、私は個人を特定し得るわずかな情報をノートから消し去ってしまった。現在、私の手元に残っているのは以下の抜粋だけである。

［あるナースが］「私は安楽死に賛成よ」と言った。反対する人々は、「患者の苦しむ姿を目の当たりにしたことがなく」、また「生活の質」がどんなに悪くなるかを知らないのだ、と。

彼女が新卒のナースだった頃に出会ったある女性［患者］は、全身にがんが転移しており、膀胱、腸、食道、肺、胃など、あらゆる臓器を摘出されてしまっていた。医師は彼女［このナース］を病室に呼び、ヴァリウムの注射を用意するよう指示した。彼女はその準備をし、医師に渡した。医師はベッドの周囲にカーテンを引き、患者の鼠径部にヴァリウムを注射した。患者は眠りにつき、亡くなった。

医師はナースのほうを振り返り、彼女が泣いているのを見ると、「すまなかった」と言った。謝ることはない、そうしてくれてよかったと思う、と彼女は言った。

【フィールド・ノート】

責任の分散

THE DIFFUSION OF RESPONSIBILITY

死を待つばかりの人への救済のように描かれているこれらのケースのすべてにおいて、責任は個人の手を離れ、病院やその慣行へと転嫁されている。これはさまざまな形をとって、ごく些細なことに関しても起こっている。時には病院としての方針が前面に押し出されることもある。騒がしい家族に出て行ってほしいと言う時、ナースは面会の規定を根拠にする。また自分のカルテを見たいという患者の要望を断る時、ナースは「患者がカルテを閲覧できるのは退院時または医師が同席する時のみである」という病院の規則を引き合いに出す（私があるナースに「そのような方針はどういう時に使われるのですか」と聞いたところ、彼女は「それが正しいと自分が思う時よ」と答えた。さらに彼女は、「形式的な」声の調子が、規則の非人間的性質をさらに強調するのだ、とも述べた）。規則の文言がそのまま引用されることもある。例えばある時、患者が喫煙（これは多くの場所で規則違反だ）しているのをあるナースが見つけた。ナースは、患者に直接注意せず、ナース・ステーションに行き放送スイッチを入れ、「喫煙物質の使用は当院の規則により禁じられております」と言った。このようにしてこのナースは、一つには放送機器を使用することによって、二つ目には根拠となる規則を機械的に暗唱することによって、患者と個人的に話すことを避けたのだ。規則は常に遵守されなければならないということをナースが忘れないように、ガイドライン（「退院の優先度に関するガイドライン」、「守秘義務に関するガイドライン」など）が掲示されている病棟もある。スタッフルームの壁には、医師たちへの警告として、「『Do Not Resuscitate』の指示は略さず完全に書くこと」という掲示が出されている。

病院の規則の他に、「医師の指示」もある意味でナースを責任から解放するものである。いやいやながらも指示に従うというのはよくあることだ。法的には、ナースは患者に害があると思った時はその指示を拒否する責任があるのだが、文書または口頭での指示は、ナースにとって最も明確で権威ある命令源となる。医師の指示はナースの責任感を弱めることがある。すなわち希望的観測は抜きにして、ナースは明らかに従属者なのである。

ある医師は、病院における、また患者ケアにおけるナースの役割は、主として自分の指示を実行し、患者の状態を自分に報告することだと言っていた。ナースたちはこの考え方を繰り返し非難していた。(27)

医師の指示であるという理由で、ナースが責任を問われないことがある。それは医師により最善とされた「医学的判断」があるからで、実際、指示という行為を通して、倫理的判断が医学的あるいは技術的判断へと転化されている。特に書面による指示は、以下に示すように、ナースにその行為に対する責任を免じている。[28]（一）書面による指示は、出す側の医師と従う側のナースを物理的に切り離す働きをする。このことによりナースはこのやり取りにおいて従属性を感じずに済む、つまり彼女は書面上の指示に従ったのであり、医師という人間に従ったわけではないというわけだ。（二）書くことによって、指示は病院の権威の一部となる。それは所定の用紙に書かれ、カルテに添付され、診療録の一部となる。判断が現実的なものとして具体化され、またすべての人が何らかのかたちでそれに関わっている。（三）そしてその指示は、専門職の職務の一つとして、「ナースであること」の一部として受け取られる。それはもはやある人から他の人への命令ではなく、専門職間のコミュニケーションなのである。

このようにして医師の指示は、公式の規則と同様に、ナースから個人的思考の余地を奪い、自分たちの行為は個人の意志によるものではなく組織による要求であるという弁明を可能にする。そのため、ローズ・コーザーが述べているように、ナースは医師との関係を「法的なもの」と見なそうとする。

規則への固執と、医師の「汚れ仕事」をする「召使い」だと見なされることへの拒絶から、ナースは病院という組織は今、指示に従う者が「人間として従属的地位にある」という「旧来の体制」ではなく、各メンバーの権限と責任が限定的に規定されている「法的秩序」に基づいて動いているということを強調する。[29]

つまるところナースは病院の一従業員であり、管理者と彼らが決めた規則により支配される身である。

さらに彼女は、昔から優位な立場にある男性であるとともに、より大きな権限、名声、そして知識を持つ医師からの指示を受ける。このような立場を認識することにより、ナースは責任を回避することができる。自分は弱い立場にあり、責任は他の人にあると主張することで、個人的にどう思うにせよ、ナースは自らの行為に関する個人批判を受けずに済むのだ。

ナースの個人的な責任をあいまいにする要因は他にもある。一九六〇年代初めに、社会心理学者のビブ・ラタネとジョン・ダーリーは、居合わせる人の数が多いほど、そこで起こる事に対して一人ひとりが責任を感じる度合いは小さくなる、と述べている。[30] この仮説は、組織が大きければ大きいほど、その構成要員が組織内での行為に対して感じる責任の度合いは小さくなることを示している。近年のメディカル・センターは明らかに大組織であり、責任は別のどこかにあると思うことは容易である。また専門家がいることで、それ以外の人々が道徳観を放棄することもある。最も知識があるはずの専門家が何かをしないのならば、それはおそらくする必要のないことなのだ、と人々は思うだろう。病院にはさまざまな領域に関して専門家からなる委員会があり、報告書やガイドラインや声明文を出している。したがってナースが倫理的問題に関心を示さないのは、倫理問題がナースの手に負えないからではなく、ある意味で、他にあまりにも多くの人がそれを扱っているからである。圧倒的に人数も多く、また彼らのほうが明らかに専門的知識も豊富だと思えば、やる気をなくすのも無理はない。組織階層の底辺付近にいる個々のナースにとっては、自分が意見を言って何になるっていうの、ということになるのだ。

最後に、病院の歴史の重みそのものが、個人の責任感を打ち砕くこともある。歴史のある病院ほど、手順書や規則のような文書の形で、あるいは大量の高価な機器やベテランスタッフたちの中に息づくかたちで、伝統が深く行きわたっている。このように伝統が「具現化」されているということは、組織としての病院が習慣、すなわちある行動様式を持っているということである。マーチとオルセンの言葉を借りれば、それは「問題を待ち受ける解決策」の集まりである[31]。三次元エックス線撮影をする高価な機械、CTスキャンは、その購入費用を正当化するために必要以上に使用されることもあるし、精密検査が簡単にできることから、医師たちはついそれらを使いたくなる。一種の「科学技術的重要課題」に支配されるのである。同じように、人々の中に息づいている古くからの習慣も、それが今でも適切か否かにかかわらず、病院を動かし得る。したがって、個人個人が決断をしようとは思わなくなり、「これがここでのやり方なのだ」と思うようになる。

このように、組織はさまざまなやり方で個人の責任を隅に追いやっている。組織は個人的行動の背後環境を提供する――つまり大規模で、高度技術に満ち、専門家がひしめき、組織階層が確立していて、かつばらばらに細分化しているという環境である。このことは個々のナースにとって、「これがいつものやり方なのだ」「私よりよく知っている他の人が決めたことだ」「この大組織の中で、私が知っているのは話のごく一部にすぎない」などと思うことで、彼女自身が間違いだと思う行為でも組織の中では許されてしまうことがあり得ることを意味する。ナースが、患者の身に起こっていること（患者がいなくなったり、あるいは社会的に孤立していることもある）を知らないまま、山ほどある他の仕事に目を向けてしまうということもある。しかしグレイザーとストラウスによると、「ナースたちは、患者との関わりに時間を取られたくない時に、他の仕事をしに行ったり、他の患者のところに行ったり、ナース・ステーションに戻って記録を書いたりというかたちで、病院という組織を利用している[32]」と言う。このように、ナースは病院および病院の中で見出す問題によって自分の権利が侵害されないよう、防衛することができる。すなわち、自分には決定権がないと思うことで、たとえ個人的には間違っていると思うことを行っても、ナース個人の倫理観は傷つかずに済むのだ。

クリストファー・ストーンは、会社における責任の所在の問題を書いた著書の中で、以下のような状況下で責任の分散を防ぐのは難しいと指摘している。

会社の規模が巨大化し、生産過程が複雑化し、製品の完成に多くの人々（と機械）が関わるようになると、車の故障やビルの倒壊などの欠陥が生じても、そのような最終生産物に関する責任を特定の個人に帰することが非常に難しくなる。[33]

作業とともに、責任も分担されているわけだ。患者が輸血を拒否した時、あるいは助けようとしているのに患者自身は死を望んでいる時などに発生する倫理的問題は、あちこちにたらい回しにされ、文字どおり右から入って左へ出ていく。結局のところこれは、作業を分担し、責任を分散させるという分業化には必然的に伴うものなのである。C・ライト・ミルズは、「極端に分業の進んだ世界においては、経営者たちは原理原則に無関心になり、現場の熟練者たちが絶対にしないようなことをする……社会的管理体制に無責任さが組み込まれてしまっている」[34]と述べている。

見矛盾するようだが、これまで見てきたように、責任を回避する機会が、同時にまた、責任を負う機会にもなっている。病院の規模の大きさや、そこでの分業の綿密さは、問題が隠されるだけでなく、精力的な行動が取られたり、強大な裁量権が行使されたり、おそろしい選択がなされたりしても、すべてが人目に触れないままとなる可能性を示唆する。しかし、例えばある患者を死なせるというような選択が行われたとしても、スタッフによる死の扱い方は基本的には変わらず、事実上の道徳的判断者としての組織の存在を、強く意識させるだけであろう。

（1）前掲書：第五章（33）Glaser and Strauss : Awareness of Dying, p.73.

（2）行為者としての組織の概念の歴史については、James S. Coleman : Power and the Structure of Society, W.W. Norton, New York, 1974. を参照のこと。

（3）前掲書：第一章（5）David Sudnow : Passing On, p.61.

（4）前掲書：第五章（33）Glaser and Strauss : Awareness of Dying, p.217.

（5）ここから先のＣＰＲの記述は、資料および著者自身による数多くのコード場面の観察による。

（6）プレストンによると「ナースが医師に抑制について嘆願することが時々あるが、その意見が通ることはほとんどない。医学的な指示は遵守され、医学的ドラマは医師たちの意向を表している」。Ronald Philip Preston : The Dilemmas of Care; Social and Nursing Adaptions to the Deformed, the Disabled and the Aged, Elsevier, New York, 1979, p.135.

（7）現在のようなＣＰＲが行われるようになったのは一九六〇年代からであるが、ＣＰＲのケースをさかのぼって調べた最近の調査によってこの一五％という数字が算出された。A. Patrick Schneider II, Darla J. Nelson, and Donald D. Brown : In-Hospital Cardiopulmonary Resuscitation : A 30-Year Review, Journal of the American Board of Family Practice 6, No.2, March-April 1993, pp.91-101. またメルクマニュアル（The Merck Manual, 13th ed. p.470）によると、「呼吸や心拍は、三時間もの蘇生処置の後で回復することがある」とのことである。プレストンの『The Dilemmas of Care』p. 133 には、コードの様子の絵が載せられている。

（8）前掲書：序章（10）Zussman : Intensive Care, p.59.

（9）前掲書：第五章（33）Glaser and Strauss : Awareness of Dying, pp.219-220.も参照されたい。

（10）Daniel F. Chambliss : Slow Codes and Ambiguous Euthanasia, paper presented at the annual meeting of the Law and Society Association, Madison, Wisconsin, June 1989. を参照されたい。

（11）前掲書：序章（12）Jameton : Nursing Practice, p.233.

（12）前掲書：序章（10）Zussman : Intensive Care, p.131.

（13）人工透析については、Renée C. Fox and Judith P. Swazey : The Courage to Fail, rev. ed. University of Chicago Press,

Chicago, 1978. を参照されたい。

(14) このことはＪＣＡＨＯから私宛に届いた文書によって知った。David J. Rothman：Strangers at the Bedside（前掲書：第四章（22））も参照されたい。

(15) 前掲書：第五章（33）Glaser and Strauss：Awareness of Dying, p.198.

(16) ※訳注　吹き流し（blow-by）：酸素マスクなどを着けずに、管の端を患者の顔付近に置く程度で酸素を流すこと。

(17) プレストンの『The Dilemmas of Care』（前掲書：第六章（６）pp.183-184 にも、「呼吸器の調整による安楽死」のケースが描かれている。

(18) The Supreme Court of New Jersey：In the Matter of Karen Quinlan, 355.2d 647, 1976：Cruzan v. Director, Missouri Dept. of Health, et al., 58USLW 4916, US, June 25, 1990.

(19) 前掲書：第二章（８）Peggy Anderson：Nurse, p.68.

(20) ※訳注　ＰＲＮ：処方箋で臨機に、必要な時に。ラテン語で"pro re nata"。

(21) ※訳注　スノウイング（snowing）：粉末状のコカインやヘロインなどをsnowと言い、麻薬を与えること、麻酔薬をかがせることなどを snowingという。

(22) 前掲書：第五章（33）Glaser and Strauss：Awareness of Dying, pp. 197-198. も参照されたい。

(23) ※訳注　ヴァリウム（Valium）：神経系に作用する薬剤（抗痙攣、筋弛緩などの作用がある)。一般名「ジアゼパム」。

(24) 注射についてはRobert M. Veatch：Death, Dying, and the Biological Revolution, Yale University Press, New Haven, 1976. の第三章を、栄養分の制限についてはRaymond S. Duff & A. G. M. Campbell: Moral and Ethical Dilemmas in the Special Care Nursery, New England Journal of Medicine, 289, Oct 25, 1973.を参照のこと。

(25) Terry Daniels：The Nurse,s Tale, New York, p.37-41, april 30, 1979. および Dr. X：I Pulled the Plug. Family Health, July/August 1980. p.30-32. の二例がある。

(26) 例として、ペギー・アンダーソンの『Nurse』（前掲書：第二章（８））がある。

(27) Raymond S. Duff & August B. Hollingshead：Sickness and Society, Harper & Row, New York, 1968, p.217.

(28) Rose Laub Coser：Life in the Ward, Michigan State University Press, East Lansing, 1962, p. 24-25. に優れた議論がある。

(29) 同右書　p. 26.

(30) Bibb Latane and John M. Darley：The Unresponsive Bystander：Why Doesn't He Help?, Prentice-Hall, Englewood Cliffs, NJ, 1970.（邦訳　竹村研一、杉崎和子訳：冷淡な傍観者―思いやりの社会心理学、ブレーン出版、一九九七年）

(31) James G. March & Johann Olsen：Ambiguity and Choice in Organizations, Universitet Forlaget, Bergen, 1976.（邦訳　遠田雄志、アリソン・ユング訳：組織におけるあいまいさと決定、有斐閣、一九八六年）に散見される。

(32) 前掲書：第五章（33）Glaser and Strauss：Awareness of Dying, p.57.

(33) Christopher Stone：Where the Law Ends, Harper & Row, New York, 1976, p.190.

(34) C. Wright Mills：White Collar, Oxford University Press, London, 1951, p.110-111.（邦訳　杉政孝訳：ホワイト・カラー――中流階級の生活探求、東京創元社、一九七一年）

総括

Conclusion

本書は、大組織（病院）の中で道徳・倫理の持つ意味を、そこで働く人々（ナース）の経験を通して観察し、考察してきた。これまで見てきたように、看護が道徳・倫理面で乗り越えなければならない課題は、現代の病院の組織的特徴そのものである。それは外部から来るものでも偶発的なものでもなく、病院運営の日常の一部として常に内在するものである。何を問題とみなすか、またそれらの問題をどのように処理していくかは、組織の構造によって決まる。

私は、以下に示す一連のテーマに沿って持論を展開してきた。

（一）ルーチン化により、病院独特の「正常」概念が作り出される。我々一般人が恐ろしいと感じるような多くのことに、ナースは慣れてしまっているので、彼女の日常的現実は普通の人々とは異なる。我々が難しいと感じることも、ナースには普通のことであるため、道徳的問題に対しても我々とは異なる目線で見るのだ。看護上の問題の多くは、倫理委員会に諮られたり公式に議論されることもなく、慣習に従って処理される。ナースはほとんどの場合、このようなルーチンを受け入れ、また病院の安定した秩序が乱さ

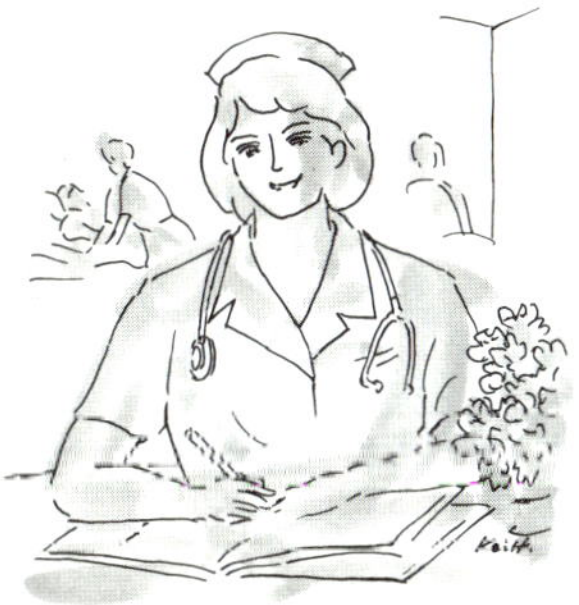

れそうな時は、積極的にその慣習を守ろうとする（第一章、第二章）。

（二）病院内でのナースの役割は、多面的で、ときに相反するような規範によって決定づけられる。ナースは病院の従業員であるが、それだけではなく、同時にケアをする人であり、確固とした職業意識を持った専門職であり、また忠実な部下でもあることが強く求められる。ナースの役割の中でのこれらの要素が互いに衝突するのはよく見られることである（第三章）。

（三）看護における倫理的問題は、根本的にはナースと他の職種との衝突を反映している。その意味で、組織の「かたち」、特に業務分担が衝突を生む。その衝突が道徳的用語で表現されれば、それがスタッフにとって「倫理的問題」となる。もちろん自分がどうするのが正しいのか決定できないという個人的ジレンマをナースが抱えることもある。しかしそれよりも、医師や経営者などと付き合っていく上での政治的難題に直面し、それを道徳的葛藤として感じることのほうが多い。一般的には、倫理学の重要用語である「ジレンマ」という概念は、そもそも比較的自律した、あるいは権限を持った行為者に当てはまるものである。ナースをはじめ大部分の人々は従属的立場にあり、ジレンマよりもむしろ他の人々とともに、あるいはその下で働く上での実践上の困難に直面することのほうが多い。一九六〇年代末から一九八〇年代にかけて医療倫理に関する議論が活発に行われた一因には、医師による決定権独占体制の崩壊があった。多くのグループがそれぞれの議題を持ち込んで議論に加わるようになるとともに、「倫理的問題」は増加したのである（第四章）。

（四）非人格化とそれに対する患者の抵抗は、スタッフにとって一連の倫理的問題を生み出す。繰り返すが、倫理的問題と呼ばれるものは、より正確には権力の衝突であると言える。客観性を重視する医学の世界では、患者が非人格化される、すなわち単なる物として扱われる可能性がある。物として扱われることに患者たちは抵抗し、問題を明確にし、決断を下す権限は誰にあるのかという疑問をスタッフに投げかける。このような衝突は科学的客観性自体が原因ではなく、スタッフ側の見方を患者に押しつけるという一方的な権力行使が原因である。また、これらの問題は、一部の口うるさい患者のせいでも現代医学の科学的特性だけのせいでもなく、病気に対するどちらの見方を優先させるかを巡る、スタッフと患者の権力争いが原因となっている（第五章）。

（五）人の死を扱う場合では、事実上の道徳的行為者は組織である。生殖技術の問題（代理母など）が注目されるようになったのは最近のことで、それ以前は生命倫理の話題といえば、カレン・アン・クインランのような終末期患者に関する問題であった。彼女のようなケースは大規模な病院ではしばしば起こっており、患者を生かし続けるのも、逝かせるのも、組織の決めた手順で行われ、その仕事はスタッフの間で分担される。決定に関する責任は公式には主治医にある（これは一九八〇年代に明文化された）ものの、多くの事例では、特定の一人が死の責任を取ることにならないように、行為が計画されている（第六章）。

要するに、保健医療における倫理的問題は、それらが起こる組織的、社会的環境と切り離しては考えられないのだ。倫理的問題はたまたまそこだけに起こったシステムの欠陥ではなく、意図的ではないにしろ根本的にシステムが生み出したものである。

ナースが直面する問題は、倫理的な困惑ではなく政治的衝突であり、単発的な出来事ではなく反復するパターンであり、心理的な「ジレンマ」ではなく政治的衝突であり、またそれらに関して決定を下すのは最も思慮深いあるいは教養のある人ではなく、最も権力のある人である。さらに「最も権力のある人」は次第に人間ですらなくなり、組織あるいは保健医療システム全体となってきている。

示唆 Implications

私の主張は、倫理学者、ナース、社会学者たちにさまざまな示唆を与えるであろうし、また日常生活の中で起こる個々の劇的事件や平凡な場面についての何らかの提言となるであろう。

特に生命倫理学の研究と実践に対して、幅広い示唆を与える。繰り返しになるかもしれないが、それらは次のようなものである。

（一）比較的自律した意思決定者たちを想定するのは、明らかに非現実的である。多くの人々は組織の中で働き、重要な決断が特定の個人に任されることはなく、ほとんどは組織内で行われるからである。

（二）人々は職業人として、また組織人として、与えられた環境の中で役割を持って働いており、それが彼らの行動を決定づけている。倫理的意思決定は、架空の「自由選択圏」で行われるわけではない。例えばナースは、そもそも他の人々とともに働く職種である。ナースであるためには患者がいなければならないし、病院で働くためには独自の慣習や制約を有する特定の病院に勤めなければならない。ナースは専門職としての義務を背負い、ある時は圧力をかけてくる、ある時は支えてくれる、またある時は助けを求めてくる同僚たちと一緒に働く。ナースの行為の中には、家族も医師も側にいないとか、患者が訳のわからない状態であるとか、また時間的あいまいさなど、仕事の構造ゆえにこそ可能なものもある。例えば夜間のスロー・コードなどがそうだ。環境がその行為を許したり阻止したりしているのに、それとは無関係にその人が正しいとか間違っているとか主張することは、悪い意味に解釈すれば抽象的議論であり、実際ばかげている。例えば、医師は患者一人ひとりを個性を持った人間として見るべきだ、と言うのは結構だが、レジデントが一日に四〇～五〇人もの患者を診ている以上、そんなことはできるはずがない。

（三）権力は、ある事が倫理的問題と見なされるかどうか、それがどの程度公に議論されるか、そしてどのような結論が導かれるかを決定する重要要素である。

（四）潜在的には重大な争点とも成り得る医療倫理上の「重要案件」の多くが、深く考察されることもなく、ありきたりの日常性の中に埋没されてきた。例えば、いつ健康に関心を払い始めたらよいか（発病してからである）、病気というものをどう理解するか（病態生理学的変化としてである）、病人はどこで治療するのがよいか（それは当然病院だ）といった具合である。近年になって、医療費をどのように支払うかという問題が新たな懸案として浮上してきたが、それは現行制度においていくつかの強大企業が破綻しているからである。一九九四年のクリントン大統領の計画もこれ以外の問題には取り組んでいない。

（五）最後に、保健医療の重大問題は、議論不足によるものではなく構造的なものであるため、教育の強化や、倫理セミナーの開催や、（情けないが）著作活動などでは解決しない。こうした事実認知による解決法の効果を過大評価している点で、我々研究者はおそらく似たり寄ったりであろう。

旧来の人道主義的倫理学は、このような問題に自力で結論を出せるところまで発展していない。一因としては、倫理学者のほとんどは神学者か哲学者であり、社会科学者ではないことが挙げられる。また彼らは、関係者によって指摘された生命倫理学的問題を扱っており、その意味で彼らの議論は狭く偏ったものである。病院の倫理委員会は、持ち込まれた問題を議論するだけであり、保健医療における出来事のうちごく一部を、作為的に抽出して取り上げているにすぎない。これは重大な欠陥である。

だが私は、重要な問題に対する注意を喚起し、公の場で議論することの正当性を支持し、保健医療における患者の権利を主張したという点で、生命倫理学的活動が果たした大きな役割を軽視するつもりはない。倫理学者たちは、研究対象者の人権を守り、リビング・ウィルや「事前指示（advance directives）」の立法化を議会に働きかけ、保健医療の道徳的側面に広く関心を集めることに尽力してきた。ここでの議論で私はそれらの努力を非難するつもりはなく、むしろ彼らの一助となればと思っている。

倫理学はアプローチ方法を変えるべきである。看護に関して言えば、自らの正当性に対する自信を取り戻すという以上に重要な仕事がある。事実は以下に述べるとおりである。

（一）ナースは病院内の階級制度の中で最下層ではないものの、明らかに従属者であり、しばしばないがしろにされ、敬意を払われることもほとんどなく、また概して過小評価されている。生死に関わる仕事をしていながら、多くの場合認められることも報いられることもない。彼女たちの仕事の大部分は、人目につきにくく、劇的な結果を生む可能性もほとんどない。この意味で彼女たちの置かれている状況は、多くの女性に共通のものであると言える。

（二）ナースが医師やその他の人たちよりも道徳的に優れていると言うつもりはない。彼女たちは基本的には援助職として雇われている身であり、自らを「患者の擁護者」と説明するのは客観的説明であるとともにイデオロギーでもあるのだ。

（三）特に看護にとっては、政治と倫理は互いに絡み合っている。ナースが善いことを行うためには、善いことを行う権限を持たねばならず、現状では、多くのナースがこの権限を持っていないと感じている。彼女たちが、倫理的問題は善悪の判断におけるジレンマというよりも、自分が正しいと思うことを実際に行えないという現実的問題だと感じる原因はここにある。

（四）しかしナースは「神のように振る舞う」ことを求めているのではない。すなわち重大な決定を自ら下す権限を求めているわけではない。おそらく多くの場合、彼女たちは自分の本来やるべき仕事をしたくて、そのための手段が欲しいだけである。

専門職としての看護にとって重大な道徳的危機は、自らの中心軸を失って、医学のような名声を求めたり、あるいは医学と連携することでその権威の一部を借りようとして、医学の目標や価値観に追従してしまうことである。自分たちの言い分を聞いてもらうためには、ナースが自らの経験と価値観に基づいて、自らの権限で発言しなければならない。

最後に、社会学に関して言えば、この本は周知のことをもう一度我々に思い出させてくれるであろう。

（一）道徳性の根源は集団生活にある。デュルケムの時代から、社会学では、道徳的信念は集団の一員であることやそれへの忠誠心に根づいているもので、理性的な議論や他人から切り離されたところで確立されるものではないとされている。さらにデュルケムは、しばしば哲学者や神学者に任せきりにされてきた道徳性に関する実践的研究のモデルを提唱した。

（二）人々が言うこととやることとは同じではない。人がどのように行動するかを調べるのにインタビューを用いる場合は気をつけなければならない。なぜなら、インタビューでは回答者が話すのは自分が気づいていることであるが、実は本人も気づいていない日常の慣習のほうが重要かもしれないからだ。本書のもとになった二つの研究プロジェクトのうち一つ目（一九七九年）は主としてインタビューに基づいていたが、情報提供者の選択的な記憶に振り回されることに虚しさを感じて、直接観察法に変更した。小児科研究病棟のヘッドナースをインタビューした時には、その病棟では倫理的課題が山積みなのが部外者の目にもわかるのに、倫理的問題に関する私の質問に対して彼女はただ「何も思い当たらないわ」と繰り返すだけであった。彼女の発言に意味づけをするためのフィールドワークなくしては、このインタビューは全くばかげたものになる。

（三）我々の社会では、組織は最も有力な行為者である。本書は、我々がアメリカ社会というものを考える時、組織がいかに重要かを強く認識させるものである。この重要性は、一般の人にはほとんど知られておらず、多くのアメリカ人は組織、特に企業の影響力がいかに大きく、いかに浸透力を持っているかをよく理解していない。

（四）最後に、個人的体験は客観的な解釈が困難だ。「ルーチン化」が意味するものは、その中で生活しているナースたちにはわからないことが多く、患者の非人格化も病院スタッフは必ずしも気づいていない。日常生活の中のよく吟味検討されていない側面こそ、最も注目されていないが最も重要な側面であろう。また、医学（そして社会学も）に備わる科学的気質が、対象者本人の経験を、思い込みだとして故意に拒絶している。しばしば見られる医学の残虐性は、まさに患者の体験を取るに足らないとか意味なしと片付けてしまっていることからきているのではないだろうか。社会学は、直接的影響は医学ほどではないにしても、同じ過ちを犯してはならない。

終わりに　A Final Note

私は病院が怖い。病院のにおいが嫌いだし、病院へ行くと自分が患者だと思われるのではないかと心配だし、病気の人たちがいる中に健康な自分が入っていくことにもとまどいを感じる。だからといって、私は病気になりたくはないし、ましてや「患者」になどなりたくない。病院にいると自分がいつ病気になってもおかしくないことを思い知らされ、不安になるし、さらには自分が不安に思っていることさえ怖くなる。病院とはこういった感情をすべて起こさせる所だ。

一方で、慣れとは恐ろしいものだ。本書の読者は、調査をした私自身の経験をたどりながら多くのものを見、その中には衝撃的あるいはグロテスクなものもあったはずだ。しかしついにここまで読み進んだ今、おそらくあなたは私の話に「慣れてしまった」のではないだろうか。少なくとも私自身はそうだ。そして、話に慣れるとともに、我々は徐々にそれを受け入れ始める。

ナースにもこれと同じことが起こっており、皮肉なことに、彼女たちの抱える問題の多くは、このことが原因となっている。ナースと彼女たちの仕事は、生（と死）を構成している重要な日常の習慣を、いかに我々が見過ごし、無視し、過小評価しているかを明らかにしてくれる。看護において、最も重要な仕事は他人にはほとんど気づかれることがなく人目に触れることもない。ナースは、医療界のビッグイベントの中心にはいない。公式な議論は彼女たち抜きで進められるし、方針は彼女たちの意向や意見を考慮することなく決定される。世界の多くの女性が食物を集めて調理し、子を産み育てる「だけ」とみなされているのと同じように、（ほとんどが）女性であるナースは、極めて重要な仕事をしながらほとんど信用を勝ち得ていない。倫理委員会が会議室で原理原則のような観念的問題を議論している間も、ナースはきちんと貼り付く絆創膏や、手荒れを起こさずにきれいにする石けんや、病棟の患者をケアするのに十分な数のスタッフなどを求めている。人工心肺も結構だが、まともな食事がもらえれば、ほとんどの患者が喜ぶであろう。抽象的議論や、高度技術を駆使した研究や、政治主導の保健医療政策の分野の人たちも、ベッドパンやナースコールの大切さを認めなければならない。ごく普通の、日常的なことがもっと尊重されるべきである。

したがって、善行を成し遂げようとするならば、道徳的勇気からくる非凡で劇的な行為よりは、（きちんとした）組織の日常的慣習の中で、比較的地味で人目につかないかたちで行われることのほうが多いのではないか。イギリス軍の官僚制に立ち向かった時のフローレンス・ナイチンゲールは、間違いなく神の啓示を受けていたというのは、看護の専門職会議で今でもよく出る話である。彼女は、その体質からして善を行う、効率的で、献身的で、厳しく訓練されたナースの組織を自ら作り上げることにより、人々の命を救い、死にゆく人々の心を癒した。人は華やかで目立つ決断の瞬間だけに生きるのではなく、平凡な日常生活の中で生き、働き、死んでいくのだ。社会学者や倫理学者が人々をもっと理解し、助けとなるためには、彼らとともに生活し、働くことを忘れてはならない。

研究方法に関する補遺

APPENDIX ON METHODS

読者の中には、本書に書かれている情報を私がどのように収集したかに興味を持った方もいるだろう。研究の経過そのものはごく普通なのだが、同僚と話したところによると、組織に立ち入る許可や情報提供者の信頼を得られたことは、大変重要で特筆に値すると思われる。

本書の冒頭のほうに書かれている研究に関する基本的な事実は次のようなものだ。一九七九年一月から一九八〇年六月まで、私は北西部にある大規模なメディカル・センターで、インタビューを主とし、一部を観察法で補うかたちの調査を行った。次に一九八二年の六月から八月まで、同じく北西部の、ある中規模（三〇〇床程度）地域病院で、観察と何回かのインタビューを行った。さらに一九九〇年一月から六月までは、南西部のある大規模なメディカル・センターで集中的な観察とインタビューを行った。本書で用いたデータは、一一〇回の正式なインタビュー（うち八〇回はテープ録音した）と、数箱分のフィールド・ノートに書き留めた私自身の現場での観察である。本文中で「インタビュー」とあるのは、それがインタビュー協力者の言葉どおりであることを意味し、「フィールド・ノート」とあるのは、私自身が見た出来事をその場で記述したものであることを示している。

私は過去一五年間に、短期間ながらも他にも多くの病院を訪れ、会議や親睦行事などあらゆるチャンスを利用して数えきれないほどのナースと話をした。また、本文中に引用した以外にも、おびただしい数の看護に関する本や雑誌や論文に目を通した。

このような手法は、前にも述べたように何ら特別なものではない。しかし、現場に立ち入る許可や情報提供者の信頼を得るために私が使うテクニックは、ことのほか成功しているようである。ここで私自身が用いた方法を公開し、いくらかでも同業の仲間たちの役に立てればと思う。

「サイドイン」方式
"SIDE-IN ACCESS"

最近、社会学のある学会で、私は病院で調査をした大勢の社会学者たちとの討論に参加した。議論の冒頭で誰かが、医療機関での調査の許可を得ることの難しさについて発言したところ、ほとんどの参加者が即座にそれに同調した。体験談が次々と述べられたが、要は病院や医師や、その他医療現場について、社会学者が調査の許可を得ることは極めて難しいということであった。ある女性研究者は、自分の研究計画が五つの病院で立て続けに断られたこと、六つ目の病院でも経営者に断られた時には、不満が爆発し、その経営者に向かって、あなたは無知だ、学問への理解がない、プロ意識がない、と言って叱り飛ばした、という話を臆面もなく語った。討論の参加者たちはなるほどといったふうにうなずき、私も彼女がなぜ断られたのかがわかった気がした。

私は今回の調査でも、また以前に書いたオリンピック競泳に関する本(1)の時も、ねらった研究対象から調査を断られたことは一度もない。私は自分がいつも使っているアプローチ方法を、（「トップダウン（上意下達）」に対して）「サイドイン（横並び）」方式と呼んでいる。つまり、最初から公式の管理責任者の許可をもらおうとするのではなく、まずはもっと下の方の組織メンバーと非公式な接触を繰り返すのである。本研究の場合、まず対象となる病院に勤務するスタッフ・ナースと、例えば昼食に招待するといったかたちで親睦を深め、自分が看護や病院やそこでの倫理的問題に興味があるということを話した。このことは私に、気軽な雰囲気の中で看護について多くのことを学ぶ機会を与えてくれた。しかしそれ以上に重要なのは、私に会った人々に、私が話しやすく、信頼でき、常識的で、低俗な暴露などしない人間であることを知ってもらえたということである。

そのような雑談の後、大抵の場合、新しく知り合いになったその人から、他のナースや経営者とも話してみたらどうか、と電話番号を教えてもらった。私はさっそくその勧めに従った。そのような出会いと紹介を繰り返すうち、こちらの意図に見合った権限を持つ経営者から病院に招かれ、さまざまなユニットを見学させてもらい、誰なりと私の希望する人と話すことができた。その時点で必要に応じて、研究計画を正式に提示し、必要な許可をもらった。対象となる可能性のある人々に私という人間を知ってもらえば、私が彼らについて研究することへの抵抗はなくなるのではないかと、私は思う。私は、オリンピック水泳選手の研究の時にも同じ手法を用いた。これは一九八二年にハミルトン大学のデビッド・グレイ教授が示してくれた指針に従ったものだ。私が調査現場へのアクセスの難しさを憂えていた時、教授は「彼らのほうから自分たちを研究してくれと頼んでくるというのが理想的だね」と言った。基本的に、私は肯定的返事をもらえるという確信を持てない限り、調査を願い出たりしない。

「サイドイン」アプローチは、公式なアクセスすなわち真のアクセスではないということを知らしめる。

一九八二年に調査した、ある小規模病院では、内科看護部長が親切で、初日からあちこち案内してくれて、彼女の監督下にあるすべてのヘッドナースたちに会わせてくれた。ヘッドナースたちが私のことを上司の弟子か友人だと思ってしまったのは当然で、彼女たちの信頼を得るのに数カ月かかった。どのような場でも、私は上層部とは明らかな距離を保つよう心がけ、彼らをファースト・ネームで呼んだり、人目につくところで一緒にいることは、できる限り避けるようにした。

「サイドイン」アプローチで、あやうく失敗しそうになったことが一度だけある。一九七九年に博士論文のための調査を始めたばかりの頃、私はノーザン・ゼネラル・ホスピタルの内科・外科部門の三、四人のヘッドナースたちと病院の外で非公式に話をした。その時点で他のいくつかの部門ですでに調査が順調に進行しており、病院全体の看護部長をはじめ、各部署の管理職の人々からも承認を得ていた。そこで私は、内科・外科看護部門の副部長と会って、彼女の承認の下に病棟内に立ち入らせてもらう許可を得ようとした。それは形式的な手続きにすぎない、とその時は思っていた。

ところが彼女は許可をくれなかった。私が何人もの彼女の部下たちと病院の外で勤務時間外にではあるが、すでに話をしていたということを知ると、彼女は激怒し、説明を求めてきた。私は、順調に進んでいた博士論文のための研究に、今にも火がついて燃え上がり出しそうな気がして、この女性が私の研究者としての運命を握っていることを感じた。さらに悪いことに、私はうかつにも彼女の職業倫理を冒してしまったのである。そこで私は、言い訳はいっさいせず、彼女の情けにすがった。私は自分の過ちをわかっていなかった。私は、論文のための研究プロジェクトすべてを即刻中止し、それまでに集めた情報は絶対に使用せず、テーマそのものも捨てて、論文のための新しい研究プロジェクトを始めることを即座に申し出た。自分が間違ったことをしているのに気づかなかったこと、そして彼女と部下たちとの関係を損ねたり、彼女たちの正規の業務を邪魔したりするつもりは全くなかったことを伝えた。要するに、私は（たとえていうなら）上下座して許しを請い、彼女の剣の前に自分の首を差し出したのである。

二〇分後、私は彼女の部下のヘッドナースや主任たちの名前、部屋番号、電話番号のリストをもらい、優しく背中を叩かれて彼女のオフィスを出た。彼女はできる限り協力すると言ってくれたのである。

「白衣は着ないこと」

"DON'T WEAR A LAB COAT"

ノーザン・ゼネラル・ホスピタルで初めての調査を開始した時、多くのナースが私に、病院スタッフに「溶け込める」ように白衣を着たらどうか、と言ってきた。論文の指導者であるカイ・エリクソンに、そうしたほうがよいかを尋ねると、彼は「なぜ白衣を着るんだね？」と言った。私は「えー……医師のように見えるためです」と答えた。すると彼は「君は医師かい？　自分のありのまま、つまり論文のための調査をしている大学院生に見えるようにしていればいいんだよ。白衣など着ず、そのひげも剃らないほうがいいね」といった意味のことを言った。

いつものことだが、エリクソン先生は正しかった。ありのままの自分を見せるべきだ。見た目と振る舞い方で、自分が悪意を持っていないこと、自分を正直に表現している信用できる人間であることを示せるはずだ。実際、白衣を着たり、さらには「医師」になりすましたりすれば、真実を知る人々から見れば、その人は事実を曲げ、人をだまして近づいていく人間だということになる。そして当然、その人は自分に対しても同じように嘘をつくのだろうと思ってしまう。病院内において奇異な人物（社会科学者）に見られるという、一時的な不都合などは、情報提供者に心から信頼されることで容易に払拭されるものである。

何重もの秘密保持を

EMPLOY "LAYERS OF CONFIDENTIALITY"

情報提供者の信頼を得るためには、秘密保持を固く約束しなければならない。これを実行するための一つの方法として、私が「重層的秘密保持」と呼んでいるものがある。それは知り得た情報を、その時必要と思われるよりも数段高い秘密レベルのものとして扱うことである。「敵」すなわち詮索好きな人たちが、情報のかけらを寄せ集めて一つの意味のあるパターンを作り上げようとするかもしれず、そういう意味では自分の情報源の機密を維持することは、一種のスパイ対策である。最善の策は、秘密情報を何層も奥深くに「埋め込む」ことである。

例えば、本書の中で最も秘密にすべき情報は、誰が何を言ったか、すなわちどの発言を誰がしたか、あるいは本書に描かれている行為に誰が関わっていたかということである。私はこれらの情報を次のようにして守っている。(一) 調査の対象となっていない人々には、調査した病院の名前をいっさい教えないこと、(二) 複数の病院を調査することにより、出来事が起こった病院が特定できないようにすること、(三) 個人名を明らかにしないこと、(四) 誰にインタビューしたかは、同じ病院や同じ病棟の他のナースにさえ教えないこと。しかし、私がナースである何人かの友人に個別に話を聞いた時など、この方法は、時に滑稽さを呈することがある。彼女たちはお互いにインタビューの話をしているのに、私は相変わらず彼女たちのうちの特定の人と話をしたかについて「肯定も否定もしない」態度を続けた。自分の部下にインタビューしたかどうか、上司が尋ねてきた時も、同じようにした。誰が何を言ったかだけでなく、私が誰と、どこで話をしたかもいっさい明かさなかった。そして、尋ねられた時にはこのような方針であることを伝えた。インタビューした人たちが私に自由に話をしてくれたのは、私がインタビューで得た情報を、他の情報提供者に対してさえ、決して話さなかったためもあるのではないかと思っている。

さらに、法的に問題のある出来事についての記録は破棄し、また、インタビューのテープ起こしは私自身で行えないものはすべて調査現場から一〇〇〇マイル以上（誇張ではない）離れた小さな町の法律秘書に依頼した。

しかし結局は、このような方法のどれも、完璧ではあり得ないのはもちろんのことだ。

インタビューではなく、観察を

OBSERVATION, NOT INTERVIEWS

初めの頃は、調査の大部分をテープ録音したインタビューに頼っていた。インタビューにより多くの印象的な話が聞けたし、私の従前の理論を検証することもできたが、病院での調査が長くなるにつれて、私はインタビューの信頼性に疑問を抱き始めた。私は、インタビューが対象者たちの生活だけでなく、私自身の関心をいかに反映していいるかがわかってきた。インタビューで聞いた話は、私が目で見た日常業務よりもずっと刺激的であったし、話に出てくるナースたちは、私が実際に見た人たちよりも使命感を持ち、勇敢であるように思えた。インタビューされた人たちは、自分が気づいたこと、覚えていることを話してくれたわけだが、それは実際に起こった事をかなり選択的に脚色したものであることに、私は気づいた。自分がしていることを常に意識している訳ではないというところに、まさに人生の大部分があるのではないだろうか。前出のある小児科のリサーチ・ナースは「ここでの倫理的問題なんて、思い当たらないわ」と言い、ＡＩＤＳ患者の病室の外に集まったナースたちからは「（倫理的問題なら）倫理委員会の人たちと話をすればいいわ」と言われた。

したがって、本書の中でインタビューはそれとわかる形で引用し、いくつかの一般的な点に関する裏付けにはなったが、私の結論は主に直接観察に基づいている。

要するに、効果的なフィールド・ワークを行うためには、学びたいという真摯な気持ちが最も大切なのである。こうした気持ちがあれば、上司ではなく対象者本人たちに接近を試みるだろうし、居心地のよい自分のオフィスに逃げ込まずに、対象者たちと多くの時間を過ごすだろうし、自分がどのように見られたいかではなく自分が何者であるかを正直に見せることができるだろうし、しゃべったり邪魔をしたりせずに、黙って見たり聞いたりするだろうし、一緒になってうわさ話をせずに秘密を守ることができるであろう。多少の自己鍛練が必要だろうが、これはむしろ最低限の知性である。質の高いフィールド・ワークは概して、私が「ありふれた卓越性[2]」と呼んでいるもののよい例である。それは、卓越性とは才能とか生まれつきの非凡な能力よりむしろ、理解可能な基本技術を着実かつ丹念に応用していった結果にあるという考え方である。そしてもちろん、質の高いフィールド・ワークは、興味深い人々に出会い、彼らの実生活について学ぶための素晴らしい方法である。

（1） Daniel F. Chambliss : Champions : The Making of Olympic Swimmers, William Morrow & Co., New York, 1988.

（2） Daniel F. Chambliss : The Mundanity of Excellence : An Ethnographic Report on Stratification and Olympic Athletes, Sociological Theory, Spring 1989.

解説

スザンヌ・ゴードン（ジャーナリスト）
Suzanne Gordon

数年前、ナースが持つ職業的懸念についてナースのグループに話をしていた時のことだ。あるナースが、看護という仕事の複雑さを理解せずナースを価値ある同僚として扱わない医師たち、その結果、患者に対して質の高いケアを提供しようとするナースの試みに不必要な障害を作るような医師たちとの問題について語った。そのグループの中に、一人の〝看護倫理学者〟がいた。彼女は、その場にいたナースたちがこの問題を語る時の激しい感情に驚いた。「私が調査時に、ナースに職場で感じる倫理的問題点を一〇項目挙げるように頼んだ時、医師―ナースの人間関係はまったく挙がってきていなかったのに」と彼女は言った。実は、この考え方そのものが問題なのである。この看護倫理学者は、医師との問題を、力関係の問題として捉えるのではなく、倫理というプリズムを通して捉えたのである。彼女がナースに倫理的問題について質問した時、その問題リストに、医師―ナースの人間関係は挙がってこなかったのは、その問題に重要性を認めなかったのではなく、ほとんどのナースは、医師―ナースの人間関係を倫理的問題とは捉えていないからである。

この逸話は、ダニエル・F・チャンブリスの著書『ケアの向こう側』がナースにとってなぜ重要なのかを如実に説明している。チャンブリスは本書で、ナースの仕事、医療界の他の同僚との関係、上司や社会との関係についての核心をつく。組織社会学者であるチャンブリスは、伝統的な医療／看護の倫理観がいかにナースの立場をあやふやなものにし、ナースが医療あるいは市場における主導権に挑戦するのをいかに難しいものにしているかという問題を浮き彫りにしている。

本書におけるチャンブリスの主要な論点は、伝統的な倫理観——看護倫理もこれにならっている——が、ナースが職場で日常的に遭遇する問題を不明瞭にしているということである。例えば、少なくともマネジドケア出現前のアメリカでは、多くの看護リーダーたちが、医者の実践に非常に特徴的であった自主的実践モデルを打ち出してきた。しかし、チャンブリスは、工業化された社会で生活する他の多くの人々と同様に、被雇用者であり従って従属者であるナースにとって、このモデルは役には立たないと指摘する。チャンブリスは、ナースの従属は、〝状況的〟であるとみなしている。つまり、看護は、手術室内という状況下では完全従属であり、ナーシングホームという状況では時に従属的になるわけである。しかしながら、ナースがどこで仕事をしようとも、ナースという仕事の共同体的性格とその性格を形成する組織的構造は、ナースが自主的実践者ではあり得ないことを意味している。一般的に行われる倫理的説明が、ナースにとって非常に重要な問題を見逃してしまいがちなのはこのゆえんである。医療倫理は、〝個人が決定しなければならない正しい決断〟に関するジレンマに焦点を当てている。哲学的医療倫理では、だいたいにおいて実践者に選択の自由があると考える。どの選択が道徳的に正しいのかを決定することに倫理的問題があるわけである。しかし、看護における問題は、ナース自身がコントロールできないものであることが多い。それらは、個人の困惑という意味においてはジレンマなどではなく、〝倫理的ジレンマ〟という言葉は、その選択が、より力のある関係者によって決定されてしまうような仕事を行う職業にとっては適用できないものである。

チャンブリスは、ナースのジレンマは、ナースが働く組織や働く職種（例えば医師など）によって繰り返し繰り返し作られている、とも述べている。医師―ナースの関係と病院が、いかにナースを縛りつけているかという彼の議論はまさに的を射たものである。また、医療組織の組織的問題が、ナースたちを医師と医療から看護とナースを懸命に区別しようとすることに駆り立ててしまう一方で、彼女らに〝医療の威光をいくらか借りる〟よう勧めてもいる、という分析も見事である。

働く多くのナースは、チャンブリスの倫理の話に関する探究に、大いに解き放たれる思いを感じるであろう。ナースの地位に好影響を与えるような戦略と共同体的行動への氏の呼びかけにしても同じであろう。ナース不足を言い訳にして、アメリカの看護リーダーたちの中には、外国の看護リーダーたちの中にも同調者がいるが、〝手をくださない〟ケアのみを行う看護モデルを押し進めている人々もいる。しかし、彼女たちは、そうすることによりベッドサイドでの看護を誹謗しているのである。チャンブリスは、そのような態度を指摘し、看護を擁護する非ナースの素晴らしい一群の識者の意見に賛同している。それらの識者とは、『The Physician's Hand: Work, Culture, and Conflict within American（医師の手：仕事、文化、そしてアメリカ国内の軋轢）』を書いたBarbara Melosh、『Ordered To Care: The Dilemma of American Nursing（ケアを命じられて：アメリカ看護のジレンマ）』を書いたSusan Reverby、『Gender and the Professional Predicament of the Nurse（性別とナースの職業的苦境）』を書いたCelia Daviesなどで、彼女らの洞察は、政治と看護の文化を理解するために非常に重要である。

チャンブリスが看護という職業の真価を認めていることは、本書の結論に顕著であり、現在でもこの結論で述べられている以上に適切な言葉はないであろう。

「専門職としての看護にとって重大な道徳的危機は、自らの中心軸を失って、医学のような名声を求めたり、あるいは医学と連携することでその権威の一部を借りようとして、医学の目標や価値観に追従してしまうことである。自分たちの言い分を聞いてもらうためには、ナースが自らの経験と価値観に基づいて、自らの権限で発言しなければならない」

チャンブリスは、アメリカでマネジドケアが台頭し、世界の工業国のほとんどで看護を犠牲にすることで費用削減を図ろうとする動きが出る以前に本書を執筆している。本書は、ナースが自分たちをケア管理者とか廉価な医師の代替として位置づけたりするようでは、決して尊敬を勝ち取ることはできないということを理解しているナースにとって、必要不可欠のツールとなるであろう。ナースは、知識に裏打ちされた卓越した直接ケアという行動を自分たちにとらせるのは、彼女たちの心なのではなく頭脳なのであるということを公衆に向かって語ることができた時に、初めて、病気で弱っている人々をケアする人間が当然受けるべき尊敬と認識とを勝ち取ることができるであろう。看護の地位に影響を与えるようなこのような活動を通じて、ナースのケアを裏打ちしている看護の臨床的知識と判断とが、やっとすべての人々の目に止まるようになるのである。

訳者あとがき

浅野祐子
Asano Yuko

本書は Daniel F. Chambliss, *Beyond Caring: Hospitals, Nurses, and the Social Organization of Ethics*, The University of Chicago Press, 1996. の全訳である。

日本看護協会出版会からこの翻訳の話をいただいたのは、七年間の保健医療現場勤務の後、再び学生に戻っていた時だった。原書を読んでみて、最初の感想は（表面的で恐縮だが）「何処も同じなんだなぁ」ということであった。そこには看護系・保健医療系の雑誌・新聞でみるアメリカの進んだ看護、テレビ番組「ER」などでみるドラマチックな世界とは異なる、看護の日常が描かれており、右の感想を抱きながらうなずく場面がたくさんあった。当面の目的が雑誌「ナーシング・トゥデイ」への連載だったこともあり、本書をぜひ日本のナースに紹介したいと思い、力不足を承知の上で翻訳をさせていただくことにした。

しかし本書は決して舞台裏を暴露するだけのものではない。著者紹介にもあるように、チャンブリス氏は組織社会学者であり、病院でのフィールド・ワークで得たものを、医療、看護の問題としてでなく、「組織」の倫理問題として捉え、分析している。じっくりと読み進めるにつれ、私は当初の表面的なものとは違う意味でうなずいていた。と同時に、看護だけでなく、倫理学、社会学の関係者にも示唆を与える本書の翻訳を引き受けた責任の重さを痛感した。

本書日本語版の発行直前に、国家資格の名称としての「看護婦」・「看護士」が「看護師」となった（二〇〇二年三月一日の改正保助看法の施行による）ことは、ちょっとした事件であった。原書において、"nurse" は基本的に "she" で受けられていることもあり、雑誌連載中は「看護婦」と訳してきたが、法改正によりこの名称は使えなくなるとの編集部のアドバイスにより、すべて「ナース」に変更した。「看護師」としなかったのは、過去の話に新しい名称を使うことに違和感を覚えた私の個人的判断である。

経験も浅く、社会学の専門知識もない私にとって、本書の翻訳は無謀な挑戦であったのかもしれない。しかし日本語版が発行されれば必ず多くの人たちが興味を持って読んでくださるだろうという確信と、何よりも私自身が感じた本書のおもしろさが、翻訳を進める原動力となった。

本書を日本に紹介されたスザンヌ・ゴードン氏、日本語版への推薦の辞をくださった井部俊子先生、岩崎榮先生、そして大学の恩師でもある山崎喜比古先生、また私に翻訳の機会を与えてくださった日本看護協会出版会雑誌編集部部長の佐藤信也氏、単行本化にあたって大変お世話になった自由工房の小松富美子氏に深く感謝いたします。

最後に、翻訳に関する助言、および面倒な索引の整理を助けてくれた母、武山満智子にもこの場を借りて感謝したい。

乳飲み子の寝顔の横で

二〇〇二年二月

索引

［訳注］本索引は原則的に英語版に基づいています。索引から本文に当たって該当語句がない場合は、内容を示す項目となります。

■ア行
ＩＣＵ（集中治療室）　22
　～での患者の経験　24-25
　～の典型的な患者の顔ぶれ　26
アカデミックな看護モデル　98
悪夢　194
アテンディング　21
アメリカ看護師協会　132
アルツハイマー病患者　183
アンスパック、ルネ　168
アンダーソン、ペギー　230
医師　9, 10
医師の階級制度　21
医師の指示　238-239
医師の主導権の弱まり　159
医師の幇助による自殺　196, 235
痛みからの解放　232-233
医療過誤　151
医療倫理　8-9, 158-159
インターン　22, 137
インタビューの限界　251, 261-262
インフォームド・コンセント　177
ウイリアムズ、Ｃ　111
嘘　192-193
ＡＩＤＳ（エイズ）患者　49, 89, 157
終わりのない仕事　89-90

■カ行
階級制度　医師における～　21
　看護スタッフにおける～　22
回復の見込みのない患者
（救命、望みの薄い患者）　69, 138, 214
　～の倫理問題　206-207
学習の場としてのコード　215
学問的な看護学　132
看護　5
看護学生　22
看護学校　132
看護技術　46-49
看護業務の割り振り　133
看護体制　133-134
看護の仕事　95
看護の発言力　132
看護部長　22
看護への献身　7, 91
看護倫理　～へのアプローチの示唆　250
　固有の倫理を知る　114
　時と共に変わる～　133
看護労働力の供給　133
患者　医師の練習台として扱われる～　176-177
　嫌われ者の～　50
　研究対象としての～　177-178
　権利を奪われる～　172
　自己破滅的な～　188-190
　死にゆく～　207
　手術における～　30-32, 174-176
　対象治療物としての～　207
　敵意をあらわにする～　188
　～と病院スタッフとの違い　165
　～に対する道徳的判断　166
　～のコントロール　190-195
　～のタイプ　49-50
　～のたらい回し　150

～の抵抗　182
～の非人格化　174-176
ノンコンプライアンスな～　183-188
犯罪者の～　173
判断力のない～　182-185
～を人間として認識することの難しさ　179-182
患者ケアへの妨げ　137
（無意味になる）患者の訴え　170
患者の家族　192
患者の記録　146
患者の経験（体験）　26, 168, 252
患者の権利　173, 195-197
患者の権利章典　195-197
患者の死　213
（対象物への）患者変容のプロセス　171-178
感情反応　～のルーチン化　29-30
　ナースの～　5
カンター、ロザベス　111
管理者　141-149
官僚主義的な方式　146
危機　の時の忍耐　57
キボキアン、ジャック　196, 235
救急救命室　21
教育病院　21
ギリガン、キャロル　108
切り離す（距離を置く、保つ）　14, 95, 168
儀礼　60-61
クインラン、カレン・アン　229-232, 247
愚痴屋　170
クルーザン、ナンシー　230
クレーゲル、J　146
グレイ、デビット　257
グレイザー、B　205, 226, 240
クレイン、ダイアナ　178
訓練　98
訓練のために物として扱われる患者　176-177
ケア対キュア　86, 136-137
ケア、ケアリング　86-92
ケアの連続性　88
経験主義的アプローチ　11-12
研究方法　12, 255
現状の維持　58
コーザー、ローズ　63, 238
コード　27, 68-69
コードの召集　214
コードの手順　210-217
コールバーグ、ローレンス　108
個人的体験（主観的体験）　252
コスト削減　153
ゴフマン、アービング　58, 79

■サ行
財源　～の優先配分　144-146
サイドイン方式　256
ザスマン、R　117, 170, 174, 213, 221
産前ケア　144
死　～のルーチン化　34-35
　～を懇願、嘆願する患者　208
COPD（慢性閉塞性肺疾患）患者　49, 168
ジェイムトン、アンドリュー　126, 139, 220
シェム、サムエル　167
ジェンダー　108-112
自己破滅型患者　188-190
自殺幇助　196
疾患の概念　167
実践的な問題　125
実存性　38-40
死にゆく患者　207
死にゆく患者の治療　129-130
使命感と人間的な関与　91
社会階層　165

社会的に好ましくない患者 173
社会問題 156-157
自由裁量に任された薬の投与 232
重層的秘密保持 260
従属的なナースの立場 7, 99
十代の妊娠 156, 166
終末期の患者に対する治療 210-217
重要案件 249
手術の道具 32
手術室のルーチン化 29
情報のコントロール 191
ジョークとユーモア 62
職業グループ間の衝突（内部抗争）
8, 10, 127, 129-130, 135-136,
158-159, 163, 246-247
職業としての看護 94-95
除細動 211, 218
女性運動 13
女性の職業としての看護 11-12, 85, 106
ジレンマ 115, 126-128, 158, 160
実践上の問題 246
死を管理するためのテクニック 232
人員不足 149
人工呼吸器を外す 226
心室細動 210
診断の優先 139
スーパーバイザー 22
スクラブナース（手洗いナース） 30
スタッフと患者の違い（格差） 165, 167
スタッフの階級制度 21
スタッフ配置の問題 148
ストーン、クリストファー 24
ストラウス、アンセルム 90, 205, 226, 240
スラングと専門用語 44-46
スローコード 217, 223
精神科病棟 198
制度上の倫理的問題 124
生命維持装置の停止 226
生命倫理学 ～が果たした役割 249
従来の～ 9
への経験主義的アプローチ 10-12
責任 医師の指示と～ 238
スローコードと～ 218-221
DNR指示と～ 224
責任の分散 236
責任の移行 206
責任の分散化 28
セクストン、アン 36, 175
積極的安楽死 234-235
積極的―消極的安楽死 222, 231
積極的治療 130, 136, 211-216
専門技術 46-48
専門職団体 132
専門用語とスラング 44-46
組織的なサポートの欠如 142
組織のジレンマ 206
外回りナース 30
ゾラ、アーヴィン・K 104, 187

■タ行
ダーリー、ジョン・M 239
代用医師 104
チームナーシング 133
力関係 134
治療に対する医師の態度対ナースの態度
11, 129, 136-141
鎮静 48
DNR指示 8, 45, 123, 221-226
透析室 180
道徳規範（規則） 131, 135
道徳性 集団生活の根源としての～ 251
道徳 7

道徳世界の変容　78
投薬と患者のコントロール　48, 150
トータルな観察　[illegible]8
ドラッグ常用者　157, 159

■ナ行
ナース　正当に認められていない〜　113
ナース対医師　99, 130, 135
ナース対管理者　141
ナース対ヘルスケアシステム　[illegible]19
ナースの入れ替わり　38
ナースの階級制度　22
ナースの感じる不満　5
ナースの失業率　94
ナースの地位　[illegible]7
ナースの忍耐の限界　74-[illegible]3
ナースの役割　7, 84-86, 2[illegible]6
　ケアリングとしての〜　36-[illegible]
　従属者としての〜　7, 84, [illegible]
　と自己との関係　[illegible]3
　〜と地位　97, 131-134
　プロフェッショナルとしての〜　93-[illegible]
　倫理学への示唆　112
ナース不足　147-[illegible]

ナースへの尊敬（尊重）の欠如　99-106
ナイチンゲール、フローレンス　10, 117, 253
ナタンソン、モーリス　53
忍耐　68
　〜の限界　74
能力（プロフェッショナルとしての）95-96
ノーコード　38, 206
ノディングス、ネル　108
ノンコンプライアンス　48, 186-188

■ハ行
ハイテク医療（先端科学）　138, 144
ハウススタッフ　21
犯罪犠牲者　156
反復性　33
秘密保持（本研究における）　260
ヒューズ、エヴェレット　27-28, 34
病院組織　20-23
　道徳問題を生み出すものとしての〜123
　〜と他の組織との違い　24
　〜の複雑さ　149-150
病院組織への従属性　7
病院での死の扱い方　205
病院における死の定義　24

病院の臨床教育機能と患者ケア　137
病院のフロア　22
貧困者　157, 165
フーコー、ミシェル　199
フェミニスト運動　133
フェミニズム　110
　リベラルな〜　110
フェロー　21
フォックス、ルネ　62, 169
部外者　〜と病院組織　57-60
　〜と病院のルーチン　57-60
部下との関係　143
婦人科の診察　36
物理的環境　43-44
プライバシー　173
プライマリー・ケア・センター　21
プライマリー・ナーシング　134
フルコード　210
フレームシフト　79
プロフェッショナリズム　95
プロフェッショナル　93
文化による違い　164
ヘッドナース　22
ベッドパン　50, 142

ベビー・ドウ規定　13, 152
ヘルスケアシステム　149
法的視点　215
法的問題　152, 229
保険（私的な保険）　153, 156

■マ行
未熟児　62, 144, 150, 166, 180
（研究者の）見た目　259
矛盾する使命　85
メディケイド　153
（手術室にて）物として扱われる患者　31
（対象）物としての患者　14, 163, 200, 246,
モルヒネ　233

■ヤ行
ユーモア　62-67
ユーモアを使う　62
抑制（拘束）　48, 194
予算の制約　152

■ラ行
ラウンド　60
ラタネ、ビブ　239
臨床試験　177
倫理　7
倫理委員会　13, 79, 249
倫理学へのアプローチ法　250
倫理学用語　8
倫理専門家　225
倫理相談　8, 225
倫理的ジレンマ　115, 126-128, 158, 160, 246
倫理的問題の変化　133, 159
ルーチン化　19-20, 27-29, 40-42, 245
　看護以外の病院スタッフに起こる～　84
　感情の～　39
　死の～　24
　世界の～　51
　部外者に対する～　57
ルーチン化の儀礼　60
レヴァビー、スーザン　6, 86
レジデント　22, 137
レルマン、A　172

［編集部注］
◇本書は、月刊「ナーシング・トゥデイ」の1999年８月号から2001年12月号に翻訳連載したものに、加筆・修正を加えてまとめたものです。
◇スザンヌ・ゴードン氏の「解説」は日本語版用に執筆していただいたものです。訳者は、早野真佐子氏です。

■著者略歴

ダニエル・F・チャンブリス

Daniel F. Chambliss

ダニエル・F・チャンブリスは、〝学生と同僚教師・研究者に対して模範的なメンター〟であることで研究補助金が与えられるシドニー・ワータイマー賞受賞教授で、現在、二〇年間にわたって教鞭をとるニューヨーク州クリントンのハミルトン大学において、社会学科の教授および学科長を務めている。一九八二年にエール大学にて博士号を取得したチャンブリス氏は、アメリカ社会学会（ＡＳＡ）より重要な賞を二つ受賞している。一九八九年に「優れた組織性とオリンピック競技者」に関する研究でＡＳＡ理論賞を受賞し、一九九八年に医療社会学の分野における研究の成果を著した本書『ケアの向こう側』でエリオット・フリードソン賞を受賞した。同氏は現在、組織における、特に大学という組織における秀逸さと凡庸さに関する研究を行っている。

『ケアの向こう側』は、一〇年以上のフィールドワークを下にしたもので、本書には、ナースが畏怖の念を感じさせるような出来事をいかに日常的に行っているかを証明する出来事と、それを具体的に示す個人的物語がぎっしりと詰まっている。本書は、弱く無力な多くの患者がいかに医療制度における〝官僚的機構〟の対象になってしまっているかを示し、かつては悩む個人のジレンマであった倫理的決定が、現在では、いかにして利害が対立する職域間における領域争いの背景になっているかを提示している。その結果、本書は、大規模な組織内における道徳的生き方についての現実を、強力な理論的論証をもって提示する力作となっている。

■訳者略歴

浅野 祐子

Asano Yuko

一九六八年東京生まれ。九一年東京大学医学部保健学科卒業。同年富士電機健康管理センター、九三年公立昭和病院看護部、九六年滋賀医科大学附属病院看護部の臨床ナースを経て、二〇〇〇年東京大学大学院医学系研究科健康科学・看護学専攻修士課程修了。現在、東邦大学医学部看護学科地域看護学助手。

ケアの向《む》こう側《がわ》

——看護職が直面する道徳的・倫理的矛盾

著　者　ダニエル・F・チャンブリス

訳　者　浅《あさ》野《の》祐子《ゆうこ》

定　価　（本体三〇〇〇円＋税）　検印省略

発　行　二〇〇二年三月一日　第一版第一刷発行
　　　　二〇〇三年十月一日　第一版第三刷発行

発行所　（株）日本看護協会出版会　http://www.jnapc.co.jp
　　　　〒一五〇—〇〇〇一　東京都渋谷区神宮前五—八—二
　　　　TEL（編集）03-5275-2393／（販売）03-5275-2471
　　　　FAX（編集）03-5275-2319／（販売）03-5275-2316

印刷所　三報社印刷（株）

装　丁　森　治樹／Azone+Associates

カバー写真　榎並悦子

本文イラスト　羽山　恵

編集制作協力　（有）自由工房

落丁・乱丁の場合はお取り替えいたします。

ISBN4-8180-0896-6　C3047　¥3000E